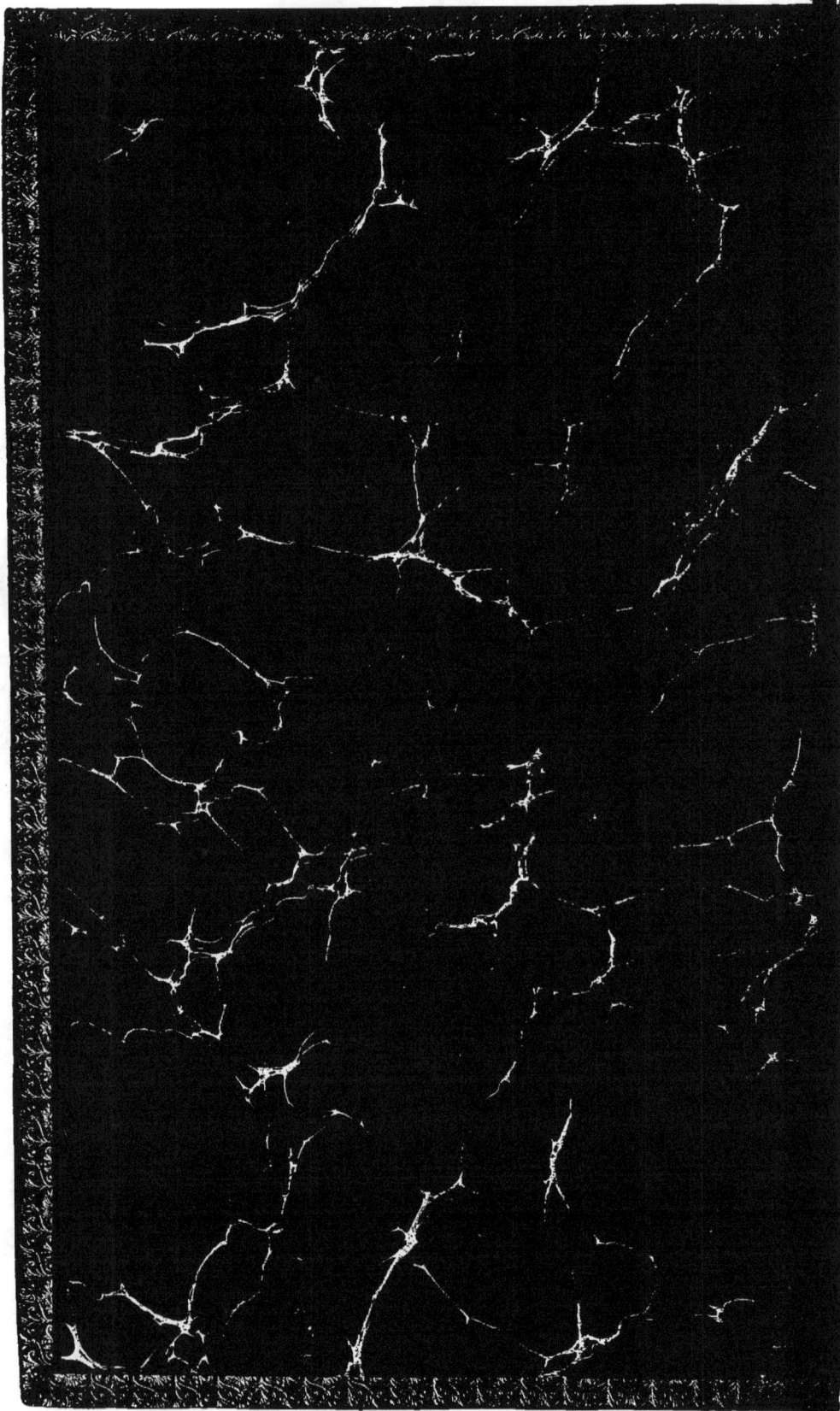

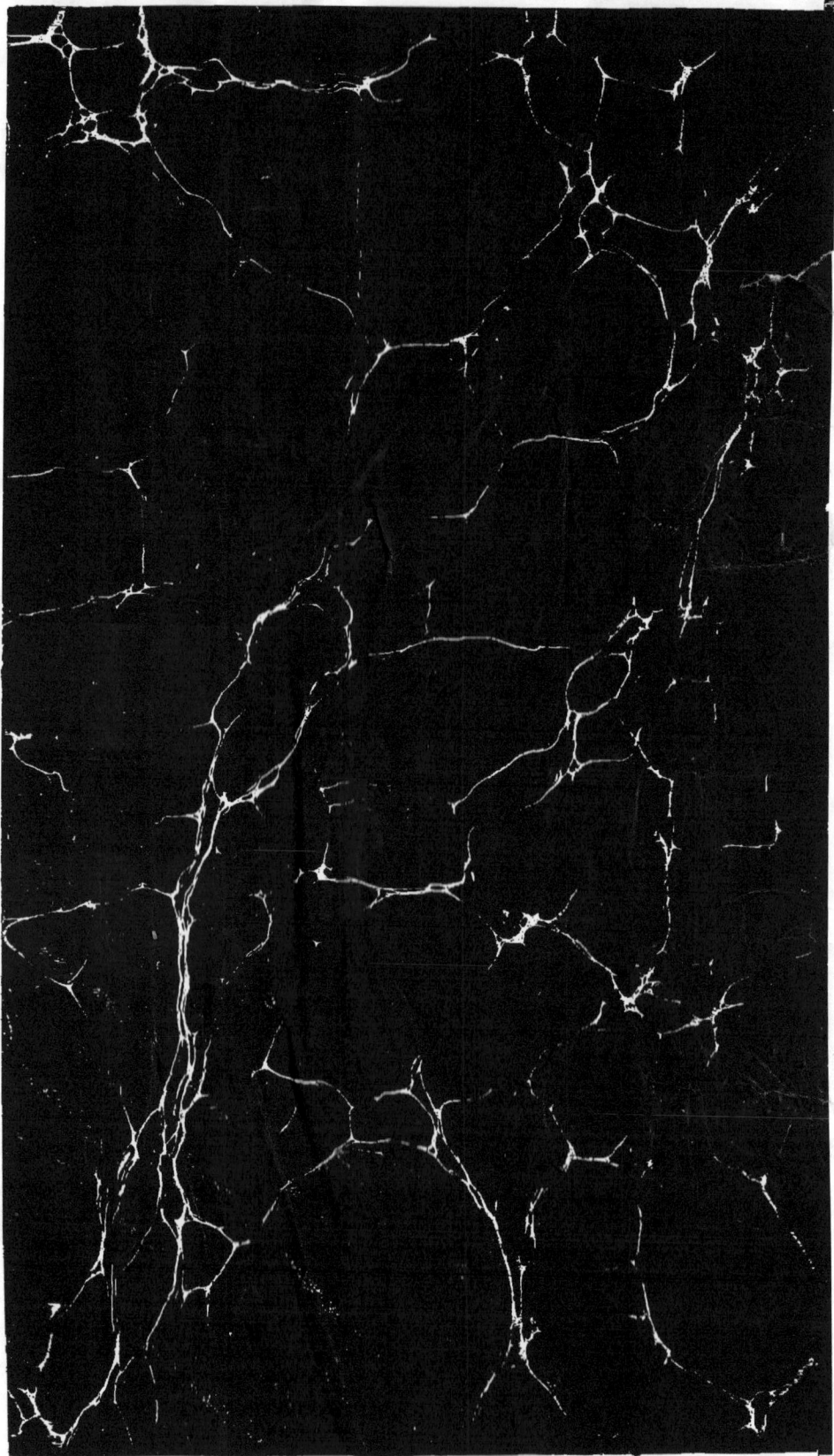

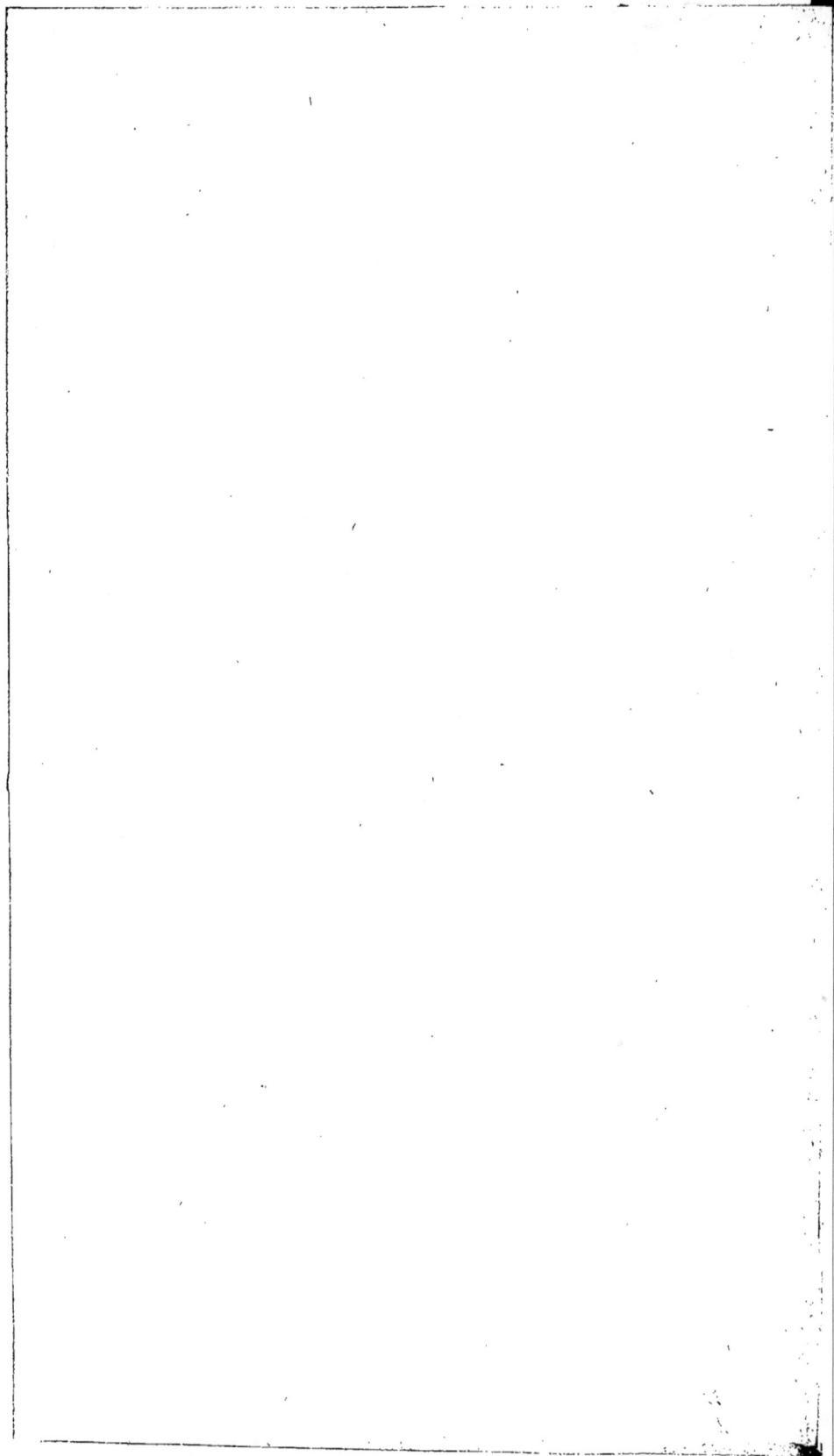

TRAITÉ

D'ANATOMIE PATHOLOGIQUE

GÉNÉRALE.

—

TOME V.

DU MÊME AUTEUR.

Essai sur l'anatomie pathologique en général, et sur les transformations et productions organiques en particulier. Paris, 1816, 2 vol. in-8.

Médecine pratique éclairée par l'anatomie et la physiologie pathologique. — 1er cahier : *Mémoire sur le ramollissement gélatiniforme de l'estomac et des intestins.* Paris, 1821.

ARTICLES abdomen, acéphalocyste, adhésion, apoplexie, artères, articulations, entozoaires, estomac, foie, hypertrophie, laryngite, muscles, néphrite, phlébite, pleurésie, pneumonie, etc., du *Dictionnaire de médecine et de chirurgie pratiques.* Paris, 1829-1836.

Anatomie pathologique du corps humain ou description, avec figures lithographiées et coloriées, des diverses altérations morbides dont le corps humain est susceptible. Paris, 1830-1842, 2 vol. in-folio, avec 230 planches coloriées.   456 fr.

Cet ouvrage est complet ; il a été publié en 41 livraisons, chacune contenant 6 feuilles de texte in-folio grand-raisin vélin, avec 5 planches coloriées. Chaque livraison.   11 fr.

Anatomie descriptive. Paris, 1834. — 3e édition. Paris, 1851-1852, 4 vol. in-8.

Discours de rentrée de la Faculté de médecine en novembre 1836, comprenant l'éloge de Laurent de Jussieu, et des considérations sur les devoirs et la moralité du médecin. Paris, 1836.

Anatomie du système nerveux de l'homme, Ire livraison. Centre nerveux céphalo-rachidien. Paris, 1838, in-folio, avec 2 planches.

Vie de Dupuytren. Paris, 1841, in-8, 36 pages (*le Plutarque français*).

Notes sur les corps fibreux de la mamelle (*Bulletin de l'Académie de médecine*, Paris, 1844, tome IX, pages 330 à 742).

PARIS. — IMPRIMERIE DE E. MARTINET, RUE MIGNON, 2.

TRAITÉ

D'ANATOMIE PATHOLOGIQUE

GÉNÉRALE,

PAR

J. CRUVEILHIER,

Professeur d'anatomie pathologique à la Faculté de médecine de Paris,
médecin honoraire de l'hôpital de la Charité, membre de l'Académie impériale de médecine,
président perpétuel de la Société anatomique, etc.

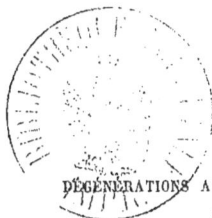

TOME CINQUIÈME

DÉGÉNÉRATIONS ARÉOLAIRES ET GÉLATINIFORMES ET DÉGÉNÉRATIONS
CANCÉREUSES PROPREMENT DITES,

PAR J. CRUVEILHIER,

PSEUDO - CANCERS ET TABLES ALPHABÉTIQUES,

PAR CH. HOUEL,

Conservateur au Musée Dupuytren,
professeur agrégé à la Faculté de médecine de Paris,
membre des sociétés de chirurgie, de biologie
et anatomique.

PARIS

J.-B. BAILLIÈRE et FILS,

LIBRAIRES DE L'ACADÉMIE IMPÉRIALE DE MÉDECINE,

Rue Hautefeuille, 19.

Londres	Madrid	New-York
HIPP. BAILLIÈRE	C. BAILLY-BAILLIÈRE	BAILLIÈRE BROTHERS

LEIPZIG, E. JUNG-TREUTTEL, 10, QUERSTRASSE.

1864

AVIS DES ÉDITEURS

Le tome V et dernier du *Traité d'anatomie patholo-gique générale*, comprend l'étude des dégénérations organiques, c'est-à-dire des dégénérations aréolaires et gélatiniformes, des dégénérations cancéreuses proprement dites et des pseudo-cancers.

Pour les deux premières parties, M. le professeur Cruveilhier, mettant à profit les faits nombreux qui se sont présentés à son observation pendant sa longue et laborieuse carrière, a rédigé des chapitres pleins d'originalité qui seront toujours consultés avec fruit.

Mais arrivé à la fin de la description du cancer proprement dit, et à la page 296 de ce volume, M. le professeur Cruveilhier a craint que ses occupations et sa santé ne lui permissent pas de terminer cet ouvrage aussi promptement qu'il l'aurait désiré ; il a donc prié M. le docteur Houel, conservateur du musée Dupuytren, et professeur agrégé de la Faculté de médecine, d'écrire un dernier chapitre traitant des pseudo-cancers, et embrassant l'étude du cancroïde, des tumeurs fibro-plastiques et des tumeurs à myélo-plaxes.

Il a prié également M. le docteur Houel de vouloir bien rédiger une table alphabétique des auteurs et une table alphabétique des matières, qui permissent de retrouver facilement les nombreux faits accumulés dans les cinq volumes de cet ouvrage.

Ainsi se trouvera terminé le *Traité d'anatomie pathologique générale*, dont M. le professeur Cruveilhier avait commencé à recueillir les matériaux il y a près de cinquante ans ; il sert de complément à l'*Anatomie pathologique du corps humain, ou Descriptions avec figures lithographiées et coloriées des diverses altérations morbides*, et renferme l'exposé complet et méthodique du cours que professe M. Cruveilhier à la Faculté de médecine, depuis la création de la chaire d'anatomie pathologique, due à la libéralité de Dupuytren, en août 1836.

J.-B. B. ET F.

1er septembre 1864.

TRAITÉ

D'ANATOMIE PATHOLOGIQUE

GÉNÉRALE.

DIX-HUITIÈME CLASSE.

DES DÉGÉNÉRATIONS ORGANIQUES.

Les *dégénérations organiques* constituent un groupe de
lésions extrêmement graves, caractérisées par la transformation de nos tissus en un tissu morbide sans analogue
dans l'économie, tissu parasitaire vivant d'une vie propre,
jouissant à des degrés divers de la propriété de se généraliser dans l'organisme, soit par continuité de tissu, soit
par contiguïté ou par voisinage, soit enfin par une infection générale de l'économie, et constituant, dans l'état
actuel de la science, la lésion morbide la plus incurable
de l'espèce humaine.

Les dégénérations organiques sont donc caractérisées
par des tissus nouveaux de formation morbide, recevant
de l'individu porteur les matériaux de leur nutrition, qu'ils
s'assimilent et transforment en leur propre substance.
Les tissus dégénérés peuvent donc être considérés comme
des tissus parasitaires greffés sur les organes de l'individu
porteur et vivant d'une vie propre. Or, pour atteindre ce
parasite il faudrait pouvoir le frapper de mort à l'aide
d'un spécifique, de même qu'on neutralise par le mercure
et par l'iode le principe de la syphilis.

Il n'y a pas de dégénérations organiques proprement
dites ; ce qu'il y a, ce sont des productions ou tissus mor-

bides parasitaires déposés au sein de nos organes, résistant jusqu'à ce jour à tous les moyens de traitement : pour les atteindre, il faudrait trouver dans la thérapeutique des moyens spéciaux ou spécifiques propres à modifier ou à détruire le travail morbide qui les a produits.

Je diviserai le groupe des dégénérations organiques en deux grandes classes bien distinctes, savoir : 1° en *dégénérations aréolaires et gélatiniformes;* 2° en *dégénérations cancéreuses proprement dites.*

A l'exemple de Bayle et de Laennec, j'avais d'abord considéré la dégénération aréolaire et gélatiniforme comme une espèce de cancer, sous le titre de *cancer aréolaire ou gélatiniforme* (cancer colloïde), et en effet elle en a l'incurabilité ; mais un examen plus approfondi m'a démontré que si, comme le cancer proprement dit, la dégénération aréolaire et gélatiniforme a la propriété de transformer les tissus normaux en un tissu nouveau incapable de revenir à son organisation première, que si, à la rigueur, comme le cancer, mais dans des proportions beaucoup plus restreintes, elle possède la propriété d'envahissement par continuité de tissu, elle n'a nullement, comme le cancer proprement dit, la puissance d'infecter toute l'économie à la manière de la diathèse purulente. L'incurabilité n'est pas en effet le seul caractère du cancer ; son principal, son grand caractère, c'est la faculté de se généraliser dans tous les tissus. Or la dégénération aréolaire et gélatineuse n'a pas à beaucoup près, autant que le cancer, cette funeste tendance à la généralisation ; elle est le plus ordinairement locale, presque toujours limitée à un seul organe ou aux organes contenus dans la même cavité

(1) Lisez *Anat. path.*, avec planches, 1ʳᵉ livr. (explication de la planche IV, page 3), les réflexions qui suivent les exemples d'un cancer du rein.

splanchnique. Je dois ajouter qu'elle affecte une prédilection toute particulière pour la cavité abdominale
et surtout pour l'estomac, l'intestin et les ovaires ; mais
il n'est pas douteux qu'elle ne puisse se produire dans
les autres cavités splanchniques, et même que, comme
la dégénération cancéreuse, elle n'ait la puissance d'envahir primitivement tous les tissus et tous les organes, bien qu'elle n'ait pas encore été démontrée dans
tous.

J'admettrai donc deux espèces de dégénérations organiques bien distinctes : 1° la *dégénération aréolaire gélatiniforme*, dégénération toujours locale ou plutôt régionale,
qui peut rester concentrée dans une cavité splanchnique,
dans un organe et même dans un tissu, qui peut s'étendre
par voie de continuité (et peut-être aussi par voie de
contiguïté) aux organes et aux tissus qui l'avoisinent,
mais qui ne se généralise jamais par voie d'infection. C'est
une dégénération de tissu (1), mais ce n'est pas du
cancer.

2° La *dégénération cancéreuse* proprement dite, qui a la
propriété d'envahir primitivement ou secondairement
tous les organes et tous les tissus, non-seulement par
voie de continuité, mais encore par voie d'infection générale ; or, le caractère anatomique fondamental de
ces deux ordres de dégénérations est non dans la trame
aréolaire qui constitue leur charpente (trame aréolaire
qui n'offre que quelques variétés sans importance), mais
bien dans la qualité du produit ou suc qui remplit les
aréoles, suc d'apparence gélatineuse dans la dégénération
gélatiniforme ; suc crémeux, galactiforme, miscible à
l'eau dans le cancer proprement dit, suc que j'ai cru
devoir appeler *suc cancéreux*. Or, le suc cancéreux est le

(1) Je crois qu'on pourrait rapprocher de la dégénération aréolaire et
gélatiniforme la lésion du placenta, improprement désignée sous le nom
d'*hydatides placentaires*.

caractère pathognomonique de la dégénération cancéreuse, de même que le suc gélatiniforme est le caractère pathognomonique de la dégénération gélatiniforme. L'affinité, ou plutôt la non-incompatibilité entre ces deux dégénérations est démontrée par l'association qui n'est pas fort rare des deux modes de dégénération chez le même individu, et quelquefois dans le même organe. Elle est même démontrée par la coexistence de la dégénération gélatiniforme d'un organe et du cancer à suc cancéreux dans les ganglions correspondants. Un caractère différentiel bien important de ces deux formes de dégénération, c'est que dans le cancer gélatiniforme la destruction se fait par couches successives et comme par usure sans réaction aucune, tandis que dans le cancer proprement dit la destruction se fait tantôt par ulcération, tantôt par gangrène et toujours par inflammation. Les faits prouvent donc qu'il n'y a pas incompatibilité absolue entre la dégénération à suc gélatiniforme et la dégénération à suc cancéreux ; mais ils établissent aussi que la coïncidence de ces deux dégénérations sur le même sujet, et surtout dans un même organe, est extrêmement rare.

Je diviserai donc le groupe des dégénérations organiques en deux grandes classes :

1° En dégénérations aréolaires et gélatiniformes ;

2° En dégénérations cancéreuses.

Je commencerai l'étude des dégénérations par celle de la dégénération aréolaire et gélatiniforme, qui est la plus simple et la moins grave, bien que, comme la dégénération à suc cancéreux, elle soit marquée au coin de l'incurabilité.

PREMIÈRE SOUS-CLASSE.

Dégénérations aréolaires et gélatiniformes (1).

La dégénération aréolaire et gélatiniforme est essentiellement constituée par la transformation d'un tissu normal en un tissu aréolaire à mailles fibreuses ou lamel-

(1) On trouvera dans les planches suivantes de mon grand ouvrage d'*Anatomie pathologique*, in-folio, avec planches, la représentation fidèle et la description de la dégénération aréolaire et gélatiniforme :

1° 10ᵉ livraison, planche III et IV, *Considérations générales sur le cancer aréolaire et gélatiniforme et sur le cancer gélatiniforme de l'estomac en particulier;*

2° 12ᵉ livraison, pl. VI. *Cancer aréolaire et gélatiniforme du pylore;*

3° 20ᵉ livraison, pl. I. }
4° 21ᵉ livraison, pl. I. } *Cancer aréolaire des os ;*

5° 27ᵉ livraison, pl. I. *Granulations miliaires gélatiniformes des épiploons, plaques opalines du péritoine;*

6° 27ᵉ livraison, pl. II. *Cancer aréolaire pultacé de l'utérus et du vagin;*

7° 33ᵉ livraison, pl. I. *Cancer gélatiniforme du rectum et du côlon ascendant;*

8° 37ᵉ livraison, pl. I. *Cancer gélatiniforme de l'estomac et du péritoine.*

Je crois avoir décrit le premier *ex professo*, sous le titre de cancer aréolaire gélatiniforme, cette dégénération qui n'avait été qu'entrevue sous le titre de cancer colloïde.

J'ajouterai qu'il ne faut pas confondre la *dégénération gélatiniforme* avec le *ramollissement gélatiniforme de l'estomac et des intestins chez les enfants nouveau-nés*, que j'ai décrit *ex professo* dans un mémoire présenté à l'Institut en 1821, lésion dans laquelle les parois du canal alimentaire sont transformées en une gelée transparente, diffluente, inorganique, qui se lacère au plus léger contact.

Au plus haut degré du ramollissement gélatiniforme, il y a désorganisation complète des tissus, comme si l'estomac ou les intestins avaient été soumis à l'action d'un acide étendu d'eau, tandis que dans la dégénération aréolaire et gélatiniforme non-seulement il n'y a pas désorganisation, mais encore il y a transformation de l'organe en un tissu nouveau à mailles fibreuses extrêmement résistantes et doué d'une vitalité morbide spéciale. On trouvera une représentation très fidèle du ramollissement gélatiniforme de l'estomac et de l'œsophage chez l'adulte, planche II, 10ᵉ livraison.

leuses, plus ou moins serrées, plus ou moins résistantes, trame fibreuse aréolaire que remplit une matière semblable à la gelée transparente la plus pure, lorsque la trame aréolaire n'a subi aucun travail morbide consécutif.

Lorsque la dégénération est à son maximum de développement, toute trace de la structure primitive de l'organe envahi a disparu ; plus de vestiges ni du tissu propre ni des autres éléments organiques, tous les tissus dégénérés ayant été ramenés à un type morbide uniforme.

L'uniformité de l'altération qui constitue la dégénération aréolaire et gélatiniforme contraste avec les différences qui s'observent dans le tissu cancéreux proprement dit, lequel est tantôt d'une densité fibreuse, tantôt d'une mollesse qui l'a fait comparer au tissu du cerveau.

Toutefois la dégénération aréolaire et gélatiniforme ne fait pas exception à la loi générale que j'ai eu si souvent occasion de développer, à savoir : que toutes les transformations et dégénérations organiques sont le résultat du dépôt successif de produits morbides dans la trame celluleuse et vasculaire des organes ; que cette trame celluleuse et vasculaire est le seul élément anatomique qui soit envahi, que les tissus propres sont incapables par eux-mêmes de lésions organiques autres que l'hypertrophie et l'atrophie ; que d'abord, hypertrophiés par suite du travail morbide qui les avoisine, ces tissus propres finissent par disparaître sans vestige, détruits qu'ils sont par la compression exercée sur eux par les tissus accidentels.

A ces caractères anatomiques de la dégénération aréolaire et gélatiniforme, je dois ajouter comme caractères cliniques, que les symptômes auxquels donne lieu cette lésion sont des plus obscurs et se réduisent à un trouble plus ou moins grand dans l'exercice des fonctions dévo lues à l'organe malade, trouble qui va graduellement croissant et qui finit par être porté jusqu'à la cessation complète de ces fonctions, lorsque l'organe est envahi dans sa totalité. La dégénération aréolaire et gélatiniforme est peut-être de toutes les espèces morbides celle qui s'accompagne des symptômes locaux et des symptômes généraux les moins prononcés, l'espèce morbide qui imprime le plus lentement à l'économie cette altération profonde qui est connue sous le nom de cachexie. Si d'une part sa propagation par continuité de tissu, et même quelquefois par contiguïté, est en quelque sorte illimitée ; si d'une autre part elle se manifeste simultanément ou successivement sur un grand nombre de points à la fois dans la même cavité splanchnique, il est fort rare qu'elle se produise en dehors de la cavité splanchnique ou de la région dans laquelle elle a fait son apparition, et à plus forte raison il est sans exemple qu'elle infecte l'économie tout entière. Sous ce rapport, comme sous beaucoup d'autres, la dégénération aréolaire et gélatiniforme diffère essentiellement de la dégénération cancéreuse proprement dite.

Le tissu morbide aréolaire et gélatiniforme n'est susceptible que d'une seule maladie, l'inflammation, laquelle est caractérisée anatomiquement par une transformation de la matière gélatiniforme en une matière semblable à du blanc d'œuf à moitié coagulé, blanc jaunâtre, puriforme : il y a sous ce rapport une différence énorme entre le tissu de la dégénération gélatiniforme et celui de la dégénération cancéreuse proprement dite, qui est susceptible de toutes les formes et de tous les degrés de l'inflammation, et surtout de l'inflammation gangréneuse. Il y a même une forme de cancer qui mérite essentiellement le nom de *cancer gangréneux*, parce qu'il détruit la vie dans les tissus au fur et à mesure qu'il se produit, si bien que dans quelques cas il reste à peine assez de vestiges de tissu cancéreux pour en constater l'existence préalable.

La ponction pratiquée dans un tissu aréolaire et gélatiniforme (et j'ai eu plusieurs fois l'occasion de voir les effets consécutifs de cette ponction, surtout dans le cas de kystes aréolaires et gélatiniformes de l'ovaire), la ponction, dis-je, a pour conséquence la suppuration, la fragilité et une sorte de gangrène de ce tissu, tantôt seulement au voisinage de la solution de continuité, tantôt dans une grande étendue, rarement dans la totalité de la tumeur : la mort n'en est pas la conséquence nécessaire, mais elle peut en être la conséquence éloignée, lorsqu'un travail phlegmasique de désorganisation s'empare de la totalité ou de la presque totalité d'une tumeur aréolaire et gélatiniforme volumineuse.

La dégénération à suc gélatiniforme ne tient pas à une cause aussi générale, aussi profonde que la dégénération à suc cancéreux. Elle est ordinairement limitée à une cavité splanchnique, quelquefois même à un seul organe ou à une partie d'organe. Elle affecte une prédilection toute spéciale pour les organes abdominaux, et en général pour les organes revêtus par une membrane séreuse ; elle affecte aussi primitivement les membranes séreuses, et même le tissu cellulaire sous-séreux. Sa structure est aussi simple que possible ; elle se réduit à un tissu fibreux aréolaire ou alvéolaire, à mailles communiquantes remplies par une matière transparente gélatiniforme.

La dégénération gélatiniforme a une puissance d'infection beaucoup moindre que la dégénération cancéreuse, et à ce point de vue on pourrait rapprocher la dégénération gélatiniforme de la transformation kysteuse des organes.

J'ai déjà dit que la dégénération gélatiniforme pouvait coïncider chez le même sujet avec la dégénération cancéreuse, mais les faits de coïncidence des deux dégé-nérations sont assez rares.

La propriété d'envahissement par continuité de tissu si remarquable dans le cancer à suc cancéreux est peut-être plus remarquable encore dans la dégénération gélatiniforme. La propriété d'envahissement par les ganglions lymphatiques est au contraire beaucoup plus restreinte et beaucoup plus rare dans la dégénération gélatiniforme que dans la dégénération à suc cancéreux. Dans plusieurs cas que j'ai observés, à la dégénération gélatiniforme des organes répondait la dégénération à suc cancéreux des ganglions lymphatiques correspondants.

Le tissu morbide aréolaire et gélatiniforme est le moins vivant de tous les tissus morbides, et surtout incomparablement moins vivant que le tissu du cancer, c'est à peine s'il est susceptible d'inflammation et d'ulcération : il s'use comme un corps inerte par couches successives, et se détruit sans qu'il se produise la moindre réaction phlegmasique ou autre dans les parties qui l'avoisinent. La réaction phlegmasique des parties environnantes ne commence que lorsque le travail de destruction gangréneuse est sur le point d'atteindre les limites de la dégénération.

Comme la dégénération à suc cancéreux, la dégénération à suc gélatiniforme se présente sous deux formes générales : 1° sous la forme tuberculeuse (granulations miliaires, tubercules, masses amorphes plus ou moins volumineuses); 2° sous la forme d'infiltration dans le tissu des organes; dans ce dernier cas, la dégénération gélatiniforme peut donner à l'organe envahi un volume très considérable (exemple : dégénération aréolaire et gélatiniforme de l'ovaire), tout en lui conservant quelquefois sa forme régulière (exemple : dégénération aréolaire et gélatiniforme de l'estomac).

La dégénération gélatiniforme est presque toujours soit une lésion locale limitée à un seul organe, soit une lésion commune à plusieurs organes appartenant à la même cavité splanchnique. Je n'ai jamais vu de dégénération morbide aréolaire et gélatiniforme qui puisse approcher de la dégénération cancéreuse sous le rapport de la généralisation ; la dégénération aréolaire et gélatiniforme constitue une lésion régionale plutôt qu'une lésion générale. Les organes contenus dans la cavité abdominale sont sans contredit de tous les organes de l'économie les plus susceptibles de cette dégénération, et à leur tête l'ovaire et l'estomac. On pourrait dire d'une manière générale que les organes recouverts par une membrane séreuse sont les plus prédisposés à cette dégénération. Que si l'on voulait absolument comprendre la dégénération gélatiniforme parmi les cancers, il faudrait dire : 1° que cette espèce de cancer constitue la forme la plus lente, la plus inoffensive des affections cancéreuses, qu'elle est aussi celle qui mérite au plus haut degré le titre de *cancer local*, et qu'elle ne se révèle que par la tumeur et par le trouble de la fonction dévolue à l'organe envahi ; 2° que la dégénération gélatiniforme se propage le plus souvent par voisinage et aussi par voie de communication le long des vaisseaux lymphatiques ; 3° qu'elle est de toutes les dégénérations celle qui reste le plus longtemps stationnaire ; 4° que les organes qui ont subi la dégénération gélatiniforme s'usent couche par couche, et que dans les organes creux l'usure commence par les couches les plus internes, c'est-à-dire par la membrane muqueuse ; 5° que la propagation de la dégénération gélatiniforme se fait non-seulement par continuité de tissu, mais encore par les vaisseaux lymphatiques, et enfin qu'elle se produit encore par tubercules ou par masses plus ou moins considérables disséminées dans les dépendances de l'organe envahi.

Ainsi, quand l'estomac (qui est à la tête de tous les organes sous le rapport de la fréquence de la dégénération gélatiniforme) est envahi dans sa membrane muqueuse, cette altération reste longtemps stationnaire, puis elle se propage successivement, couche par couche, aux autres tuniques, jusqu'au péritoine inclusivement : l'organe ainsi transformé, s'use de la même manière, c'est-à-dire couche par couche dans l'ordre suivant lequel s'est produit l'envahissement : le malade dépérit, car la digestion stomacale ne se fait plus que par les restes de la membrane muqueuse qui ont encore été respectés : la digestion finit par devenir impossible lorsque disparaissent les derniers débris de cette muqueuse ; l'hydropisie abdominale, et même l'hydropisie générale sont la conséquence inévitable d'une altération aussi profonde d'un des organes les plus essentiels à la vie nutritive.

Propriétés pathologiques du tissu aréolaire et gélatiniforme.

Le tissu aréolaire et gélatiniforme n'est susceptible que d'un seul travail morbide, l'inflammation ; preuve bien évidente qu'aucun tissu vivant, normal ou accidentel, quelque infime ou quelque modifiée que soit sa vitalité, ne peut échapper à ce grand travail morbide qu'on appelle inflammation ; la réaction phlegmasique sous l'influence de causes morbides est la grande manifestation de la vie à tous ses degrés.

L'inflammation du tissu aréolaire et gélatiniforme est quelquefois spontanée ; mais la cause la plus ordinaire de l'inflammation de ce tissu c'est la *ponction* avec le trocart, ponction que je repousse formellement comme moyen explorateur, et qui peut avoir les plus graves conséquences. Or si, à la rigueur, le travail phlegmasique qui s'empare du tissu aréolaire et gélatiniforme peut être limité aux parties qui avoisinent la région ponctionnée, il peut arriver aussi que le travail phlegmasique se propage à toute la masse, à l'exception des cas où il existe plusieurs compartiments distincts dans le kyste, c'est-à-dire des parties séparées les unes des autres par des cloisons fibreuses qui circonscrivent le travail morbide.

Ce n'est donc pas une chose inoffensive que la ponction

d'un kyste aréolaire et gélatiniforme de l'ovaire, et la mort peut en être la conséquence, lorsque l'inflammation envahit la totalité ou la presque totalité du kyste ; car cette inflammation est rarement adhésive, vu la mauvaise organisation du tissu morbide ; la suppuration, la gangrène en sont les résultats presque inévitables.

L'incurabilité est donc la conséquence de la structure du tissu morbide aréolaire et gélatiniforme.

L'extirpation est donc le seul mode de traitement applicable aux kystes aréolaires et gélatiniformes de l'ovaire, et l'audace chirurgicale des temps modernes, fondée sur la connaissance plus approfondie de l'anatomie pathologique des kystes de l'ovaire, n'a pas reculé devant la pensée de combattre une lésion incurable par ce moyen extrême.

Assurément ce n'est pas la difficulté de l'opération qui avait retenu la main des chirurgiens jusqu'à ce jour : l'isolement du kyste de l'ovaire, qui ne tient à l'organisme que par un pédicule mince, semblait au contraire appeler son intervention. Ce qui l'avait retenue, c'était la crainte des accidents consécutifs. Or, il résulte d'un grand nombre de faits d'extirpation de l'ovaire pratiquée en Amérique d'abord, puis en Angleterre, et depuis peu en France, que le danger de cette opération n'est pas tel qu'on doive à tout jamais renoncer à cette opération, et que le chiffre des guérisons est à peu près aussi considérable que le chiffre des cas malheureux.

En attendant que l'expérience ait prononcé d'une manière définitive sur la question de l'ovariotomie, opération qui tend de plus en plus à prendre droit de cité dans la pratique, je crois devoir mentionner ici un fait d'atrophie considérable d'un kyste aréolaire et gélatiniforme de l'ovaire, atrophie que j'ai obtenue par les moyens suivants, sur une jeune femme de vingt-quatre ans environ. Cette jeune femme était d'ailleurs brillante de santé et de fraîcheur ; son visage, son embonpoint contrastaient avec son ventre, volumineux comme celui d'une femme grosse de sept à huit mois, dur, compacte, n'offrant de sonorité qu'aux parties supérieure latérale et postérieure de l'abdomen. Je la soumis à l'usage des moyens suivants : 1° badigeonnages successifs par petites zones sur toute la surface de l'abdomen avec la teinture alcoolique d'iode. Deux ou trois badigeonnages successifs sur la même région, suffisaient en général pour causer une phlegmasie du réseau vasculaire avec douleur assez vive. Je portais alors le badigeonnage sur une zone voisine ; 2° j'alternais le badigeonnage avec l'application de petits vésicatoires (mouches de Milan), que je promenais successivement sur les diverses régions de l'abdomen, et que je laissais à demeure jusqu'à ce qu'ils tombassent spontanément ; 3° en outre j'exerçais une compression méthodique assez considérable sur l'abdomen, au moyen de longues et larges bandes de caoutchouc vulcanisé, dont j'entourais tout l'abdomen ; 4° comme traitement interne, usage de drastiques répétés tous les huit jours ; et dans les intervalles, iodure de potassium à l'intérieur ; 5° alimentation substantielle, mais réduite à sa plus simple expression.

A l'aide de cette méthode de traitement, que j'ai cru devoir caractériser du nom de *méthode atrophique*, la tumeur a graduellement diminué de volume. La malade, qui est venue me voir une fois par mois pendant quatre ou cinq ans au moins, a repris son embonpoint, son activité, toutes les apparences d'une bonne santé, et cet état ne s'est pas démenti depuis une dizaine d'années. Elle reprend son traitement local lorsque le ventre paraît disposé à augmenter de volume.

A la faveur de ce même traitement j'ai obtenu un résultat non moins important chez une jeune personne de dix-neuf ans, dont le kyste, qui m'a paru multiloculaire et non aréolaire ou gélatiniforme dépassait l'om-

bilic : le badigeonnage avec la teinture d'iode, les vésicatoires volants (qu'on laissait à demeure jusqu'à ce qu'ils
tombassent d'eux-mêmes) et les purgatifs drastiques ont
fait merveille ; au bout de deux ans le kyste avait disparu.
On songeait à la marier, lorsqu'elle a été prise d'une scarlatine, bénigne en apparence au début ; mais le septième
jour, envahissement du délire sans cause connue, mort
pendant la nuit. Ses parents, abîmés de douleur, m'ont
refusé obstinément l'autopsie.

Il résulte de ces faits qu'il ne faut pas désespérer d'obtenir l'atrophie de la dégénération aréolaire et gélatiniforme de l'ovaire par une médication atrophique iodée,
comme dans les cas de goître. Je serais même porté à caractériser de goître abdominal le kyste aréolaire et gélatiniforme de l'ovaire.

Mais pour obtenir de la médication atrophique (traitement abortif) tout le succès dont cette médication est
susceptible, il faut que le kyste aréolaire et gélatiniforme
n'ait pas encore acquis un grand développement. Les
chances de succès sont d'autant plus grandes, que le traitement aura été institué à une époque plus rapprochée
de l'invasion.

On peut résumer en quelques lignes le traitement chirurgical des kystes de l'ovaire.

Dans le cas de kystes aréolaires et gélatiniformes, et
dans le cas de kystes séreux multiloculaires, l'extirpation
est le seul moyen de guérison, mais ce moyen est plein
de dangers et la méthode atrophique lui est préférable.
Dans tout état de cause, il faut la tenter.

Dans le cas de kystes uniloculaires, si les injections
irritantes ne réussissaient pas, ne pourrait-on pas avoir
recours à l'application d'un séton disposé en croix ? Une
première aiguille à séton (cette aiguille devrait être d'une
longueur très considérable) perforerait le kyste de part en
part dans le sens vertical ; un deuxième séton le perforerait

dans le sens horizontal : le séton serait entretenu pendant longtemps par des mèches. Resterait le danger de la purulence. Tout est donc danger dans ces tentatives de cure radicale, et je crains bien que les ponctions palliatives ne restent en définitive le parti le plus sage dans le traitement des kystes séreux ovariques uniloculaires.

Le tissu aréolaire et gélatiniforme ne possède qu'une vitalité aussi obscure que possible, peut-être plus obscure encore que la vie végétative ; car, une fois entamé, il se détruit comme par usure par couches successives, sans travail de réaction, sans développement vasculaire ; il y a absence complète de vaisseaux artériels : à peine voit-on çà et là quelques vaisseaux veineux de nouvelle formation. Je ne sache pas qu'on ait encore pratiqué des injections dans les artères des kystes ovariques ; ce qu'il y a de certain, c'est qu'il existe des vaisseaux veineux en assez grand nombre sans communication aucune les uns avec les autres, comme jetés çà et là, soit dans les kystes ovariques gélatiniformes, soit dans les cancers gélatiniformes : la circulation, comme la vitalité, paraît donc réduite dans le tissu aréolaire gélatiniforme à son minimum de développement. Des ponctions ont quelquefois été pratiquées dans ce tissu sans entraîner aucun travail de réaction appréciable, mais il n'en est pas toujours ainsi. Je citerai plus bas des faits qui établissent que de simples ponctions de kystes ovariques aréolaires sont devenues cause de mort par suite d'un travail phlegmasique de mauvaise nature qui s'est développé dans toute ou presque toute l'étendue du kyste. Je repousse donc formellement la ponction comme moyen explorateur dans les kystes aréolaires de l'ovaire.

La dégénération aréolaire et gélatiniforme est beaucoup plus fréquente et beaucoup plus générale qu'on ne le croit ordinairement. Je l'ai rencontrée jusque dans les os, où elle constitue une des formes les plus rares de la lésion connue sous le nom de cancer des os ou ostéosarcome ;

elle est très fréquente dans les ovaires, où elle constitue la forme la plus grave des kystes de l'ovaire.

J'ai rencontré la dégénération aréolaire et gélatiniforme au gros intestin, et en particulier au cæcum et à l'appendice iléo-cæcale ; elle n'est pas fort rare à l'intestin grêle, mais nulle part elle ne m'a paru plus fréquente qu'à l'estomac, aux épiploons et au péritoine ; nous verrons aussi que l'estomac et les épiploons sont extrêmement sujets à la dégénération cancéreuse proprement dite, ou dégénération à suc cancéreux.

La dégénération aréolaire et gélatiniforme peut-elle envahir primitivement le péritoine ou bien la dégénération du péritoine est-elle toujours consécutive à la dégénération de l'estomac ou des intestins? Les faits me paraissent établir que la dégénération gélatiniforme, de même que la dégénération à suc cancéreux du péritoine et des épiploons, est toujours ou presque toujours consécutive à une dégénération du même ordre, siégeant dans un autre organe. L'estomac et ses dépendances (grand et petit épiploons) étant de tous les organes celui qui est le plus sujet à la dégénération aréolaire ou gélatiniforme, il m'a paru rationnel de prendre la dégénération de cet organe pour type de la description.

PREMIER ORDRE.

Dégénérations aréolaires et gélatiniformes de l'estomac.

Il n'est pas une seule région de l'estomac où la dégénération gélatiniforme n'ait été observée, cependant cette dégénération affecte pour la petite courbure de cet organe une prédilection très prononcée, je crois même pouvoir dire plus prononcée que pour la région pylorique ; et lorsque la dégénération de l'estomac est presque générale, il est aisé de reconnaître que c'est par la petite courbure que cette dégénération a débuté. Un des caractères les plus

remarquables de la dégénération aréolaire et gélatiniforme, c'est de limiter rarement ses ravages à la région
primitivement affectée et de se propager par voie de continuité de tissu aux parties voisines de l'estomac, dont il
finit par envahir la moitié, les deux tiers, les quatre cinquièmes, et quelquefois la presque totalité ; j'ai même
vu plusieurs cas de dégénération gélatiniforme complète
de l'estomac ; on conçoit à peine comment la vie a pu se
maintenir avec un estomac aussi profondément altéré :
il est rare de voir la dégénération de l'estomac franchir
les limites de l'orifice cardiaque et de l'orifice pylorique
pour envahir l'œsophage d'une part et le duodénum d'une
autre part. Cependant j'ai fait représenter un cas dans
lequel la partie inférieure de l'œsophage participait à la
dégénération de l'estomac. Dans un autre cas où l'orifice
cardiaque était intact, non-seulement l'orifice pylorique
était envahi, mais encore la première partie, ou partie
ascendante du duodénum.

Du reste, l'estomac qui a subi la dégénération gélatiniforme ne présente pas de changement notable dans sa
forme générale, le produit morbide ayant été déposé
d'une manière régulière dans l'épaisseur des diverses
couches de cet organe. La membrane péritonéale est de
toutes les parties constituantes de l'estomac celle qui
résiste le plus à la dégénération.

Dans la dégénération gélatiniforme de la petite courbure de l'estomac, il n'est pas rare de voir les ganglions
lymphatiques qui longent cette petite courbure envahis
par la même dégénération. Dans plusieurs cas, ces ganglions dégénérés formaient une masse considérable de
plusieurs centimètres d'épaisseur. Chose bien remarquable, et qui démontre jusqu'à l'évidence combien est
grande l'affinité qui existe entre la dégénération gélatiniforme et la dégénération à suc cancéreux ! C'est que j'ai
rencontré du suc cancéreux galactiforme dans les gan-

glions de la petite courbure de l'estomac en même temps que la dégénération gélatiniforme de cet organe.

Il faut bien prendre garde de confondre l'hypertrophie quelquefois considérable des membranes musculaire fibreuse et muqueuse de l'estomac avec la dégénération gélatiniforme de cet organe.

J'ai souvent observé à la petite courbure de l'estomac dégénéré une certaine quantité de graisse parfaitement saine au milieu de ganglions lymphatiques également dégénérés. J'en avais conclu que le tissu adipeux était réfractaire à la dégénération gélatiniforme ; mais de nouvelles recherches m'ont démontré que ce tissu adipeux était quelquefois envahi, et que cet envahissement se faisait par granulations miliaires, qui occupaient le centre de chaque petite masse adipeuse.

J'ai bien souvent constaté que dans le cancer gélatiniforme de l'estomac, la membrane muqueuse s'érodait, se fendillait, s'ulcérait, s'usait couche par couche, sans aucune trace de réaction phlegmasique ou autre ; cette usure se produit sans injection vasculaire, sans suppuration, sans gangrène, sans travail inflammatoire, à la manière d'un corps inorganique. Il s'en faut bien qu'il en soit de même dans la dégénération cancéreuse proprement dite, laquelle est susceptible d'inflammation aiguë ou chronique, de suppuration, d'ulcération et de toutes les formes de la gangrène moléculaire ou par masses. Examiné à sa surface externe et à une époque avancée de la maladie, l'estomac qui a subi la dégénération aréolaire et gélatiniforme se couvre d'aspérités ou bosselures transparentes plus ou moins proéminentes qui soulèvent la membrane séreuse d'une manière irrégulière ; cette membrane séreuse est ordinairement intacte. Il n'est pas rare de voir les granulations miliaires affecter une disposition rameuse qui démontre d'une manière incontestable, qu'un certain nombre de ces granulations ont pour siége la cavité des vaisseaux lymphatiques (1).

Ce n'est pas la première fois que j'ai constaté que les vaisseaux et les ganglions lymphatiques participent à la dégénération gélatiniforme ou cancéreuse des organes correspondants, de même qu'ils participent à l'inflammation et à la tuberculisation de ces organes. Mais un fait de la plus haute importance, c'est que les ganglions lymphatiques qui correspondent aux organes qui ont subi la dégénération gélatiniforme m'ont présenté plusieurs fois la dégénération cancéreuse encéphaloïde ; c'est surtout dan n les ganglions qui occupent la petite courbure de l'estomac que j'ai observé cette coïncidence. Ce seul fait ne suffit-il pas pour établir l'affinité de ces deux dégénérations.

Examiné à sa surface interne, l'estomac dégénéré présente une altération tantôt nettement circonscrite, à bords proéminents, tantôt moins bien circonscrite et se terminant d'une manière insensible. Une coupe de l'estomac faite au niveau de la partie dégénérée, et prolongée sur la partie saine, permet de suivre toutes les phases du développement de la lésion, depuis son état rudimentaire jusqu'à l'envahissement complet de toutes les tuniques de l'estomac.

L'étude de la dégénération gélatiniforme de l'estomac établit de la manière la plus positive que cette dégénération *procède constamment de la tunique muqueuse vers la tunique péritonéale.* On peut suivre sur un grand nombre d'estomacs tous les degrés de la dégénération : voici le résultat de mes observations à cet égard.

La partie qui est la première envahie, et par conséquent la plus profondément altérée dans le cancer géla-

(1) Cette disposition rameuse des granulations gélatiniformes était parfaite dans le cas représenté fig. 2, pl. III, 10ᵉ livr. de mon *Anatomie pathologique* avec planches.

tiniforme de l'estomac, c'est toujours la membrane muqueuse qui manque dans une plus ou moins grande
étendue, et que j'ai vue manquer presque complète-
ment (1). La destruction de la membrane muqueuse se
produit par une espèce d'usure, sans aucune trace de
réaction.

En même temps que la dégénération de la membrane
muqueuse de l'estomac, se produit non la dégénération,
mais l'hypertrophie de la membrane fibreuse, qui acquiert une très grande épaisseur, et qui reste longtemps
hypertrophiée sans dégénération. L'hypertrophie sans
dégénération de la tunique musculeuse a lieu en même
temps que l'hypertrophie de la membrane fibreuse. A
l'hypertrophie de la membrane fibreuse et de la membrane musculeuse (hypertrophie qui est souvent très
considérable) succède la dégénération gélatiniforme de
ces tuniques, dégénération qui se fait graduellement et
en quelque sorte couche par couche, fibre par fibre :
quand la dégénération gélatiniforme est accomplie, arrive
l'usure qui se produit d'une manière graduelle, molécule
par molécule.

Le tissu cellulaire sous-péritonéal et le péritoine résistent longtemps au travail morbide de la dégénération,
mais ils finissent par être transformés en petites aréoles
ou vésicules irrégulières transparentes, groupées ou disséminées.

Ce n'est pas tout.

Le tissu morbide aréolaire et gélatiniforme est lui-
même le siége d'un travail morbide qu'on peut caractériser de phlegmasique ; et alors à la gelée transparente
succède une matière blanc jaunâtre qui remplit les aréoles
et transforme le tissu aréolaire en tissu compacte : cette

_____

(1) Il est difficile de comprendre comment la vie peut se maintenir
même temporairement avec quelques débris de membrane muqueuse de
l'estomac.

altération me paraît le résultat de l'inflammation du tissu aréolaire, car il est bien démontré pour moi que le tissu morbide aréolaire et gélatiniforme est susceptible d'inflammation.

La graisse du petit et du grand épiploon, qui avoisine la petite et la grande courbure de l'estomac, se décompose en granulations bien distinctes, d'inégal volume, tantôt isolées, tantôt sous forme de grappes, granulations qui acquièrent une grande dureté, tout en conservant longtemps leur couleur jaune de graisse, qu'elles finissent par perdre lorsque la dégénération les a complétement envahies. C'est par la partie centrale de ces granulations adipeuses que commence en général la tuberculisation gélatiniforme.

La dégénération aréolaire et gélatiniforme des épiploons mérite de fixer un instant notre attention.

Dégénération aréolaire et gélatiniforme des épiploons.

Il arrive souvent qu'en même temps que l'estomac, l'un et l'autre épiploon sont envahis par la dégénération aréolaire et gélatiniforme; or, cette altération des épiploons se manifeste sous deux formes bien distinctes : tantôt ce sont des granulations, des tubercules, des masses tuberculeuses fortement pressées les unes contre les autres ou bien disséminées; tantôt la matière gélatiniforme est uniformément infiltrée dans l'épaisseur de l'épiploon, qui acquiert quelquefois 2, 4, 6, jusqu'à 8 centimètres d'épaisseur, en même temps qu'il se réduit par une sorte de racornissement à une zone plus ou moins régulière, de plusieurs travers de doigt de largeur. Tout le temps que la maladie est limitée à l'estomac, il est rare que l'hydropisie péritonéale survienne; mais l'épiploon et les autres parties du péritoine une fois envahis, l'hydropisie ascite et même l'infiltration cellulaire peuvent se produire.

Du reste la dégénération aréolaire gélatiniforme ne donne des signes de son existence que lorsqu'elle produit une gêne mécanique dans le cours des matières alimentaires, et souvent on est tout étonné, à l'ouverture du cadavre des individus morts par suite de cette lésion, de voir qu'ils aient pu digérer et vivre avec un tiers, un quart seulement de la muqueuse gastrique, et même quelquefois presque sans muqueuse gastrique. Il suit de là que, lorsque l'exploration de l'épigastre ne fournit pas la preuve matérielle de l'existence d'une lésion organique de l'estomac, le diagnostic présente de grandes difficultés.

L'étude anatomique d'un grand nombre d'estomacs affectés de cancer gélatiniforme m'a donné les résultats suivants :

1° Le développement en épaisseur des parois de l'estomac est quelquefois prodigieux et se fait en grande partie aux dépens de la cavité de ce viscère, qui se rétrécit d'une manière proportionnelle. C'est ainsi que sur un estomac que je présentai à ma leçon du 13 novembre 1827, l'estomac dégénéré dans ses deux tiers droits avait près de 9 centimètres d'épaisseur le long de sa petite courbure, et près de 6 centimètres le long de la grande courbure ; et comme l'épaisseur des parois allait en augmentant de la grosse vers la petite extrémité de l'estomac, la cavité infundibuliforme de ce viscère avait à peine la capacité de l'intestin grêle.

La dégénération gélatiniforme de l'estomac, de même que la dégénération cancéreuse ont le triste privilége d'envahir la plus grande partie, et quelquefois même la totalité de cet organe, depuis le cardia jusqu'au pylore, depuis la petite courbure jusqu'à la grande courbure. Le grand cul-de-sac de l'estomac, c'est-à-dire toute la partie qui est à gauche de l'orifice œsophagien est la plus réfractaire à la dégénération. Seule elle avait échappé dans un assez grand nombre de cas que j'ai observés. Or, comme la dégénération gélatiniforme de l'estomac a lieu sans déformation notable de cet organe, j'ai pu la diagnostiquer plusieurs fois sur le vivant, et même sur le cadavre, par la palpation de la région épigastrique : cette région présente en effet, dans ce cas, une induration plus ou moins considérable qui déborde les cartilages costaux gauches, sous lesquelles elle s'enfonce, induration sans déformation notable, représentant la partie étroite de la cornemuse à laquelle a été comparé l'estomac.

La dégénération gélatiniforme paraît souvent contemporaine dans tous les points de l'estomac dont les orifices sont restés parfaitement libres. Or, cette dégénération débute constamment par la membrane muqueuse, qui présente des végétations de volume très variable, formées aux dépens des papilles muqueuses prodigieusement développées. Ces végétations fongueuses, demi-transparentes, vues à l'œil nu, et surtout à la loupe, paraissent constituées par un tissu aréolaire infiltré de matière gélatiniforme. Aux limites de l'altération ces végétations sont intactes, sans aucune érosion ni perte de substance; mais, à mesure qu'on s'approche du centre de l'altération, on voit ces végétations tronquées à leur sommet, érodées à leur surface, si bien que dans les parties les plus altérées, le corps de la membrane muqueuse elle-même a subi une érosion plus ou moins considérable. A un degré plus avancé, non-seulement la muqueuse et ses papilles sont détruites, mais encore les couches dégénérées subjacentes à la muqueuse, à savoir : 1° la couche dégénérée formée par la tunique fibreuse, 2° la couche dégénérée formée par la tunique musculeuse. Cette destruction du dedans au dehors se produit par une espèce de corrosion, sans changement de couleur, sans injection vasculaire, sans travail de réaction quelconque; on dirait d'un corps inorganique usé par le frottement. Je n'ai vu qu'une seule fois cette érosion portée jusqu'à la perforation de l'estomac, perforation qui doit être un phénomène fort rare dans ce cas, car des adhérences morbides doivent la prévenir. Je ne doute nullement que les progrès de la dégénération aréolaire et gélatiniforme ne puissent s'étendre de l'estomac aux parois du côlon transverse et même aux parois abdominales si une adhérence intime s'était établie entre elles (1).

Il est facile de déterminer par des coupes faites dans divers points de l'estomac dégénéré la part qu'ont prise à la dégénération chacune des quatre tuniques de cet organe.

La tunique muqueuse et la tunique fibreuse subjacente sont les premières atteintes. Je me suis assuré que, contre toute prévision, l'envahissement de la tunique fibreuse de l'estomac précède le plus ordinairement celui de la tunique muqueuse. C'est ce que j'ai vu manifestement aux limites de la dégénération qui présente tous les caractères de l'altération à son début. A cette première période, la tunique musculeuse hypertrophiée est fasciculée et rouge comme dans les muscles de la vie dè relation. Quelquefois l'hypertrophie de cette tunique musculeuse est telle, que je l''ai vue atteindre une épaisseur de 14 à 16 millimètres.

A cette première période on peut encore séparer par la dissection la membrane muqueuse des autres tuniques dégénérées, mais plus tard la séparation devient impossible, et la fusion des diverses tuniques dégénérées est complète au maximum de l'altération.

Il est curieux de voir comment s'opère l'envahissement de la tunique musculeuse de l'estomac. Ce n'est pas par les faisceaux musculaires que débute la transformation,

(1) Je ne crois pas cependant qu'il existe d'exemple de cancer gélatiniforme de l'estomac ouvert à l'épigastre par suite de la propagation de la dégénération de l'estomac aux parois abdominales, mais elle n'est nullement impossible.

mais bien par les cloisons celluloso-fibreuses qui séparent
ces faisceaux musculaires les uns des autres. Ces cloisons,
devenues complétement fibreuses s'hypertrophient considérablement. Les faisceaux musculaires, d'abord hypertrophiés, mais bientôt comprimés dans tous les sens,
s'atrophient et finissent par disparaître complétement,
si bien que les parois de l'estomac sont converties en un
tissu aréolaire (1), dans lequel on ne reconnaît aucun de
ses éléments constitutifs. Quelquefois la dégénération
aréolaire et gélatiniforme ne se propage point par continuité de tissu de la tunique interne à la tunique musculeuse, mais elle paraît naître spontanément au sein
même de la tunique musculeuse hypertrophiée, de telle
sorte qu'il y a dans l'estomac deux centres bien distincts de dégénération gélatiniforme, lesquels d'abord,
indépendants l'un de l'autre, ne tardent pas à se confondre.

Pour compléter la description anatomique de la dégénération aréolaire et gélatiniforme, il faudrait déterminer
ce que deviennent les nerfs et les vaisseaux artériels,
veineux et lymphatiques des organes ainsi transformés ;
je saisirai la première occasion qui se présentera pour
remplir cette lacune.

De l'évolution de la dégénération gélatiniforme.

Le fait suivant m'a permis d'étudier la dégénération
gélatiniforme de l'estomac à sa première période : je suis
persuadé qu'à cette première période la dégénération
gélatiniforme a dû être presque toujours confondue avec
l'hypertrophie pure et simple de l'estomac, surtout
quand elle occupe la portion pylorique, qu'elle rétrécit
quelquefois considérablement. Les malades succombent
alors par le fait de l'obstacle mécanique apporté au pas-

(1) Voyez *Anat. pathol.* avec figures, 9ᵉ livraison, planche III et IV.

sage des aliments et non par le fait de la nature de la maladie.

Le 2 novembre 1861, M. Barth m'a fait remettre l'estomac d'une vieille femme morte dans son service quelques jours après son entrée, à la manière des individus affectés de cancer du pylore. L'exploration de la région épigastrique avait fait reconnaître pendant la vie la présence d'une tumeur qui présentait tous les caractères du cancer pylorique. Voici ce que j'ai observé :

La portion pylorique de l'estomac représente un cylindre de 5 à 6 centimètres de longueur à parois extrêmement épaisses, parfaitement régulières. Sa limite inférieure était nettement tranchée à l'orifice pylorique, sa limite supérieure était moins exactement déterminée.

La coupe longitudinale de cette portion pylorique représentait celle d'un cylindre dont les parois avaient 1 centimètre et demi d'épaisseur : 1 centimètre de cette épaisseur appartenait à la membrane musculeuse, le demi-centimètre aux tuniques fibreuse et muqueuse réunies. Or, la tunique muqueuse présentait la dégénération gélatiniforme à sa première période, dégénération dont j'ai pu suivre tous les degrés à l'œil nu, et surtout à la loupe. Voici le résultat de mes observations.

A mon grand étonnement, ce n'était pas par la tunique fibreuse qu'avait débuté la dégénération gélatiniforme de l'estomac (1), mais bien par la membrane muqueuse, dans laquelle la dégénération paraissait avoir procédé de la surface libre vers la surface adhérente. Vue par sa surface libre, la membrane muqueuse présentait des érosions, des espèces de crevasses, un aspect gélatineux : toute l'épaisseur de la membrane muqueuse était envahie

(1) Il serait intéressant de déterminer si l'invasion de la dégénération gélatiniforme a toujours lieu par la même tunique de l'estomac. Je crois qu'il existe des différences à cet égard. Tantôt c'est par la tunique muqueuse, tantôt c'est par la tunique fibreuse que débute l'altération.

par la dégénération gélatiniforme. La tunique fibreuse subjacente, remarquablement épaissie, se présentait (sur une coupe bien nette faite à cet organe) (sous l'aspect d'un liséré blanc, en dehors duquel se voyait la tunique musculeuse considérablement hypertrophiée. C'est là le type le plus parfait du premier degré de la dégénération gélatiniforme en général, et de celle de l'estomac en particulier; ce premier degré, c'est l'hypertrophie la plus pure, sans vestige aucun de dégénération; l'hypertrophie est en quelque sorte le travail préliminaire de la dégénération, qui débute constamment par les deux membranes internes. La tunique musculeuse encore étrangère à la dégénération, s'hypertrophie de plus en plus, en conservant tous ses caractères de tissu musculaire; mais à sa couleur rouge a succédé une couleur rose pâle.

Cette membrane musculeuse est intermédiaire à deux plans fibreux, dont l'un, interne, la sépare de la membrane muqueuse dégénérée, et l'autre, externe, la sépare de la membrane séreuse intacte. Cette membrane musculeuse hypertrophiée est traversée par des tractus fibreux qui vont de l'un à l'autre plan de circonscription.

A une période encore plus avancée, la tunique musculeuse hypertrophiée est envahie par la dégénération gélatiniforme couche par couche, du dedans au dehors. La membrane séreuse est encore intacte; mais lorsque toute l'épaisseur de la tunique musculeuse a été envahie par la dégénération, la membrane péritonéale qui lui est devenue très adhérente présente à sa surface externe un aspect bosselé. La portion d'épiploon qui naît au niveau de la dégénération s'épaissit, se ratatine; son tissu adipeux s'agglomère en petites masses dures, granuleuses, bien distinctes des granulations, tubercules et masses de structure aréolaire et gélatiniforme qui se sont produits dans l'épaisseur de l'épiploon. Or, cette juxtaposition du

tissu adipeux induré ou non induré, et du tissu morbide aréolaire et gélatiniforme, a quelque chose qui sur_
prend au premier abord. Si le malade résiste, la dégénération gélatiniforme se généralise dans toute l'étendue
du péritoine. Arrive enfin l'hydropisie ascite, dont il est
bien difficile de diagnostiquer la véritable cause, si le
liquide épanché dans la cavité péritonéale est trop abondant pour permettre d'atteindre par la palpation les parties indurées.

Chez ce sujet, la question anatomique du point de départ de la dégénération gélatiniforme dans la membrane
muqueuse était facile à résoudre.

Telle est la description générale de la dégénération
gélatiniforme. Quelques faits particuliers rempliront les
lacunes que peut laisser une description générale.

Premier fait : femme âgée de quarante-sept ans (1). —
Depuis deux ans, époque de la cessation des règles, diges-
tions pénibles avec éructations, et même quelquefois avec
vomissements. A son entrée à l'hôpital Cochin, 1er juillet
1830, treize jours avant sa mort, la malade était dans un
état voisin du marasme ; sa face était jaunâtre, elle vomis-
sait tout ce qu'elle prenait ; en palpant l'abdomen, on
reconnaissait à droite de la ligne blanche, un peu au-
dessus de l'ombilic, une tumeur qui paraissait très superficielle, vu la maigreur du sujet, et qui se prolongeait
jusqu'à l'épigastre, où elle cessait brusquement. Les
vomissements résistèrent à tout, et la malade succomba
le 13 juillet. A l'ouverture du cadavre on trouva tous
les organes abdominaux sains, à l'exception de l'estomac,
qui était le siége de la tumeur reconnue pendant la vie.

L'estomac était très volumineux. Son tiers pylorique

_____

(1) Voyez *Anatomie pathol.* avec planches, 10e livraison, pl. III et IV,
observations et pièces pathologiques présentées à la Société anatomique
en 1830, par M. Plainchamp (service de M. Jadioux).

induré présentait à sa surface externe une myriade de granulations, lesquelles étaient situées immédiatement au-dessous de la membrane séreuse, qu'elles soulevaient ; parmi ces granulations, un certain nombre présentaient une disposition régulière, rameuse et noueuse, à la manière des vaisseaux lymphatiques. Il était impossible de méconnaître la nature lymphatique de ces vaisseaux, dont le principal occupait la grande courbure de l'estomac. Il est donc démontré que la matière de la dégénération gélatiniforme peut se rencontrer dans les vaisseaux lymphatiques comme le suc lactescent du cancer encéphaloïde, comme la matière tuberculeuse, comme le pus phlegmasique ; devons-nous en conclure que ces diverses matières aient été absorbées par les vaisseaux ? Non, sans doute, et il est bien plus probable que ces diverses sécrétions morbides ont été produites dans l'intérieur même de ces vaisseaux.

Poursuivons : l'estomac ayant été ouvert, nous avons constaté que la dégénération était beaucoup plus considérable au dedans qu'au dehors. Chose bien remarquable, le pylore n'établissait pas d'une manière rigoureuse la limite de l'altération qui se prolongeait sur la membrane muqueuse duodénale dans l'espace de 8 à 10 millimètres. La surface interne de l'estomac est hérissée de végétations irrégulières d'inégal volume, dont quelques-unes sont très proéminentes. Il en est même un certain nombre qui par leur groupement constituent des végétations polypiformes. L'étude de cette surface interne vue sous l'eau et à l'aide d'une forte loupe, fait reconnaître que de ces végétations les unes sont intactes, les autres sont tronquées, comme érodées, et que toutes présentent une texture aréolaire. Les coupes faites à l'estomac dans divers sens permettent d'étudier la part que prend chacune de ses tuniques à la dégénération. Or, on voyait sur la coupe faite le long de la petite courbure deux couches épaisses et bien distinctes de granulations unies entre elles par un tissu cellulaire lâche qui permettait une séparation facile. Les granulations de la couche interne étaient formées par les tuniques fibreuse et muqueuse confondues, tandis que les granulations de la couche externe étaient formées aux dépens des tuniques musculaire et péritonéale. Chacune de ces deux couches constituait une trame aréolaire dans les mailles de laquelle était déposée une matière gélatiniforme. La tunique musculaire avait disparu, à peine quelques faisceaux décolorés en indiquaient-ils les vestiges. Au milieu de la trame aréolaire en laquelle était convertie cette tunique musculaire se voyaient quelques concrétions ossiformes globuleuses.

Les deux couches aréolaires et gélatiniformes qui constituaient cet estomac, distinctes dans la plus grande partie de leur étendue, finissaient cependant par se confondre.

Le pylore à peine rétréci permettait le passage facile du doigt indicateur, de même qu'il avait permis pendant la vie le passage des matières alimentaires. C'est en effet un caractère de la dégénération aréolaire et gélatiniforme d'exercer sur la capacité des organes creux qu'elle a envahis, et surtout sur les diamètres de leurs orifices, une constriction beaucoup moindre que la dégénération cancéreuse. Aussi chez cette malade la présence d'une tumeur à la région épigastrique et un dépérissement progressif avaient-ils été les seuls symptômes de la lésion.

A une période plus avancée de la dégénération, les quatre tuniques de l'estomac sont confondues en un tissu aréolaire uniforme, si bien qu'il est impossible de déterminer au milieu de cette masse homogène ce qui appartient à chaque tunique en particulier (1).

_____

(1) La fig. 1 (planche IV, 10e livraison de mon grand ouvrage) qui a été faite avec un soin infini par mon dessinateur, M. A. Chazal (homme

Sur cette planche on pourra parfaitement constater, comme je l'avais fait sur nature, que les aréoles du tissu de cette dégénération sont fort irrégulières ; leurs parois fibreuses, très résistantes, relativement très épaisses et d'un blanc mat : la matière contenue, transparente comme la gelée la plus pure, s'échappait en partie à travers les ouvertures faites aux loges ou cellules, mais ne s'écoulait pas. Sur cette figure on voit que déjà les couches les plus internes du cancer gélatiniforme avaient été usées, et qu'il n'y avait pas trace de membrane muqueuse ; mais il est facile de reconnaître les vestiges de la membrane musculaire dans des faisceaux blanchâtres qui se croisent à angle aigu. Du reste, dans tous les cas de ce genre que j'ai observés, l'altération était nettement circonscrite et la partie saine succédait sans intermédiaire à la partie dégénérée.

On ne saurait assez le dire, il n'existe dans l'économie aucune lésion organique qui soit plus uniforme, plus identique avec elle-même que la dégénération gélatiniforme, je ne dis pas sur le même sujet ni dans le même organe, mais chez tous les sujets et dans tous les organes, quelque dissemblables qu'ils soient de forme et de structure ; le caractère d'espèce morbide ne saurait donc être contesté à la dégénération aréolaire gélatiniforme.

L'étude, à l'aide d'un instrument grossissant, de la coupe faite à un estomac qui a subi cette dégénération, présente : 1° de grosses colonnes d'apparence fibreuse d'inégale épaisseur, qui traversent le tissu morbide et se divisent, se subdivisent en faisceaux secondaires de moins en moins considérables, lesquels interceptent des aréoles de divers ordres ; 2° une substance

---

de talent et de cœur, qui, jeune encore, est mort peu de temps après avoir terminé les planches de mon atlas), donne une idée parfaite de cette homogénéité d'altération.

gélatiniforme parfaitement transparente qui remplit ces aréoles.

Rien de plus difficile à diagnostiquer au lit du malade que la dégénération gélatiniforme de l'estomac, lorsqu'elle ne gêne pas mécaniquement les fonctions de cet organe, et surtout lorsque les signes physiques tirés de l'exploration abdominale viennent à manquer. Tel est le cas que j'ai fait représenter planche IV, figure 3, 10e livraison. Le sujet de cette observation était une vieille femme couchée dans mon service à la Salpêtrière, qui mourut dans un état de marasme dont il me fut impossible de déterminer la cause anatomique du vivant de la malade ; pendant les deux derniers mois de sa vie elle resta constamment couchée, la tête sous sa couverture ; sa mauvaise humeur était telle que, lorsqu'on s'approchait d'elle pour s'informer de son état, elle disait sèchement de la laisser tranquille ; si l'on insistait, elle se répandait en injures, et ne se prêtait d'ailleurs à aucune exploration : elle s'éteignit. A l'ouverture nous trouvâmes tous les organes sains, hormis l'estomac, qui présenta les particularités suivantes : cet organe, en quelque sorte racorni, est réduit à de très petites dimensions ; il a subi la dégénération gélatiniforme dans toute son étendue ; mais ses orifices sont parfaitement libres ; ses parois, très denses, restent écartées ; sa surface interne est dépourvue de membrane muqueuse, excepté au voisinage de l'orifice pylorique. Des plaques rouges çà et là annoncent qu'il avait existé dans les tissus malades un reste de réaction vitale. La coupe de l'estomac montre une hypertrophie considérable de la membrane musculaire au voisinage du pylore, et partout ailleurs une infiltration de toute l'épaisseur des parois de l'estomac par une matière gélatiniforme. Le grand et le petit épiploon étaient comme farcis d'innombrables granulations aréolaires et gélatiniformes.

Le fait suivant, que j'ai rapporté ailleurs (1) comme type du cancer latent de l'estomac et de la dégénération gélatiniforme en particulier, complétera ce que je viens de dire sur la difficulté, je dirais presque sur l'impossibilité absolue de diagnostiquer le cancer gélatiniforme de l'estomac autrement que par la présence d'une tumeur à la région épigastrique et par un dépérissement progressif.

M. A..., ingénieur en chef, soixante-huit ans, d'un teint habituellement jaunâtre, faible et irritable, d'une activité au-dessus de son âge et de ses forces, au retour d'une tournée d'inspection faite presque tout entière à cheval, me consulta pour une infiltration des membres inférieurs survenue pendant son voyage. Cette infiltration me parut d'abord tenir à un affaiblissement général, pour lequel je conseillai le repos et une alimentation substantielle ; il y eut bientôt diminution notable dans l'œdème ; mais à la suite de nouvelles fatigues, peut-être aussi de peines morales cruelles, l'œdème reparaît, les forces diminuent ; dévoiement, mouvement fébrile, amaigrissement notable, et cependant *l'appétit se soutient;* les jours suivants l'infiltration va croissant d'une manière rapide, l'abdomen devient volumineux, la respiration plus courte; le mouvement fébrile augmente, le dévoiement reparaît après avoir cédé à l'emploi de la thériaque. Au milieu de cet ensemble de symptômes alarmants, le malade jouit d'un sommeil parfait, conserve sa gaieté et son activité intellectuelle, discute volontiers et n'a aucune inquiétude sur son état, car il n'éprouve aucune douleur ; il accuse seulement un sentiment de faiblesse, qui bientôt devient tel, que le malade est condamné à rester continuellement au lit ; l'appétit se maintient, et le malade est obligé d'user de toute sa raison pour observer le régime que je lui avais prescrit.

(1) *Anatomie pathologique,* avec planches, 10e livraison, p. 4 du texte.

Je me torturais l'esprit pour découvrir le point de départ de tous ces symptômes; j'explorai vainement le cœur et les gros vaisseaux, les poumons et les diverses régions de l'abdomen. Je fus conduit par le calcul des probabilités à soupçonner une lésion organique abdominale, qu'aucun signe local n'indiquait d'ailleurs. Bientôt le pouls devient fréquent, petit, misérable. Les extrémités supérieures s'infiltrent; néanmoins appétit, gaieté, sommeil, espérance d'une guérison prochaine. Le jour de sa mort, le malade se croyait à merveille; il me demanda, dans son langage arithmétique, s'il y avait dans son état un centième de mieux que la veille. Il mourut en parlant, deux heures après ma visite.

Ouverture du cadavre. — Les deux plèvres sont remplies d'une grande quantité de sérosité limpide; poumons refoulés contre le médiastin et vers la partie supérieure du thorax. Ces organes étaient tellement réduits par l'épanchement, qu'on ne comprend pas comment ils avaient pu suffire à la respiration.

Abdomen. — 2 ou 3 litres de sérosité dans l'abdomen : foie sain. Estomac volumineux. Son extrémité pylorique indurée adhérait intimement à la vésicule du fiel et à l'arc du côlon, lesquels ne participaient nullement à la dégénération. L'estomac ouvert, je vis que l'altération occupait le quart pylorique de cet organe. Des proéminences irrégulières rétrécissaient singulièrement sa cavité; néanmoins le pylore permettait encore le passage du petit doigt. L'altération consistait dans une dégénération aréolaire gélatiniforme qui occupait toute l'épaisseur de l'estomac, la membrane séreuse exceptée, et allait en se concentrant sur les tuniques fibreuse et muqueuse, à mesure qu'on s'éloignait de l'extrémité pylorique.

Je faisais suivre cette observation des réflexions suivantes : « Un cancer du pylore existait, et cependant, appétit, sommeil, gaieté portée jusqu'à l'enjouement :

pour tous symptômes morbides, infiltration, hydropisie, mouvement fébrile ; sentiment de faiblesse : peut-être par une exploration plus attentive aurais-je pu découvrir la lésion. J'ai cependant la certitude d'avoir exploré l'abdomen avec soin, car je soupçonnais une maladie du foie. On conçoit pourquoi, le pylore étant encore libre, les symptômes ordinaires de la rétention des matières alimentaires dans l'estomac ont manqué complétement. Mais pourquoi ce malade a-t-il succombé hydropique, tandis que la plupart des malades affectés de cancer au pylore meurent dans le marasme le plus complet et pour ainsi dire desséchés ? Nous ne saurions l'attribuer à aucune autre cause qu'à la compression de la veine porte et des vaisseaux lymphatiques du foie ; il est d'ailleurs évident que le malade a succombé à l'épanchement dans la plèvre et non aux progrès de la dégénération de l'estomac.

Je terminerai l'étude de la dégénération aréolaire et gélatiniforme de l'estomac par le fait suivant, que j'ai étudié avec beaucoup de soin (1).

Estomac très volumineux à parois très épaisses, dont la presque totalité a été envahie. La limite de l'altération est, d'une part, à l'orifice pylorique, d'une autre part à l'orifice cardiaque, avec cette différence, que le duodénum est dans l'état d'intégrité, tandis que la partie inférieure de l'œsophage dilatée a subi une hypertrophie très considérable, mais exempte de toute dégénération.

La seule portion de l'estomac qui ait été respectée était : 1° le pylore, dont le repli muqueux qui constitue la valvule pylorique était parfaitement sain, de même que l'anneau musculaire qui constitue le sphincter pylorique ; 2° la partie de l'estomac qui avoisinait le pylore n'avait

(1) Pièce présentée à la Société anatomique par M. Charpentier, le 14 février 1862.

été envahie que dans sa moitié supérieure au niveau de la petite courbure. La moitié inférieure au moins de la circonférence de la région pylorique avait été respectée (1).

La transition entre la partie saine et la partie dégénérée était brusque : il n'y avait pas d'intermédiaire ; par opposition l'orifice œsophagien était complétement envahi. La partie inférieure de l'œsophage était considérablement hypertrophiée (2).

L'estomac, très volumineux, avait conservé sa forme régulière, seulement son grand cul-de-sac était notablement diminué. *Sa surface externe* présentait une multitude de petites bosselures, dont les unes étaient transparentes et les autres blanchâtres et opaques. La dégénération gélatiniforme se révélait donc à la première vue : on ne retrouvait la disposition fasciculée des fibres musculaires longitudinales de l'estomac qu'au voisinage du pylore.

Les deux épiploons étaient sains et présentaient une grande quantité de flocons adipeux.

Vu à *sa surface interne*, l'estomac décoloré offre un aspect gélatiniforme, et en outre une quantité innombrable d'érosions des plus irrégulières, sans aucune trace de travail restaurateur, sans développement vasculaire, sans épanchement sanguin. On dirait d'un corps inerte qui aurait été becqueté par des oiseaux : il semble qu'il y ait lacération, usure, plutôt qu'altération morbide, si bien qu'en exerçant une traction sur l'estomac ou une pression légère à sa surface interne, on produisait quelque chose d'analogue.

(1) J'ai déjà signalé l'affinité de la dégénération gélatiniforme comme aussi du cancer à suc cancéreux pour la petite courbure.

(2) Je ferai remarquer à ce sujet que l'estomac a des relations de structure beaucoup plus prononcées avec l'œsophage qu'avec le duodénum. L'estomac, sauf la différence de structure de la membrane muqueuse, semble n'être que la dilatation de l'œsophage. Le duodénum, première partie du canal intestinal, appartient à un système différent.

Les coupes faites à l'estomac dégénéré montrent une grande inégalité d'épaisseur. La coupe sur la petite courbure donne la plus grande épaisseur ; elle est de 2 centimètres 3 ou 4 millimètres. La partie la moins épaisse répond à la grande courbure, elle donne 5 millimètres.

Étude microscopique de la dégénération aréolaire et gélatiniforme. — Des recherches microscopiques sur toutes les lésions morbides, et en particulier sur la dégénération aréolaire et gélatiniforme et sur le cancer proprement dit, ou cancer à suc cancéreux, ont été faites avec beaucoup de zèle dans le sein de la Société anatomique. Au début les micrographes pleins de zèle et de talent qu'elle possédait dans son sein, et à leur tête M. Lebert (1), disaient que la dégénération gélatiniforme et aréolaire n'était pas un cancer, puisqu'ils ne trouvaient pas la fameuse cellule cancéreuse : plus tard ils se sont ravisés et ont admis pour la dégénération gélatiniforme des cellules cancéreuses avortées contenues dans une espèce de réseau cloisonné, des corps ovoïdes contenant des cellules, des noyaux et des granules.

Or, j'adopterais bien volontiers cette pensée des micrographes, et je dirais avec eux, sous le point de vue anatomique et pathologique, que la dégénération gélatiniforme est une forme avortée du cancer.

Comme toujours l'épaisseur de l'estomac allait progressivement en augmentant de la grande à la petite courbure. La partie de l'œsophage, qui avait été enlevée avec l'estomac (environ 5 centimètres) était épaisse de 5 millimètres ; or, cette épaisseur était due non à la dégénération, mais à une simple hypertrophie de la tunique musculeuse. La membrane muqueuse œsophagienne était parfaitement saine jusqu'au cardia, là elle cessait brusquement par un bord dentelé.

(1) Voyez son ouvrage : *Traité d'anatomie pathologique générale et spéciale*, t. 1, p. 278 ; t. II, p. 192.

La muqueuse manquait dans la presque totalité de l'estomac, excepté à la région pylorique, et dans la portion qu'on appelle petit cul-de-sac de l'estomac.

On pouvait suivre dans ce petit cul-de-sac tous les degrés de la dégénération gélatiniforme de la membrane muqueuse. Aux portions de replis muqueux parfaitement saines succédait l'hypertrophie et à l'hypertrophie la dégénération. J'ai pu voir que l'hypertrophie de la membrane muqueuse et celle de la membrane fibreuse subjacente étaient simultanées, que chacune de ces membranes avait de 5 à 6 millimètres d'épaisseur, qu'elles adhéraient intimement entre elles, mais qu'il était encore facile de distinguer ce qui appartenait à chacune de ces tuniques ; qu'à une période plus avancée la couche fibreuse dégénérée se confondait avec la tunique musculaire également dégénérée, et qu'à la dernière période la membrane péritonéale envahie elle-même participait à la dégénération, si bien qu'il devenait impossible de déterminer au milieu de ce tissu morbide aréolaire et gélatiniforme parfaitement uniforme la part qui revenait à chacune des tuniques de l'estomac.

Il est impossible que pendant la vie un développement aussi considérable de l'estomac qui, malgré ce grand développement, avait conservé sa forme régulière, et dont la grande courbure devait atteindre le voisinage de l'ombilic ; il est impossible, dis-je, que d'une part la tumeur épigastrique n'ait pas fait diagnostiquer une maladie de l'estomac, et que d'une autre part la forme régulière de cet organe et sa surface lisse n'aient pas révélé la dégénération aréolaire et gélatiniforme ; car cette dégénération est la seule forme de tumeur qui puisse revêtir tous ces caractères.

L'orifice œsophagien ou plutôt la partie sous-diaphragmatique de l'œsophage était entourée comme d'un collier très volumineux formé par des ganglions lym-

phatiques dégénérés qui adhéraient intimement entre
eux et avec le diaphragme.

*Affinité ou plutôt non-incompatibilité de la dégénération gélatiniforme
et du cancer à suc cancéreux chez le même sujet et dans le même
organe.*

Y a-t-il des faits bien positifs qui établissent la coexistence ou la non-coexistence de la dégénération gélatiniforme et de la dégénération à suc cancéreux chez le
même sujet, soit dans des organes différents, soit dans le
même organe? Cette question, que je m'étais proposée
depuis longtemps, a été résolue affirmativement en faveur
de la coexistence. L'affinité de ces deux formes de dégénération est bien démontrée par le fait suivant (présenté
à la Société anatomique en novembre 1852), lequel
fait fournit un exemple de dégénération gélatiniforme
de l'estomac associée au cancer encéphaloïde du même
organe.

Chez une femme qui présentait pendant sa vie tous les
caractères de la gastralgie, et chez laquelle l'exploration
la plus attentive des diverses régions de l'abdomen n'avait
révélé aucune lésion matérielle appréciable, l'estomac
nous présenta la dégénération gélatiniforme la plus complète le long de sa petite courbure et autour du pylore.
La limite de cette altération était on ne peut plus tranchée. Des bosselures proéminaient d'une manière irrégulière à la surface externe de l'estomac : du côté de sa
surface interne se voyaient des groupes de granulations ;
une partie de cette tumeur était constituée par du tissu
aréolaire et gélatiniforme ; tout le reste était constitué
par du tissu encéphaloïde, lequel était gangréneux dans
une certaine étendue.

Cette association de la dégénération encéphaloïde et de
la dégénération gélatiniforme chez le même sujet et dans
e même organe, est fort remarquable. Un assez grand

nombre d'exemples de ce genre ont été présentés à la Société anatomique. Il me paraît démontré que l'usure par couches successives remplace dans la dégénération gélatiniforme la gangrène de la dégénération encéphaloïde.

Si l'on me demande pourquoi, dans le cas précité, le cancer n'a pas été reconnu, je dirai que cela tient au siége de la dégénération, qui occupait essentiellement la petite courbure de l'estomac. La dégénération gélatiniforme a autant d'affinité pour la petite courbure de l'estomac que la dégénération cancéreuse en a pour le pylore (1); ce n'est guère que quand le cancer de la petite courbure s'étend jusqu'au pylore que l'on peut la découvrir par la palpation.

Chez cette même femme il existait des tubercules strumeux dans les poumons. La loi d'exclusion dont quelques personnes avaient parlé entre le cancer et les tubercules strumeux, est une vue de l'esprit plutôt que la conséquence de l'observation sérieuse des faits. Ce qu'on peut dire, c'est que les deux ordres de lésions n'appartiennent pas à la même époque.

Je ferai remarquer que la dégénération gélatiniforme peut envahir le péritoine par sa face externe ou face adhérente aussi bien que par sa face interne ou face libre. Nées de la face interne ou libre les productions gélatiniformes forment des végétations plus ou moins volumineuses et plus ou moins largement pédiculées : nées de la face externe ou adhérente, les productions gélatiniformes soulèvent le péritoine en forme de tumeurs qui proéminent plus ou moins dans la cavité péritonéale.

Le fait suivant, présenté à la Société anatomique le 16 février 1855, vient à l'appui de cette proposition, à

---

(1) De toutes les régions de l'estomac, c'est la petite courbure qui échappe le plus complétement à l'exploration.

savoir : que le cancer gélatiniforme de l'estomac peut s'étendre de l'estomac à la partie inférieure de l'œsophage, mais que l'orifice pylorique de l'estomac est en général pour cette dégénération une limite infranchissable.

Dans ce cas, la totalité de l'estomac était envahie dans toute son étendue et dans toute son épaisseur; sa forme est normale, sa surface est bosselée : la membrane péritonéale seule a été respectée. L'épaisseur de l'estomac est très considérable, mais d'une manière irrégulière. Sa surface interne est comme usée, corrodée, comme une matière inerte le serait par un acide; il n'existe aucune trace de travail de réaction, pas même un seul vaisseau. On dirait d'un corps inorganique.

L'estomac a conservé sa forme normale. La partie inférieure de l'œsophage a été envahie, tandis que le duodénum est parfaitement intact.

Le long de la grande courbure il y a des ganglions qui ont subi la dégénération gélatiniforme sans augmentation notable de volume.

Ce tissu aréolaire et gélatiniforme a été examiné aux verres grossissants : sa charpente est fibreuse. M. Robin n'a jamais trouvé la cellule cancéreuse dans ce genre d'altération; d'autres micrographes disent l'avoir trouvée.

Dégénération gélatiniforme du péritoine.

La dégénération gélatiniforme du péritoine est assez fréquente; théoriquement on pourrait la diviser en primitive et en consécutive, mais n'ayant jamais rencontré de dégénération gélatiniforme du péritoine sans dégénération de quelques-uns des organes de l'abdomen, je crois devoir rester dans le doute au sujet de la dégénération gélatiniforme primitive du péritoine, sans toutefois en contester la possibilité.

La dégénération gélatiniforme du péritoine est donc toujours ou presque toujours consécutive à une dégénération de même nature de l'estomac. L'hydropisie ascite l'accompagne, et cette hydropisie est souvent le premier symptôme morbide qui éveille l'attention du malade, et quelquefois du médecin, sur l'existence d'une maladie abdominale.

En voici un exemple qui peut servir de type (1).

Dégénération gélatiniforme du péritoine, consécutive à une dégénération gélatiniforme de l'estomac.

Un homme âgé de soixante ans, qui éprouvait depuis quelque temps des difficultés de digestion, mais sans trouble notable dans la santé générale, vit son ventre grossir peu à peu, et après l'emploi de quelques moyens insignifiants, se décida à entrer à l'Hôtel-Dieu. L'état général était bon. Le facies n'était pas notablement altéré.

Après avoir inutilement mis en usage plusieurs méthodes de traitement, tels que la compression de l'abdomen, l'ipécacuanha, les diurétiques de divers ordres, on en vint à la ponction, qui donna issue à une liqueur de couleur foncée.

Malgré la compression très considérable qui fut exercée sur l'abdomen, immédiatement après la ponction (d'après la méthode de Récamier), l'hydropisie se reproduisit rapidement; des vomissements survinrent, le malade dépérit à vue d'œil et mourut subitement dix jours après la ponction.

Ouverture. — Sérosité brunâtre dans l'abdomen. Les épiploons, comme d'ailleurs tous les replis du péritoine, présentaient un nombre prodigieux de petites grappes de tubercules et de granulations gélatiniformes qui naissaient de tous les points de leur surface; ces grappes agglomérées donnaient aux divers replis du péritoine une

(1) Voyez *Anatomie pathologique*, avec planches, 37e livraison, pl. III, page 2.

très grande épaisseur. Les granulations et tubercules étaient demi-transparents, grisâtres, faciles à écraser, sans fournir d'autre suc qu'une espèce de gelée. Tous naissaient de la surface libre du péritoine, si bien qu'en enlevant cette membrane on enlevait en même temps les grappes de granulations correspondantes. Comme toujours, ces grappes affectaient une prédilection particulière pour les portions du péritoine qui sont disposées en replis. Les portions du péritoine qui tapissent les parois abdominales et celles qui forment la tunique externe des viscères de l'abdomen en étaient presque entièrement exemptes. C'était le long de la concavité de l'intestin, dans une zone de 4 à 6 centimètres de largeur que le mésentère présentait le plus grand nombre de grappes et de granulations gélatiniformes. C'était aussi le long des grande et petite courbures de l'estomac que le développement des granulations en grappes gélatiniformes était le plus considérable.

Chose bien remarquable, mais qui n'est pas sans exemple, même pour le cancer, l'estomac lui-même avait subi la dégénération gélatiniforme dans toute son étendue et dans toute son épaisseur, excepté au voisinage du pylore. La dégénération s'arrêtait d'une manière bien tranchée à 3 centimètres de cet orifice.

L'observation qui précède est à peu de chose près l'histoire de toutes les dégénérations du péritoine primitives ou consécutives, à suc gélatiniforme, comme aussi à suc cancéreux. Les individus qui en sont affectés ne se croient malades qu'au moment où l'abdomen commence à augmenter de volume par suite de l'épanchement péritonéal, conséquence inévitable de la tuberculisation gélatiniforme du péritoine.

La dégénération péritonéale gélatiniforme peut-elle se produire indépendamment d'une lésion organique de même nature dans les viscères ? Certes je suis loin d'en contester la possibilité, mais cette dégénération primitive, si elle existe, doit être fort rare, car je ne me rappelle pas en avoir jamais observé.

J'aime à étudier la dégénération gélatiniforme comme aussi la dégénération cancéreuse dans les membranes séreuses et dans le péritoine en particulier : qu'y a-t-il de plus simple que l'organisation des membranes séreuses? Eh bien, les dégénérations se développent fréquemment dans ces membranes et présentent les mêmes caractères que dans les organes les plus compliqués. Rarement primitive, la dégénération des membranes séreuses est presque toujours consécutive à la dégénération de l'un des organes qu'elle recouvre. L'identité absolue de la dégénération gélatiniforme dans tous les tissus et dans tous les organes est un fait du plus grand intérêt. Nous verrons qu'il en est de même pour les cancers à suc cancéreux.

Dégénération gélatiniforme de l'estomac et du péritoine. Forme tuberculeuse du cancer du péritoine.

J'ai fait représenter, planche III, 37° livraison de mon *Traité d'Anatomie pathologique*, un cas qui peut servir de type pour la dégénération gélatiniforme de l'estomac coïncidant avec la dégénération gélatiniforme du péritoine. Il peut encore servir de type pour la forme tuberculeuse de cette dégénération gélatiniforme (1). Si quelques doutes avaient pu rester dans mon esprit sur l'affinité qui existe entre le cancer et le tissu aréolaire et gélatiniforme, ce fait aurait suffi pour compléter ma conviction. Ce même fait établit en outre que la dégénération gélatiniforme de l'estomac envahit généralement la plus

(1) La dégénération gélatiniforme prend très souvent la forme tuberculeuse, comme la dégénération à suc cancéreux.

grande partie de ce viscère, et qu'il peut se propager à l'œsophage.

La presque totalité de l'estomac (pl. III, fig. 1, 37ᵉ livr.), la portion pylorique exceptée, et la portion inférieure de l'œsophage, avaient subi la dégénération cancéreuse gélatiniforme. La disposition bosselée, mamelonnée, de la surface externe de l'estomac, celle de sa surface interne qui est comme érodée dans beaucoup de points, l'épaisseur si considérable de ses parois, surtout au voisinage de l'œsophage, la disposition aréolaire de sa trame, sa demi-transparence, son aspect gélatiniforme, rappellent exactement la description générale que j'ai faite de ce tissu. La propagation de la dégénération à l'œsophage est un fait fort remarquable.

L'étude à la loupe (fig. 2) des coupes faites à l'estomac donne une idée aussi parfaite que possible de la structure des portions dégénérées, structure qui consiste dans une trame fibreuse aréolaire résistante, dont les mailles sont remplies par une sorte de gelée transparente ; au milieu de cette gelée, la loupe m'a permis de reconnaître quelques concrétions blanches amorphes, dont les unes s'écrasaient sous le doigt, et dont les autres résistaient à la pression ; ces concrétions n'étaient autre chose que du carbonate ou du phosphate calcaire.

Je n'ai pu découvrir aucun vaisseau sanguin dans l'épaisseur de cette trame, et l'absence de vaisseaux sanguins intrinsèques me paraît un caractère constant de la dégénération gélatiniforme. On peut dire, d'une manière générale, qu'il y a *absence* de vaisseaux sanguins dans l'épaisseur de la dégénération aréolaire et gélatiniforme et qu'en opposition avec la dégénération à suc cancéreux, tous les vaisseaux sanguins occupent la surface de la partie dégénérée.

Le grand épiploon, le petit épiploon, voire même l'épiploon gastro-splénique et les appendices épiploïques étaient en quelque sorte farcis d'une multitude innombrable de granulations et de tubercules gélatiniformes variables pour la forme et pour le volume, ici disséminés, lenticu- laires, pisiformes, là agglomérés, formant des masses irré- gulières, entremélées de flocons de graisse souvent disposés en traînées linéaires le long des vaisseaux : on aurait dit des tubercules jetés çà et là au milieu d'un tissu adipeux très sain. C'est un phénomène pathologique fort curieux que ce contraste d'une exhalation de graisse à côté d'une exhalation morbide d'une nature aussi grave que celle des dégénérations. Ce n'est pas la première fois que j'ai eu occasion de faire cette remarque. Souvent au centre ou à la circonférence d'une masse cancéreuse formée par la mamelle ou par les ganglions axillaires cancéreux, on rencontre des flocons d'une graisse aussi pure que celle qui est sécrétée dans toute autre partie du corps.

Des tubercules et granulations gélatiniformes du grand épiploon, les uns occupent les deux feuillets antérieurs, les autres les deux feuillets postérieurs du repli périto- néal. Plusieurs de ces tubercules sont pédiculés, appen- dus à un repli péritonéal parfaitement sain.

Assurément les dégénérations organiques du péritoine sont dignes de fixer toute l'attention des observateurs, car elles offrent l'exemple de la lésion organique la plus grave développée dans le tissu le moins composé de l'économie, et il est à remarquer que cette dégénération présente les mêmes caractères que dans les organes les plus com- pliqués par leur structure, les organes glanduleux, par exemple.

Les granulations, les tubercules et masses tubercu- leuses gélatiniformes présentent les caractères suivants : un grand nombre de vaisseaux superficiels qui ont tous les caractères des veines occupent leur circonférence. Tous ont leur petit plexus veineux superficiel ; mais il n'y a pas un seul vaisseau sanguin appréciable dans leur épaisseur.

La plus petite granulation, comme les plus grosses masses gélatiniformes, présentent la même texture que l'estomac et l'œsophage dégénérés, savoir : une trame fibreuse dont les mailles sont remplies de matière gélatiniforme. Chaque granulation a sa trame fibreuse qui, à raison de sa ténuité, ne peut être souvent reconnue qu'à l'aide de la loupe, et qui tranche par sa couleur blanc mat sur la transparence de la matière gélatineuse. Cette matière gélatineuse n'est pas susceptible d'être exprimée à la manière du suc cancéreux ; la pression entre les doigts déchire le tissu aréolaire et les doigts restent couverts d'une matière transparente glutineuse et gélatineuse. C'est là le suc de la dégénération aréolaire et gélatiniforme en opposition avec le suc galactiforme ou crémeux de la dégénération cancéreuse.

La femme, sujet de cette observation, portait deux hernies ombilicales épiploïques juxtaposées, dont l'une passait par l'anneau ombilical lui-même, et dont l'autre s'était produite à travers un éraillement voisin de la ligne blanche : dans toutes deux, l'épiploon, disposé en masses bosselées, avait subi la dégénération gélatiniforme. Un fait très remarquable, c'est qu'il n'existait aucun tubercule sur le péritoine des parois abdominales, et cependant deux sacs herniaires qui étaient devenus adhérents à l'épiploon déplacé en présentaient plusieurs. L'adhérence avec l'épiploon dégénéré avait-elle donné à la portion péritonéale qui constituait ce sac, l'aptitude à la dégénération ?

J'ai dit ailleurs (explication de la planche III, 37ᵉ livr., *Anatomie pathologique*, avec planches) que la dégénération gélatiniforme du péritoine était tantôt primitive, c'est-à-dire qu'elle avait une existence indépendante de toute autre lésion, et tantôt consécutive au cancer de l'estomac, du foie et de l'intestin.

La dégénération gélatiniforme primitive du péritoine, qui est extrêmement rare, ne se révèle que par l'ascite, qui paraît en être la conséquence inévitable : la dégénération gélatiniforme consécutive a dû être précédée d'accidents divers, suivant que l'estomac, le foie on l'intestin ont été le siége primitif de la maladie.

La dégénération gélatiniforme consécutive se manifeste toujours sous la forme granuleuse ou tuberculeuse, la dégénération gélatiniforme primitive affecte le plus souvent cette forme ; mais dans d'autres cas, elle se présente sous celle d'une énorme végétation implantée sur une région plus ou moins limitée du péritoine.

Le plus ordinairement la dégénération du péritoine est de nature cancéreuse encéphaloïde ; cependant il n'est pas rare de voir cette dégénération affecter la forme aréolaire et gélatiniforme : enfin, j'ai vu plusieurs fois le cancer du péritoine se présenter sous l'aspect de plaques dures, d'apparence cartilaginiforme à la manière de gouttes de cire concrète, forme qui est bien plus commune dans le cancer de la plèvre (plaques cireuses) que dans le cancer du péritoine.

La dégénération gélatiniforme n'est pas susceptible de se généraliser d'une manière aussi complète que la dégénération à suc cancéreux.

La question de l'existence simultanée de la dégénération à suc gélatiniforme et de la dégénération à suc cancéreux est une question pleine d'intérêt ; or je possède un certain nombre de faits qui établissent cette coexistence non-seulement chez le même sujet, mais encore dans le même organe.

Le fait suivant, qui présente sur le même individu l'association de la dégénération gélatiniforme et de la dég-é nération cancéreuse encéphaloïde est une preuve bien évidente sinon de l'affinité, du moins de la non-incompatibilité qui existe entre ces deux modes de dégénération.

Dégénération gélatiniforme de l'estomac et du péritoine. — Tumeur gélatiniforme ramollie dans l'épaisseur du foie.—Dégénération encéphaloïde de plusieurs ganglions mésentériques.

Un vieillard fut reçu dans mon service à l'hôpital de la Charité pour des vomissements noirs très abondants ; il y avait aussi des selles noires et un commencement d'ascite.

Je constatai par l'exploration de l'abdomen une tumeur mal circonscrite à l'épigastre. Je diagnostiquai un cancer de l'estomac. Le dépérissement fut rapide. Mort du malade peu de jours après son entrée.

Ouverture. — La tumeur mal circonscrite que j'avais constatée à l'épigastre était formée par le grand épiploon, converti en une sorte de tablier épais qui n'avait pas le tiers de son diamètre vertical accoutumé, et qui avait subi la dégénération gélatiniforme. La portion pylorique de l'estomac, dans une longueur de 5 centimètres, avait subi la même dégénération dans toute sa circonférence, mais d'une manière inégale. Les parois de la zone indurée avaient 1 centimètre 3 millimètres dans leur plus grande épaisseur, et 3 millimètres seulement dans leur plus petite épaisseur.

La zone gélatiniforme adhérait intimement à la vésicule biliaire et à la partie voisine du foie. Ayant voulu rompre cette adhérence, ce qui amena la déchirure du tissu du foie, je vis, à la faveur de cette déchirure, qu'il existait dans l'épaisseur du foie deux tumeurs sphéroïdales juxtaposées, dont la plus petite avait le volume d'une grosse noix. La section du foie m'a montré qu'il contenait en tout dix tumeurs semblables de divers volumes, tumeurs enchatonnées au milieu du tissu du foie, parfaitement sain autour d'elles, tumeurs molles que j'ai

V.   4

prises pour des encéphaloïdes ramollis, mais qui pouvaient bien n'être à la rigueur que des tumeurs gélatiniformes altérées; il n'en était pas de même des ganglions
mésentériques, dont plusieurs présentaient tous les caractères de l'encéphaloïde.

J'ai dit que la zone pylorique gélatiniforme de l'estomac
adhérait intimement non-seulement au foie, mais encore
à la vésicule biliaire. Or, cette adhérence de l'estomac à
la vésicule biliaire était plus qu'une adhérence ordinaire ;
il y avait fusion, propagation de la dégénération de l'estomac aux parois de la vésicule, laquelle était d'ailleurs
très petite et remplie de calculs biliaires.

J'appellerai surtout l'attention sur les vomissements
noirs et sur les selles noires dont je n'avais jamais vu
d'exemples dans le cancer gélatiniforme de l'estomac, mais
qui se comprennent parfaitement, puisque ces vomissements et ces évacuations noires ne sont autre chose que
le résultat du mélange du sang avec le suc gastrique.

Ce fait prouve surabondamment que la dégénération
gélatiniforme présente les caractères les plus importants
du cancer, puisque d'une part elle se communique par
continuité de tissu, et que d'une autre part elle tend
à se généraliser dans l'économie autrement que par continuité de tissu, ainsi que le prouve la lésion hépatique:
enfin, les altérations consécutives de la dégénération
gélatiniforme prouvent que ce tissu accidentel, bien qu'il
soit de beaucoup inférieur au tissu cancéreux sous le rapport de la vitalité, peut suffire aux frais d'un travail
morbide spontané.

La zone pylorique de 5 centimètres de longueur qui avait
subi la dégénération gélatiniforme, a ensuite appelé mon
attention. Ce qu'il y avait de remarquable, c'était la délimitation parfaitement tranchée de cette dégénération, et du
côté de l'estomac, et du côté du duodénum ; la transition
était aussi brusque que possible : à la muqueuse et aux

autres tuniques dégénérées succédaient sans intermédiaire une muqueuse et des tuniques parfaitement saines. Au pylore, le feuillet muqueux de la valvule pylorique qui fait suite à la muqueuse de l'estomac avait subi la dégénération gélatiniforme, tandis que le feuillet muqueux duodénal de cette valvule avait été respecté. Le bord libre de la valvule établissait la ligne de démarcation la plus parfaite entre la muqueuse saine et la muqueuse dégénérée. L'anatomie normale démontre en effet que le feuillet stomacal de cette valvule pylorique présente tous les caractères de la muqueuse gastrique, et que le feuillet duodénal de cette même valvule présente tous les caractères de la muqueuse duodénale. Cependant cette limite de l'altération ne saurait être que temporaire, et tôt ou tard la continuité de tissu reprend ses droits. J'ai vu des cas dans lesquels non-seulement la valvule pylorique tout entière avait été envahie, mais encore la muqueuse du duodénum qui fait suite à cette valvule.

L'extrémité pylorique de l'estomac, vue du côté du duodénum, représentait un museau de tanche, dont les deux lèvres étaient séparées par une fente étroite qui ne pouvait pas admettre le petit doigt. Cette étroitesse fait contraste avec d'autres estomacs affectés de la même lésion, dont le pylore n'avait pas subi de rétrécissement notable, si bien que les malades affirmaient n'avoir jamais eu de vomissements. Il est vrai que dans les cas de ce genre, le pylore, transformé en tissu aréolaire et gélatiniforme, présente presque toujours une érosion plus ou moins considérable.

La surface interne de la portion d'estomac dégénérée était comme usée, corrodée, sans aucun vestige de travail de restauration ou de cicatrisation : c'était une usure pure et simple par couches successives, sans travail de réaction : ce mode de destruction sans réaction est propre à la dégénération aréolaire et gélatiniforme.

Le grand épiploon était transformé en une membrane gélatiniforme épaisse, à surface très inégale, tuberculeuse, terminée par un bord comme irrégulièrement festonné.

Le tissu aréolaire et gélatiniforme était constitué par des aréoles plus ou moins étroites, aréoles fibreuses d'un blanc mat, très résistantes, remplies de matière gélatiniforme.

Comme dans presque tous les cas de ce genre, le tissu adipeux, très développé dans les épiploons, avait subi en grande partie la dégénération ; ce tissu adipeux formait un grand nombre de petites masses pédiculées dont la disposition en grappes était bien évidemment le résultat du racornissement de l'épiploon. Cette juxtaposition du tissu adipeux le plus sain et de la dégénération cancéreuse, a quelque chose qui étonne au premier abord.

A défaut d'autre preuve, le seul fait de la transformation du grand épiploon en masses aréolaires et gélatiniformes suffirait pour établir que le péritoine, comme d'ailleurs toutes les membranes séreuses, peut être le siége de cette dégénération. Chez ce sujet, la portion du péritoine qui tapisse la face inférieure du diaphragme avait subi une transformation gélatiniforme si complète, qu'on eût dit au premier abord qu'il était remplacé par une couche de gelée disposée par plaques irrégulières, par granulations et par végétations mamelonnées de volumes divers : cette couche gélatiniforme ne pouvait pas être enlevée tout entière par le grattage, qui n'en détachait que la couche la plus superficielle sous la forme de gelée ; mais sous cette gelée se trouvait un tissu très résistant, aréolaire, qui faisait corps avec le péritoine diaphragmatique, dont il n'était qu'une dégénération, et qui ne pouvait s'enlever qu'avec lui. Il était de la dernière évidence que les végétations mamelonnées de la face inférieure du diaphragme étaient exclusivement une production de la membrane péritonéale; le muscle diaphragme proprement dit était très sain, mais le tissu cellulaire qui l'unissait à la séreuse péritonéale diaphragmatique était extrêmement dense.

Je me suis assuré que la gélatine amassée en quantité considérable dans les mailles du tissu aréolaire qui remplaçait le péritoine diaphragmatique était non un tissu, mais un produit inorganique qu'on pouvait exprimer avec les doigts, avec le scalpel.

Des coupes en divers sens faites sur le tissu aréolaire et gélatiniforme donnaient une idée parfaite de la structure de ce tissu morbide et des proportions variables dans les divers points de la dégénération entre la charpente fibreuse aréolaire et la matière gélatiniforme.

Un fait remarquable que j'ai eu occasion de vérifier bien des fois, c'est que chez ce sujet, à côté de l'envahissement général ou presque général de la partie du péritoine qui forme des replis (épiploons, mésentère, etc.), le péritoine viscéral, c'est-à-dire celui qui forme la tunique externe ou enveloppante des viscères, avait presque entièrement échappé à la dégénération. Ainsi le côlon était comme entouré de masses gélatiniformes formées aux dépens des replis péritonéaux, tandis que le reste de sa surface n'en offrait que des vestiges. Il en était de même de l'estomac, qui n'en présentait que le long de sa petite courbure. J'ai constaté un autre fait, c'est que les adhérences accidentelles semblent favoriser la production de cette matière gélatiniforme, et surtout sa propagation aux parties voisines. Ainsi, tandis que la face antérieure de l'estomac, libre d'adhérences, ne présentait aucun développement gélatiniforme, sa face postérieure, qui adhérait à la paroi postérieure de l'arrière-cavité des épiploons, en présentait un assez considérable.

On peut distinguer, sous le point de vue des dimensions des aréoles, deux espèces de tissu gélatiniforme : 1° un *tissu gélatiniforme serré*, à petites aréoles, dans lequel le tissu fibreux prédomine sur la substance gélatineuse; 2° un *tissu aréolaire lâche*, à vastes aréoles, dans lequel la matière gélatiniforme prédomine sur le tissu fibreux. Une remarque qui me paraît d'une assez grande importance, c'est que le système vasculaire propre de l'organe envahi par la dégénération aréolaire et gélatiniforme semble avoir complétement disparu, et que les vaisseaux veineux qu'on y rencontre le plus souvent sont évidemment de nouvelle formation. Ce fait vient à l'appui d'une opinion que j'ai émise ailleurs, à savoir, que c'est aux dépens du réseau vasculaire, et plus particulièrement du réseau vasculaire veineux, que le tissu aréolaire gélatiniforme se produit. Or, cette vue *à priori* me paraît confirmée par la dissection de plusieurs pièces qui m'ont permis de constater la présence de la matière gélatiniforme dans plusieurs canaux d'apparence vasculaire, et ces canaux ne pouvaient être que des veines ou des vaisseaux lymphatiques.

La double propriété d'envahissement : 1° par continuité de tissu, 2° par infection générale, me paraît appartenir à la dégénération gélatiniforme, aussi bien qu'au cancer à suc cancéreux, avec cette différence que la dégénération gélatiniforme franchit rarement les limites de la cavité splanchnique dans laquelle elle s'est primitivement produite, tandis que la dégénération à suc cancéreux se généralise dans l'économie tout entière. J'ajouterai qu'une propriété commune aux deux espèces de dégénération, c'est de se propager avec une grande facilité aux organes avec lesquels elles ont contracté des adhérences accidentelles.

Il m'a paru que c'était la tunique musculaire qui était primitivement envahie dans la dégénération gélatiniforme de l'estomac et des intestins. Ainsi sur un estomac dont une partie seulement avait subi la dégénération gélatiniforme, la tunique musculaire, très saine, cessait

abruptement, et était remplacée par un tissu aréolaire
fibreux très dense, à mailles très étroites, à parois très
épaisses, remplies de suc gélatiniforme assez concret
pour ne pas passer d'une aréole dans une autre, et qui,
par conséquent, reste incarcéré dans l'aréole dans laquelle il a été sécrété. Le tissu gélatiniforme dense et
serré résistait sous le scalpel à la manière du tissu fibreux :
c'est en effet le tissu fibreux qui dominait dans ce cas ;
le tissu gélatiniforme à vastes aréoles a des parois beaucoup moins résistantes.

Le tissu aréolaire et gélatiniforme n'est pas susceptible
d'inflammation proprement dite ; donc il n'est pas susceptible d'ulcération. Lorsqu'il se détruit, c'est par érosion,
sans qu'aucun travail morbide réparateur s'organise sur la
surface érodée ; il pourrait donc se faire que ce travail
d'érosion eût pour conséquence la perforation de l'intestin
avant que des adhérences salutaires aient eu le temps
de s'établir. Cette prévision de la théorie a été démontrée par les faits. Ainsi M. Broca a présenté à la Société
anatomique l'appendice vermiculaire du cæcum affecté de
dégénération gélatiniforme dans toute son épaisseur.
Divisé suivant sa longueur, cet appendice nous a offert,
dans une certaine étendue, une perte de substance circulaire avec destruction de toute l'épaisseur de l'appendice,
moins le péritoine, qui était intact. Il y a lieu de croire
que, si le malade eût encore vécu quelque temps, la
perforation n'aurait pas tardé à s'accomplir.

Le fait suivant (1) me paraît établir que la dégénération
aréolaire gélatiniforme peut envahir primitivement la
membrane muqueuse de l'estomac en laissant intactes
la tunique fibreuse et la tunique musculaire qui sont seulement hypertrophiées. Voici cette observation que j'ai

---

(1) Le rôle des veines, et surtout du tissu capillaire veineux, est immense dans l'économie ; les artères ne sont que des canaux vecteurs.

décrite ailleurs sous le titre de CANCER GÉLATINIFORME (1).

Il résulte de ce fait, comme de beaucoup d'autres faits du même genre, que l'envahissement de l'estomac et des intestins par la dégénération gélatiniforme débute par la membrane muqueuse.

Marie-Félicité Legay, âgée de soixante-six ans, malade depuis quatorze mois, entre dans mon service à l'hospice de la Salpêtrière, dans l'état suivant : Maigreur excessive, sans coloration particulière de la peau. La malade est sujette à des vomissements qui se produisent à des intervalles plus ou moins considérables. En opposition avec ce qu'on observe dans les affections chroniques de l'estomac, la malade est gaie et même facétieuse. Je n'eus pas de grands frais de diagnostic à faire, car la malade me prévint tout de suite qu'elle avait un cancer de l'estomac. Elle ne parut que médiocrement satisfaite lorsque, dans l'espérance d'agir sur son moral, je lui dis que la chose ne m'était pas démontrée. L'exploration de la région épigastrique et de l'hypochondre gauche me permit de reconnaître une résistance assez considérable, mais sans circonscription bien déterminée. Dans les derniers jours de la vie seulement, je pus limiter une tumeur oblongue qui représentait assez bien la forme et la direction de l'estomac. La malade, qui conserva sa gaieté presque jusqu'au dernier moment, mourut dans le marasme le plus complet.

Ouverture du cadavre. — Un peu de sérosité dans la cavité péritonéale. Le péritoine est parsemé de tubercules miliaires et de taches ou plaques opalines gélatiniformes, légèrement proéminentes, semblables à des gouttes de cire fondue qu'on aurait projetées sur le péritoine. Les tubercules et les plaques m'ont paru s'être développés au-dessous du péritoine.

(1) Voyez la fig. 1, pl. 1, XXVIIᵉ livraison, *Anatomie pathologique*, avec planches.

Le grand épiploon, racorni, était parsemé de tubercules miliaires ou granulations gélatiniformes, qui contrastaient par leur couleur avec les granulations adipeuses disséminées dans l'épaisseur de ce repli, granulations adipeuses qui avaient acquis une grande densité; si bien qu'au toucher on aurait dit des tubercules. Le petit épiploon présentait également des tubercules et des granulations miliaires gélatiniformes (1).

L'estomac est considérablement revenu sur lui-même. Divisées le long de la grande courbure, ses parois présentaient une épaisseur très considérable, mais inégale. A partir du pylore, leur épaisseur diminuait progressivement jusqu'au cardia.

La surface interne de l'estomac est comme granuleuse, ou mieux d'apparence aréolaire; on n'y trouve que des débris de la membrane muqueuse qui n'est reconnaissable et susceptible d'être disséquée qu'au voisinage des orifices; l'épaisseur de l'estomac du côté du pylore est de 10 millimètres : elle est due à l'hypertrophie des membranes fibreuse et musculaire : la membrane fibreuse a 4 millimètres d'épaisseur, et la membrane musculaire 6 millimètres. Au voisinage du cardia, la membrane fibreuse l'emporte en épaisseur sur la membrane musculaire.

Dans certaines régions de la surface interne de l'estomac, les fibres musculaires sont à nu. Il y avait donc dans ces régions destruction de la membrane muqueuse et de la membrane fibreuse. Du reste, la coupe de la tunique musculaire présente, comme dans tous les cas d'hypertrophie, des lignes ou stries alternativement rosées et blanches : les stries blanches sont bien évidemment le résultat de la transformation fibreuse du tissu cellulaire qui unit entre eux les faisceaux musculaires de cette tunique.

(1) Je me suis assuré qu'au centre des granulations adipeuses indurées on trouvait souvent des granulations gélatiniformes.

Que si dans ce cas on révoquait en doute la dégénération gélatiniforme de la muqueuse gastrique, je trouverais
dans les granulations miliaires des deux épiploons, dans les
granulations et les taches blanches du péritoine, un argument décisif en faveur du caractère gélatiniforme de cette
lésion. Au reste, rien de plus fréquent que la dégénération
des épiploons dans le cas de dégénération de l'estomac,
et si l'on admettait des départements pour les lésions de
chaque organe, je dirais que la lésion des épiploons est
dans le département des lésions de l'estomac. La dégénération gélatiniforme (1) était donc ici limitée à l'estomac
et aux épiploons, elle était donc une lésion locale.

Il m'a paru que dans le cancer gélatiniforme du canal
alimentaire, c'était par l'hypertrophie de la tunique
fibreuse et des prolongements qu'elle envoie dans l'é-
paisseur de la tunique musculaire, que débutait la dégénération.

De la dégénération aréolaire et gélatiniforme généralisée.

Il résulte de tous les faits que j'ai recueillis au sujet de
la dégénération aréolaire et gélatiniforme que tous les
organes et que tous les tissus qui entrent dans leur
composition sont susceptibles de cette dégénération, soit
primitivement, soit consécutivement; mais que de tous
les organes de l'économie, ce sont sans contredit les
viscères abdominaux qui y sont le plus exposés.

Le fait suivant de dégénération gélatiniforme généralisée est le plus bel exemple que j'aie vu de dégénération
gélatiniforme du thorax (parois et viscères). Il suffirait à
lui seul pour établir qu'il y a une dégénération à suc
gélatiniforme, comme il y a une dégénération à suc can-

---

(1) On se demande comment la digestion pouvait s'effectuer avec une
altération aussi grave de l'estomac, avec de simples débris de la membrane muqueuse de cet organe.

céreux proprement dit. Ce cas, qui peut servir de type du genre, prouve d'une manière positive que des organes autres que les viscères abdominaux peuvent être le siége de la dégénération gélatiniforme. Il démontre, en outre, que comme la dégénération cancéreuse, la dégénération aréolaire et gélatiniforme jouit d'une double propriété d'envahissement, à savoir, de la propriété d'envahissement par continuité de tissu, et de la propriété d'envahissement par infection générale sans distinction de tissu et sans distinction d'organe. Ou plutôt la dégénération gélatiniforme envahit exclusivement le même tissu dans tous les organes, à savoir, le tissu cellulaire et ses dérivés, tandis qu'il respecte les tissus propres qui s'atrophient par défaut de nutrition et finissent par disparaître avec ou sans vestiges.

Les faits de dégénération gélatiniforme des organes contenus dans la cavité abdominale sont connus depuis longtemps. Il semblerait résulter de l'examen comparatif des faits de dégénération à suc cancéreux, d'une part, et des faits de dégénération gélatiniforme, d'une autre part, que la dégénération à suc cancéreux (ou galactiforme) est la seule qui puisse envahir l'économie tout entière, tandis que la dégénération à suc gélatiniforme ne peut se généraliser que dans une cavité splanchnique ou dans une région plus ou moins circonscrite de l'économie.

Dégénération gélatiniforme de la mamelle gauche, des deux poumons, de la plèvre, des parois thoraciques et des ganglions axillaires, sur le même individu.

J'ai assisté à l'autopsie d'une femme morte à l'hôpital de la Charité, dans le service de mon excellent collègue M. le docteur Briquet. Pour commémoratifs, je recueillis que cette femme avait quarante ans, qu'elle portait depuis douze ans une tumeur mammaire; que sa res-

piration était gênée, et que la poitrine était extrêmement
mate des deux côtés.

La mamelle gauche était volumineuse, demi-ellipsoïde,
dure, bosselée : la poitrine, largement ouverte, me permit
de voir à mon grand étonnement que les deux poumons
avaient subi la dégénération gélatiniforme.

J'étudiai d'abord la mamelle, et je vis que la glande
mammaire était soulevée par une tumeur considérable,
laquelle était constituée par un tissu aréolaire et gélatiniforme ; une dissection attentive me permit de constater
qu'il existait au centre de la mamelle atrophiée une masse
de tissu aréolaire et gélatiniforme, qui se continuait avec
la paroi thoracique subjacente, dont elle paraissait être un
prolongement.

La face profonde de la mamelle était libre à sa circonférence ; mais de sa partie centrale dégénérée partait un
prolongement qui s'enfonçait dans l'épaisseur du muscle
grand pectoral dégénéré, et même dans l'épaisseur des
muscles intercostaux également dégénérés. Examinant
alors l'intérieur de la cavité thoracique, j'ai vu que la
tumeur proéminait d'une manière considérable dans cette
cavité, en soulevant la plèvre costale : j'ai d'abord eu la
pensée qu'une côte ou deux avaient été comprises dans
la dégénération ; mais, ayant fait enlever par deux traits
de scie la partie correspondante de la paroi thoracique,
j'ai vu que les deux côtes avaient été respectées, et
que la dégénération, qui avait envahi les muscles intercostaux au-dessus et au-dessous de ces côtes, s'était
prolongée entre ces côtes et la plèvre costale qu'elle
soulevait.

La tumeur intra et extra-thoracique, divisée en divers
sens, présentait tous les caractères de la dégénération
aréolaire et gélatiniforme. La partie la plus centrale,
extrêmement dense, était constituée par une petite masse
fibreuse qui devenait bientôt aréolaire : les aréoles, dont

les mailles étaient très serrées et à parois très épaisses au voisinage de la partie centrale, devenaient de plus en plus lâches à mesure qu'on s'approchait de la circonférence de la tumeur, laquelle était irrégulièrement bosselée. La section de la tumeur m'a montré un foyer sanguin dans son épaisseur, chose rare dans la dégénération gélatiniforme; en outre (ce qui n'est pas moins rare) les parties voisines de ce foyer présentaient l'aspect brun marron des foyers apoplectiques.

Ganglions axillaires. — J'eus l'idée d'examiner les ganglions axillaires gauches (côté malade), et je vis que ces ganglions qui constituaient une masse lobuleuse avaient subi la dégénération gélatiniforme : je me suis assuré que les vaisseaux lymphatiques intermédiaires à ces ganglions, de même que ceux qui y aboutissaient, étaient parfaitement sains.

Poumons. — Les deux poumons avaient été envahis par la dégénération gélatiniforme. Le poumon gauche (côté malade) était moins généralement affecté que le poumon du côté droit.

L'un et l'autre présentaient à leur surface des bosselures irrégulières qui soulevaient inégalement la plèvre pulmonaire, laquelle était tellement amincie, qu'on aurait dit qu'elle avait été elle-même envahie dans toute son épaisseur et que la matière gélatiniforme occupait sa surface libre. Le médiastin présentait dans son épaisseur des masses aréolaires et gélatiniformes très irrégulières qui soulevaient en bosselures la plèvre du médiastin.

Quant au poumon lui-même, il était impossible de reconnaître le tissu pulmonaire dans les portions envahies par la dégénération gélatiniforme. Il n'y avait pas d'intermédiaire entre la portion saine du poumon et celle qui avait subi la dégénération. La transition était aussi brusque que possible. La disposition lobuleuse du poumon se retrouvait même dans les parties les plus altérées.

et les lobules se séparaient parfaitement les uns des autres par la lacération du tissu cellulaire interlobulaire.

Le diaphragme avait subi la dégénération aréolaire et gélatiniforme dans son feuillet pleural. Les deux poumons étaient libres d'adhérences par toute leur surface.

Réflexions. — Voilà donc un exemple de diathèse du cancer gélatiniforme bornée aux organes thoraciques, aux poumons, à la cage thoracique et à la glande mammaire. Les organes contenus dans l'abdomen, qui ont une si grande tendance à cette dégénération, en étaient complétement exempts. Il semblerait donc que la dégénération gélatiniforme ait la propriété de ne se généraliser que dans les limites d'une cavité splanchnique.

Ce fait prouve, en outre, que la propagation de la dégénération gélatiniforme peut se produire à la fois et par continuité et par contiguïté de tissu, et cela bien évidemment sous l'influence d'une cause générale. D'une autre part, il est bien évident que le suc gélatiniforme, ou plutôt la cause morbide qui le produit, n'a pas, à beaucoup près, la même puissance d'infection que le suc cancéreux proprement dit (suc crémeux galactiforme).

Pour commémoratifs, j'ai recueilli ce qui suit : femme âgée de quarante ans, malade depuis douze ans ; respiration extrêmement gênée ; matité complète du thorax des deux côtés.

J'ai fait représenter (1) un cas d'*hypertrophie de l'extrémité pylorique de l'estomac, avec commencement de cancer aréolaire gélatiniforme,* qui donne une idée fort exacte de la manière dont procède l'envahissement de cette espèce de dégénération. Le malade qui fait le sujet de cette observation avait éprouvé pendant les derniers temps de sa vie tous les symptômes d'un rétrécissement considérable du pylore. Ces symptômes se résumaient dans des vomis-

---

(1) *Anatomie pathologique,* avec planches, XIIe livr., pl. 6, fig. 1.

sements abondants qui suivaient plus ou moins immédiatement l'ingestion des aliments, et dans un dépérissement
graduel qui, dans les derniers temps de la vie, fut porté
au plus haut degré du marasme.

Le rétrécissement n'était pas limité au cercle pylorique; mais il formait un cylindre de 3 centimètres de
longueur, espèce de filière à travers laquelle le petit doigt
ne pouvait pas être introduit, même en usant de violence.
Une plume à écrire de moyen calibre donne la mesure
assez exacte de son diamètre. L'épaississement était d'ailleurs uniforme dans tous les points de la circonférence
du pylore. Il était de 10 millimètres. Je me suis attaché
à bien analyser l'altération organique que j'avais sous les
yeux; voici le résultat de mon observation. Des quatre
tuniques de l'estomac, deux seules étaient saines, savoir,
la muqueuse et la péritonéale, les deux autres étaient
altérées, la musculaire et la fibreuse. L'altération de la
membrane musculeuse consistait dans une hypertrophie
considérable : elle formait à elle seule la moitié de
l'épaisseur de la partie affectée. La tunique fibreuse,
cette charpente de l'estomac si importante, même en
pathologie, et qui était autrefois confondue avec le tissu
cellulaire, la tunique fibreuse intermédiaire à la muqueuse et à la musculeuse, présentait une épaisseur considérable; en outre, dans les mailles fibreuses qui la
constituent, commençait à s'épancher une matière gélatiniforme. La même altération, c'est-à-dire la dégénération gélatiniforme, se voyait aussi dans le tissu cellulaire
sous-péritonéal.

Ce fait nous offre donc un exemple remarquable de la
dégénération aréolaire et gélatiniforme de l'estomac à son
début. La dégénération présentait ici ce caractère remarquable qu'elle siégeait à la fois et dans la tunique fibreuse
de l'estomac et dans le tissu cellulaire sous-péritonéal.
Il est infiniment probable que si le malade avait pu

échapper aux conséquences du rétrécissement du pylore, la tunique musculeuse d'abord, puis la tunique muqueuse auraient été successivement envahies. Je rappellerai ici que, d'après ma manière de voir, ce n'est pas la fibre musculaire proprement dite qui subirait la métamorphose gélatiniforme, mais bien le tissu celluloso-fibreux qui sépare les faisceaux musculaires, lesquels auraient été atrophiés par compression. Je l'ai déjà bien souvent répété, les tissus propres sont inaltérables, ils ne sont susceptibles que d'hypertrophie et d'atrophie.

J'ai dit que dans le cas actuel le cancer aréolaire et gélatiniforme avait débuté à la fois, et par la tunique fibreuse (1), laquelle est intermédiaire à la membrane muqueuse et à la membrane musculeuse, et par la couche cellulaire intermédiaire au péritoine et à la membrane musculeuse; mais il est plus que probable qu'il a débuté exclusivement par la tunique fibreuse, et que c'est le long des prolongements fibro-cellulaires que cette tunique envoie entre les faisceaux de la tunique musculeuse que la dégénération s'est propagée à la couche cellulaire sous-péritonéale, laquelle n'aurait été affectée que consécutivement : tous les faits de cancer gélatiniforme que j'ai eu occasion d'observer établissent que la fibre musculaire, la fibre nerveuse, les granulations glanduleuses, en un mot tous les tissus propres, sont inaltérables par eux-mêmes, et qu'ils ne sont susceptibles que d'hypertrophie et d'atrophie.

Dégénération gélatiniforme du gros intestin, et du rectum en particulier.

Le rectum, comme les autres parties du canal alimentaire, est sujet à la dégénération gélatiniforme, que je suis

---

(1) J'ai beaucoup insisté sur la tunique fibreuse de l'estomac et des intestins dans mes leçons et dans mon *Traité d'anatomie descriptive.*

fondé à considérer comme une des formes les plus fréquentes de la dégénération des voies digestives.

Le fait suivant est un des plus intéressants et des plus complets que j'aie observés (1).

Rétention des matières fécales. — Glaires sanguinolentes par l'anus. — Grossesse. — Accouchement au huitième mois. — Mort. — Ouverture.

Madame Martin, trente ans, d'une forte constitution, avait été prise, en avril 1837, d'accidents d'étranglement, ou mieux d'accidents de rétention des matières fécales avec épreintes continuelles et expulsion par l'anus de glaires sanguinolentes.

Cette crise, qui avait eu quinze jours de durée, s'était renouvelée cinq fois depuis le mois d'avril jusqu'au 29 octobre, époque à laquelle je fus appelé en consultation. La malade était alors en proie à une sixième crise. Je la trouvai dans l'état suivant : Abdomen très volumineux, météorisé. Les intestins grêles, et surtout le gros intestin, se dessinent à travers les parois abdominales amincies ; et dans les paroxysmes de douleurs, l'abdomen devenait dur, bosselé ; efforts continuels pour aller à la selle ; expulsion douloureuse de glaires sanguinolentes sans matières fécales.

Persuadé qu'il existait un obstacle mécanique au cours des matières, et que cet obstacle avait son siége dans le rectum, 1° j'explorai le vagin par le toucher ; je reconnus que le museau de tanche était sain : dirigeant alors le doigt du côté de la paroi postérieure du vagin, je reconnus la présence d'une tumeur qui semblait naître de la face postérieure de l'utérus et qui proéminait du côté du rectum. 2° L'exploration par le rectum m'apprit alors

(1) Voyez XXXIIIe livr., pl. 1, fig. 2, *Anatomie pathologique*, avec planches.

qu'une volumineuse tumeur remplissait l'excavation du bassin, et que cette tumeur, d'une consistance très dure, ne pouvait pas être déplacée. Le doigt dirigé en avant, c'est-à-dire du côté de la paroi antérieure du rectum, rencontrait une ouverture étroite, mais assez considérable pour recevoir l'index, ouverture parfaitement circulaire dans laquelle mon doigt s'engageait comme dans l'orifice d'un canal étroit dont il ne pouvait atteindre le fond. Il me semblait que cette ouverture ou plutôt ce canal était dirigé horizontalement d'arrière en avant du côté de la face postérieure de l'utérus : l'idée d'un rétrécissement du rectum ne se présenta pas d'abord à mon esprit, je soupçonnai un cancer du corps de l'utérus. Cependant une grossesse survint ; avortement le septième mois ; mort de la malade le quatrième jour de l'avortement. Je n'avais été appelé qu'à de très longs intervalles auprès de cette malade, qui était sous la direction d'un confrère plein de zèle et de dévouement.

L'autopsie, qui fut accordée à nos instances, nous montra qu'à trois pouces (9 centimètres) environ de l'anus, le rectum présentait une dégénération aréolaire gélatiniforme qui formait un cylindre à parois extrêmement épaisses, à canal extrêmement étroit, ayant trois pouces (9 centimètres) de hauteur : cette partie dégénérée adhérait à l'utérus et au vagin. La *couche superficielle du col de l'utérus participait à la dégénération*, et il n'est pas douteux que plus tard l'envahissement de l'utérus n'eût été plus considérable. Le col utérin était plus lacéré qu'il n'a coutume de l'être dans les accouchements ordinaires, ce qui tient probablement à la fragilité qu'il avait acquise.

L'étude de la portion d'intestin dégénérée m'apprit que la membrane muqueuse avait été détruite dans toute l'étendue de l'altération. Un bord lacinié établissait exactement la limite. La membrane ou tunique fibreuse

manquait également ; la membrane musculeuse, singulièrement hypertrophiée, avait elle-même été envahie
dans ses couches les plus profondes : la coupe de l'intestin (1) montre que ses parois avaient acquis une épaisseur considérable, et permet d'apprécier la part que prenaient à cet épaississement, et la tunique musculeuse, qui
avait 6 lignes (22 millimètres) d'épaisseur, et le tissu
cellulaire sous-péritonéal. La portion d'intestin placée
immédiatement au-dessus de la dégénération présentait
une dilatation considérable, et en outre un prolongement ou diverticule conoïde, qui était le résultat de la
stagnation des matières fécales au-dessus de l'obstacle, et
probablement aussi des efforts auxquels se livrait la malade pour leur expulsion. La surface interne de la portion rétrécie présentait des érosions fort irrégulières.

**Autre exemple de dégénération gélatiniforme de la partie inférieure du
rectum (2) (forme kysteuse).**

La partie inférieure du rectum est quelquefois le siége
de la dégénération gélatiniforme. Voici la description
d'un cas de ce genre que j'ai observé chez une vieille
femme, et qui offre cette particularité que la matière
gélatiniforme était contenue dans des kystes de diverses
dimensions, fortement pressés les uns contre les autres,
en sorte qu'on pourrait appeler cette forme de lésion,
dégénération gélatiniforme à kystes multiples.

L'anus était entouré d'une multitude de bosselures
d'inégal volume, dont plusieurs, considérables, étaient sur-
montées de bosselures plus petites, en sorte que l'ouverture anale occupait le fond d'un infundibulum extrême

(1) Voyez fig. 2, pl. 2, *Anatomie pathologique*, avec figures, XXXᵉ livraison.
(2) Rapporté dans le texte de la planche 1, XXXIIIᵉ livr., page 8 et
suivantes.

ment profond. Deux ulcérations superficielles se voyaient à l'entrée de l'anus. Le doigt reconnaissait, à une petite distance de l'orifice anal, une ulcération en forme de zone : elle était profonde, avait détruit toute l'épaisseur du rectum dans une partie de sa circonférence, et communiquait avec des clapiers qui pénétraient jusque dans l'épaisseur de la peau dégénérée qui avoisine l'anus.

La dégénération qui avait donné au rectum une énorme épaisseur s'arrêtait brusquement à 3 pouces (de 9 à 10 centimètres) de l'anus. Immédiatement au-dessus, le rectum présentait une hypertrophie considérable dans sa membrane musculeuse. Cette altération, qui avait tous les caractères de la dégénération gélatiniforme, m'a offert dans ses deux tiers supérieurs une disposition que je n'avais jamais rencontrée, et que j'essayerai de décrire : qu'on s'imagine une multitude d'acéphalocystes d'inégal volume (dont quelques-unes avaient le développement d'un œuf de pigeon), fortement pressées les unes contre les autres et contenues dans une trame fibreuse, et l'on aura une idée assez exacte de cette altération; mais ce n'étaient pas des acéphalocystes. L'enveloppe de chaque kyste était fibreuse, très mince et néanmoins très résistante : la matière contenue était tout à fait semblable à de la gelée de pomme, à la surface de laquelle aurait été déposée une matière crétacée identiquement semblable à la matière crétacée qui recouvre la surface des excréments des oiseaux. Cette matière crétacée contenait des concrétions calcaires. Au centre de la matière gélatiniforme se voyaient deux ou trois vaisseaux sanguins, semblables à ceux qui se forment dans le germe du poulet, vaisseaux sans parois, terminés par un renflement à l'une de leurs extrémités.

La trame fibreuse au milieu de laquelle étaient incarcérés ces kystes était évidemment constituée par les mem branes du rectum transformées. J'y ai reconnu les fibres longitudinales de cet intestin. On y voyait en outre du tissu adipeux, preuve évidente que non-seulement la dégénération avait envahi le rectum, mais encore qu'elle avait pris son développement aux dépens du tissu adipeux du bassin.

Le tiers inférieur du rectum ne présentait pas le moindre vestige de kyste, mais bien un tissu aréolaire à mailles fibreuses, lequel occupait toute la circonférence de l'anus : ce tissu aréolaire était rempli comme une éponge de matière gélatiniforme qu'on exprimait avec la plus grande facilité. Ce tissu aréolaire était en voie d'érosion ou d'ulcération. La dégénération aréolaire et gélatiniforme m'a paru pénétrer jusque dans l'épaisseur de la peau de la région anale; une pellicule extrêmement mince, presque épidermique, avait résisté et recouvrait les bosselures de sa surface. Au voisinage de l'ulcération en zone du rectum, la matière gélatiniforme n'avait subi aucun changement, seulement elle était parcourue par un plus grand nombre de vaisseaux sanguins.

En arrière du rectum, était une masse aréolaire gélatiniforme, dont toutes les aréoles présentaient des vaisseaux sanguins. Cette masse aréolaire et gélatiniforme était bien évidemment formée aux dépens du tissu adipeux périrectal. Je ne sais si je ne me suis pas un peu trop avancé en disant que *le cancer aréolaire gélatiniforme* était le plus fréquent de tous les cancers du canal digestif (1); ce qu'il y a de certain, c'est que ce mode de dégénération est beaucoup plus fréquent qu'on ne le croit ordinairement. On a peine, au premier abord, à placer la dégénération aréolaire et gélatiniforme à côté de la dégénération cancéreuse encéphaloïde; mais on ne saurait contester l'analogie de ces deux dégénérations quant à leurs caractères fondamentaux : une des différences principales, c'est

(1) Voyez XXXIIIᵉ livr., explication de la planche I, page 9 du texte.

que la dégénération gélatiniforme n'est pas susceptible comme l'encéphaloïde de ce travail inflammatoire qui amène la gangrène; en outre, si les foyers sanguins ne lui sont pas absolument étrangers, il est positif qu'ils sont incomparablement beaucoup plus rares dans la dégénération gélatiniforme que dans la dégénération cancéreuse proprement dite, où l'on rencontre si souvent des épanchements de sang, des foyers apoplectiques quelquefois tellement considérables qu'ils ont fait quelquefois méconnaître la nature du tissu morbide.

Le tissu de la dégénération aréolaire gélatiniforme ne présente qu'un seul mode de destruction, c'est l'usure par couches successives : cette usure, quelquefois rapide, quand elle a lieu dans le canal digestif, permet le rétablissement de la circulation des matières alimentaires, un moment interrompue par l'accroissement illimité et souvent très-rapide des parties dégénérées ; en sorte qu'aux accidents les plus graves de la rétention des matières fécales succèdent, quelquefois avec leur incontinence, des symptômes moins graves qui consistent dans un dépérissement plus ou moins lent avec ou sans diarrhée.

Dégénération aréolaire gélatiniforme du côlon ascendant.

J'ai étudié avec beaucoup d'intérêt un cancer aréolaire gélatiniforme du côlon ascendant, présenté à la Société anatomique par M. Alph. Guérard, professeur agrégé de la Faculté.

La limite inférieure de cette dégénération était la valvule iléo-cæcale, laquelle était parfaitement saine, de telle sorte que le cæcum et son appendice étaient intacts aussi bien que la valvule. Le côlon ascendant, qui n'avait pas le tiers de sa hauteur accoutumée, formait une poche à parois extrêmement épaisses, à bosselures bien plus prononcées que de coutume, comme s'il avait subi une espèce de corrugation.

La tranche des coupes de la tumeur présentait des cellules ou aréoles remplies par une matière semblable à de la gelée, matière qui, soumise à l'analyse chimique, n'a donné que de l'albumine. La surface interne du côlon était le siège d'une usure progressive telle, que, dans deux points, la perforation du côlon était sur le point de s'effectuer : le péritoine seul constituait la paroi intestinale au niveau de ces deux points.

Du reste, il était presque impossible, au milieu d'une pareille dégénération, de faire la part des diverses tuniques de l'intestin. Une des bandes musculeuses longitudinales, seule respectée, avait été refoulée à la surface de la tumeur.

Autour du rectum, d'ailleurs intact, il existait une grande masse de dégénération aréolaire gélatiniforme bien évidemment développée aux dépens du tissu cellulaire pelvien. Cette dégénération n'avait donné lieu, pendant la vie, à aucun symptôme de rétention des matières fécales ; seulement il y avait tantôt constipation, tantôt diarrhée. La tumeur formée par le côlon ascendant dégénéré avait été reconnue par l'exploration ; elle était subjacente au foie ; mais on n'avait pu préciser ni le siège, ni la nature de cette tumeur.

La question de savoir quel est le *degré d'affinité qui existe entre la dégénération à suc gélatiniforme et la dégénération à suc cancéreux*, est un des points les plus intéressants de l'histoire du cancer. Or, cette affinité est démontrée par des cas de coïncidence de la dégénération à suc gélatiniforme et de la dégénération à suc cancéreux, non-seulement chez le même individu et dans la même cavité splanchnique, mais encore dans le même organe. C'est ainsi que j'ai trouvé plusieurs fois des ganglions lymphatiques encéphaloïdes au voisinage de la dégénération gélatiniforme. Quelquefois même il y avait coexistence du cancer gélatiniforme et du cancer encéphaloïde dans la même tumeur.

Ainsi, dans un cas qui a été présenté à la Société anatomique par M. Barth en 1851, l'intestin rectum, qui
avait subi la dégénération gélatiniforme dans toute son
épaisseur, supportoit une végétation encéphaloïde assez
considérable qui naissait de sa surface interne. La vieille
femme de quatre-vingt-quatre ans sur laquelle cette
altération avait été trouvée, présentait en outre un cancer
encéphaloïde par masses disséminées du foie et un cancer encéphaloïde de la queue du pancréas.

Chez ce même sujet, la surface interne du péritoine
présentait au niveau du rectum de petites végétations
demi-transparentes, aréolaires, semblables à de la gelée ;
la même disposition se voyait autour d'un ovaire.

Les végétations péritonéales gélatiniformes peuvent se
diviser en sous-péritonéales et en intra-péritonéales, suivant qu'elles naissent de la surface externe ou de la surface
interne du péritoine.

Les membranes séreuses peuvent donc subir la dégénération gélatiniforme par leurs deux faces, par la face
libre comme par la face adhérente.

On peut dire que la grande différence qui existe entre
la dégénération gélatiniforme et la dégénération à suc
cancéreux, c'est que la première est, en général, locale et
ne porte de trouble dans les fonctions que par la gêne
mécanique qu'elle produit, tandis que la dégénération à
suc cancéreux agit non-seulement comme affection locale,
mais encore comme une affection générale qui se produit d'abord sur un point pour infester tôt ou tard toute
l'économie.

*Dégénération aréolaire gélatiniforme du tissu cellulaire qui entoure le
rectum.*

J'ai dit, en parlant du cancer gélatiniforme du rectum,
qu'il était des cas dans lesquels cette altération s'étendait
du rectum au tissu cellulaire adipeux qui entoure la partie

inférieure de cet intestin. Par opposition, il existe des cas
dans lesquels le cancer gélatiniforme avait envahi exclusivement le tissu adipeux péritonéal. Tel est le cas présenté à la Société anatomique par M. Depaul (en décembre 1855).

Dans ce cas, pour enlever toute la masse du cancer
aréolaire gélatiniforme qui remplissait le petit bassin, on
fut obligé de raser les parois de cette cavité ; encore l'ablation ne put-elle pas être complète. Une couche plus ou
moins considérable resta attachée aux parois du bassin,
tant l'adhérence était intime. Il m'a paru que le périoste
pelvien commençait à être envahi.

Le rectum était parfaitement reconnaissable au milieu
de cette masse : ses parois étaient hypertrophiées, mais
sans dégénération manifeste.

*Altération qu'avait subie chez ce sujet la dégénération
gélatiniforme de l'excavation pelvienne.* — Chez ce sujet, la
matière gélatiniforme avait subi, dans une certaine étendue de la tumeur, une altération remarquable : elle avait
perdu sa transparence, elle était d'un blanc mat, sans
apparence d'organisation ; elle était surtout beaucoup plus
dense que la matière gélatiniforme. On pouvait suivre tous
les degrés de cette transformation, depuis la couleur opaline, sans augmentation de consistance, jusqu'à l'induration blanche. J'ai dit ailleurs que je considérais cette
altération (l'induration blanche) du tissu gélatiniforme
comme la conséquence de son inflammation. Les ganglions
lymphatiques pelviens qui avaient subi la dégénération
gélatiniforme présentaient la même induration blanche.

Le grand épiploon était parsemé d'une multitude innombrable de tubercules gélatiniformes d'inégal volume, dont
les plus considérables ne dépassaient pas celui d'un gros
pois ; tous étaient disposés linéairement suivant la direction des vaisseaux épiploïques. On en voyait un moins
grand nombre sur le mésentère que sur l'épiploon. Ces

tubercules gélatiniformes étaient rares sur l'intestin.

Quelques-uns des tubercules épiploïques avaient également subi l'induration blanche.

Les ganglions lymphatiques abdominaux participaient à la même induration.

J'ai dit que la dégénération gélatiniforme ne dépassait pas en général les limites de la cavité abdominale, et que jamais je ne l'avais vue se généraliser; et en effet, chez ce sujet, l'altération était parfaitement limitée à l'abdomen.

Dégénération gélatiniforme des membranes séreuses.

La dégénération gélatiniforme envahit souvent les *membranes séreuses*, et alors elle se présente sous la forme tuberculeuse. Le péritoine est de toutes les membranes séreuses celle qui y est le plus exposée. Or, ces tubercules se présentent tantôt sous l'aspect de granulations miliaires, tantôt sous celui de granulations groupées, dont la réunion constitue une végétation plus ou moins nettement pédiculée.

Il faut bien distinguer ces granulations ou tubercules qui naissent de la face interne du péritoine, des granulations sous-péritonéales. En général les granulations et tubercules sous-péritonéaux sont la conséquence de la dégénération gélatiniforme de la membrane muqueuse, dégénération qui a envahi progressivement les autres tuniques de l'intestin en procédant du dedans au dehors.

Les altérations consécutives de la dégénération gélatiniforme pourraient en imposer au premier abord, et faire croire à une autre lésion, surtout lorsque l'altération occupe la totalité de l'organe malade; mais il est rare qu'un examen attentif ne permette pas de découvrir dans tel ou tel point de l'organe des parties qui ont échappé à l'*altération consécutive*.

L'étude attentive des faits de ce genre m'a conduit à

admettre comme infiniment probable la pensée que la
perte de transparence du tissu aréolaire et gélatiniforme
avec induration blanche était le produit d'une inflammation qui s'était emparée du tissu gélatiniforme, inflammation d'où résulte une sécrétion qui me paraît
être une variété du pus, mais qui n'a pas encore été
bien définie.

L'observation suivante est remarquable par la difficulté,
j'oserais même dire par l'impossibilité du diagnostic.

*Ictère, ascite, dépérissement, maladie du foie présumée. — Ponction
devenue indispensable. — Mort. — A l'autopsie, foie sain, dégénération
gélatiniforme du péritoine, des épiploons, des appendices graisseux
épiploïques et des deux ovaires.*

Femme Georges, âgée de quarante-neuf ans, entre dans
mon service pour une ascite peu avancée. On sent à l'é-
pigastre, à travers le flot du liquide, une masse bosselée,
comme tuberculeuse, qui longeait le rebord des fausses
côtes droites, masse bosselée que j'ai d'abord prise pour
un cancer du foie.

La percussion de l'abdomen donne de la sonorité au
niveau et au-dessous de la tumeur bosselée.

Je n'approfondis pas ce diagnostic, et peut-être que si
je l'avais approfondi, j'aurais fini par découvrir que le foie
était sain, que la tumeur bosselée formait une bande
longeant la grande courbure de l'estomac. La sonorité
au niveau de la tumeur bosselée aurait dû me donner
l'éveil, car si la tumeur bosselée avait appartenu au foie,
il y aurait eu matité. La malade ayant éprouvé des douleurs vives dans divers points de l'abdomen, surtout à
droite, quelques sangsues et des cataplasmes furent
appliqués sur le trajet de la douleur, qui diminua sen-
siblement par suite de cette application. Les jours suivants,
point ou peu de douleur, mais augmentation rapide de
l'ascite ; si bien qu'au bout de quelques jours il me fut

impossible de sentir la tumeur que j'avais soupçonnée, à raison de son siége, appartenir au foie. Bientôt la malade devint ictérique, et à dater de ce moment elle se plaignit d'une douleur très vive à la région hépatique. Cette douleur étant devenue atroce, la malade réclame instamment la ponction : j'hésite avec d'autant plus de raison, que l'épanchement, peu considérable, ne donnait à l'abdomen qu'un développement médiocre. Mais ayant trouvé le surlendemain cette malheureuse accroupie sur ses mains et sur ses genoux, se plaignant de suffocation et poussant des cris affreux, ayant appris qu'elle était restée toute la nuit dans cette attitude, et craignant que l'asphyxie ne fût imminente, je cédai aux instances de la malade, et je fis pratiquer immédiatement la ponction qui fut suivie de plusieurs syncopes successives, mais le soulagement fut instantané. J'en profitai pour explorer l'abdomen, et je reconnus que la tumeur bosselée en forme de bande qui longeait le rebord des côtes était complétement indépendante du foie, dont elle était séparée par un grand intervalle. Je reconnus également la sonorité au niveau de cette tumeur. La malade, bien qu'un peu soulagée, succomba le surlendemain de la ponction.

Autopsie. — La tumeur bosselée et disposée en forme de bande que j'avais diagnostiquée, n'était autre chose que l'épiploon ratatiné, disposé en bande étroite très épaisse qui se bifurquait en haut pour s'attacher par la bifurcation antérieure à l'estomac, et par la bifurcation postérieure à l'arc du côlon. Le petit épiploon avait subi la même dégénération. Or, la dégénération du petit épiploon avait en quelque sorte englobé les voies biliaires, canal cholédoque, canal hépatique et canal cystique, tous canaux qui étaient confondus au milieu d'une masse de dégénération gélatiniforme.

La vésicule biliaire, également dégénérée, contenait une mucosité très visqueuse : elle était divisée par un rétrécissement circulaire en deux poches communicantes dont chacune contenait un calcul biliaire : ces deux calculs se touchaient par une surface plane parfaitement lisse et polie; de la face interne de la vésicule se détachait une végétation molle se déchirant au plus léger contact, trop altérée pour me permettre de déterminer exactement sa nature. J'ai hésité entre la dégénération encéphaloïde et la dégénération gélatiniforme.

Tous les replis du péritoine, y compris l'épiploon gastro-splénique et les appendices graisseux du gros intestin, avaient subi la même altération.

Il en était de même du péritoine pariétal, à savoir, de la portion du péritoine qui revêt la paroi antérieure de l'ab domen et de celle qui tapisse la face inférieure du dia phragme. Ce dernier était surtout remarquable par l'épaisseur de la couche gélatiniforme en laquelle il avait été transformé, couche continue, peu régulière, quant à son épaisseur, et composée de parties distinctes. En outre, je trouvai dans l'excavation pelvienne deux tumeurs ou masses de dégénération gélatiniforme, ovoïdes, ayant chacune le volume du poing, masses à surface extrêmement vasculaire, parcourue par des vaisseaux veineux remarquables par leur nombre et par leur volume. Ces tumeurs ou masses molles, de consistance de gelée, aréolaires ou alvéolaires, à cellules très petites, se déchiraient avec la plus grande facilité en laissant attachée aux doigts une gelée transparente, visqueuse, collante.

Ces deux masses ovoïdes adhéraient faiblement à la face postérieure de l'utérus, dont je les ai détachées sans les entamer par une traction légère. J'ai trouvé les deux trompes saines à la surface de ces masses, mais point d'ovaires : à leur place étaient les deux tumeurs. L'utérus était parfaitement sain.

Voilà un exemple bien complet de dégénération aréolaire et gélatiniforme, occupant toute l'étendue du péritoine et les deux ovaires. Par quel organe a débuté la maladie? Il est probable que c'est par les ovaires, et que les replis péritonéaux ont été consécutivement affectés.

Tous les viscères abdominaux et pelviens, moins les ovaires, étaient parfaitement sains. Le péritoine tout entier, et principalement la portion de cette membrane qui constitue des replis, était envahi. Il est probable que les ovaires ont été le point de départ de cette dégénération.

Le fait suivant, présenté à la Société anatomique par M. Lebert, et les considérations qui le précèdent et qui le suivent, ont trop d'importance pour que je ne les rapporte pas textuellement ici.

Cancer colloïde du sein, des glandes axillaires, du médiastin, des plèvres et des deux poumons. — Observation précédée de l'analyse des principaux travaux sur le cancer colloïde.

« A ne considérer que les caractères physiques exté-
» rieurs du cancer colloïde, on a droit de s'étonner que
» cette affection n'ait pas été décrite et étudiée par les
» anciens auteurs. Cependant ce n'est que dans les
» écrits des anatomo-pathologistes de ce siècle que l'on
» rencontre les premières notions sur ce sujet. Dans un
» mémoire publié en 1815 à Berlin, sur des faits rares
» d'anatomie, de physiologie et de pathologie, Otto décrit
» le cancer gélatiniforme de l'estomac, qu'il regarde
» comme une variété du squirrhe. L'ancien *Dictionnaire*
» *de médecine*, le *Traité d'anatomie pathologique* de Lob-
» stein, ne contiennent rien qui ait trait à cette affection.
» M. Andral, dans son *Précis d'anatomie pathologique*,
» publié à peu près à la même époque, parle bien de
» la matière colloïde, mais non pas du cancer colloïde.
» Le premier travail sur le cancer gélatiniforme se trouve
» dans l'*Anatomie pathologique du corps humain* de M. Cru-
» veilhier (Paris, 1829-1835, livr. X, pl. 3 et 4). Suivant
» cet auteur, le cancer gélatiniforme est constitué par

» une trame aréolaire renfermant dans ses mailles une
» gelée transparente : il existe sous forme d'infiltration
» ou de tubercules disséminés, occupe de préférence
» l'estomac, et surtout la portion pylorique. Cependant
» M. Cruveilhier en a rencontré également dans l'intes-
» tin grêle, le cæcum, le rectum, l'utérus, les ovaires, et
» les os. Quant aux symptômes locaux auxquels donne
» lieu ce produit morbide, ils sont en général obscurs,
» et ne causent qu'une gêne locale plutôt qu'une douleur
» réelle. La première figure de la quatrième planche
» de cet ouvrage nous semble être surtout une repro-
» duction fidèle du cancer gélatiniforme. A propos de
» la vingt-quatrième livraison du même ouvrage, M. Cru-
» veilhier revient sur le même sujet, et trouve dans le
» cancer aréolaire de la matrice l'analogue du cancer
» gélatiniforme. J'ai longtemps partagé cette opinion,
» mais aujourd'hui des recherches nouvelles m'ont dé-
» montré que le cancer aréolaire de la matrice n'était
» qu'une variété de l'encéphaloïde. Je ne partage pas
» non plus l'opinion de M. Cruveilhier, qui regarde
» la trame du cancer aréolaire et gélatiniforme comme
» constituée par un réseau veineux anormalement déve-
» loppé (livraison XXIV, p. 6).

» Carswell (*Pathol. Anat.*, London, 1838, explication
» de la figure 8 de la planche 1, article CARCINOMA) ne
» donne qu'une description incomplète de la lésion qui
» nous occupe ici.

» J. Müller, dans son ouvrage *sur les tumeurs* (Berlin,
» 1838), publia les premières recherches sur la nature
» histologique du cancer colloïde. Outre la trame fibreuse,
» il indique l'existence de cellules mères remplies de
» noyaux, de petites cellules à noyaux et de grandes
» cellules à parois fibreuses. Ces dernières sont sans doute
» les grandes cellules à parois lamelleuses, concentriques,

» que j'ai rencontrées plus d'une fois dans le cancer col-
» loïde.

» Enfin, nous devons citer une analyse chimique du
» cancer colloïde faite par Müller (*Observat. anatom. path.*,
» auctore Broers, Lugd. Batav., 1837). Ce chirurgien a
» constaté que la matière gélatiniforme du cancer colloïde
» diffère par sa composition de toutes les autres substances
» organiques connues; elle est insoluble dans l'eau, so-
» luble dans la potasse, ne pouvant pas alors être pré-
» cipitée de nouveau par l'acide acétique; chauffée avec
» l'acide chlorhydrique, cette substance gélatiniforme
» ne se colore pas en noir; traitée par l'acide nitrique,
» elle ne donne pas lieu à la formation d'acide xantho-
» protéique. Cette gelée se distingue du mucus par sa
» solubilité dans l'acide acétique, de la ptyaline par son
» insolubilité dans l'eau, des combinaisons protéiques
» enfin, en ce qu'à l'état de dissolution, elle n'est pas
» précipitée par le cyanure de fer et de potasse, mais par
» l'infusion de noix de galle. Quant à la nature de la ma-
» tière gélatiniforme, quelques auteurs la rattachent au
» cancer; d'autres, au contraire, la croient indépendante
» de ce produit morbide. »

Voici le résumé du fait de M. Lebert.

Femme de quarante-deux ans, entra le 5 juillet 1851 à
l'hôpital de la Charité (service de M. Briquet), dans un
état d'amaigrissement, d'oppression extrême et de faiblesse générale, et mourut trois jours après son entrée.
Voici les commémoratifs. Il y a douze ans, tumeur peu
volumineuse au sein gauche, sans altération dans sa
santé. Il y a trois ans, symptômes d'une maladie aiguë
du poumon droit. Depuis cette époque, orthopnée, diminution graduelle des forces : au moment de l'entrée de
la malade à l'hôpital, trois jours avant sa mort, la tumeur
mammaire avait le volume du poing. Surface de la
tumeur inégale, parsemée de petites bosselures qui

atteignaient à peine le volume d'une noisette : consistance comparable à celle du cartilage. Elle est mobile sur le thorax ; aucune douleur. Les ganglions axillaires gauches forment un paquet volumineux à surface bosselée, du volume d'un œuf de poule. Sentiment de gêne dans les mouvements respiratoires ; oppression graduellement croissante ; mort.

Mamelles. — La peau du sein gauche n'a aucune adhérence à la tumeur. Celle-ci est sous-jacente à la glande mammaire qui la recouvre et qui a conservé son aspect normal dans l'épaisseur d'un centimètre. La glande mammaire, en apparence saine, contient de petites tumeurs aréolaires et gélatiniformes irrégulièrement disséminées.

Les glandes axillaires, engorgées, présentaient à leur surface comme dans leur épaisseur, les caractères du tissu colloïde. Le tissu propre des ganglions a complétement disparu.

Des adhérences intimes fixent les poumons en arrière et au sommet de la cavité thoracique. Des adhérences au sein desquelles s'étaient développées de petites tumeurs colloïdes, attachent la face inférieure du poumon au diaphragme. Les deux poumons sont dégénérés ; le droit plus que le gauche. Dans la presque totalité du poumon droit, on rencontre, au lieu du parenchyme pulmonaire normal, un tissu colloïde dense. Dans le quart supérieur seulement, la lésion n'existe que sous la forme de petites tumeurs isolées. La surface de l'organe est irrégulière, parsemée de mamelons variant du volume d'une noix à celui d'une aveline. La circonscription des lobules pulmonaires y est encore reconnaissable, surtout au niveau des bords des lobes du poumon. Dans son épaisseur on trouve tout le poumon envahi par la matière aréolaire et gélatiniforme ou colloïde.

Le tiers inférieur du poumon gauche est envahi par le

tissu colloïde. Dans le reste de l'organe on trouve une
grande quantité de tumeurs colloïdes isolées ou confluentes,
variables pour le volume depuis celui d'un pois jusqu'à
celui d'un marron.

Le tissu cellulaire des médiastins antérieur et postérieur
est complétement envahi par le tissu colloïde. Il en est
de même des ganglions situés autour de la bifurcation des
bronches.

Le cœur était sain. Les autres organes ont été trouvés
à l'état normal.

Le tissu colloïde offre dans tous les organes qu'il envahit
à peu près la même structure. Dans les mamelles, plusieurs
masses de tissu colloïde renfermaient plusieurs petits
foyers hémorrhagiques. La couleur du tissu colloïde
varie du jaune pâle au gris verdâtre. Il est incomplétement transparent. La matière gélatiniforme est contenue
dans des aréoles de tissu blanchâtre, fibreux, à mailles
régulières. Des vaisseaux rampaient partout à sa surface.
Ailleurs des tractus fibreux, plus épais, ne renferment
que des traces de matière gélatiniforme.

Examen microscopique (fait par M. Lebert). — « La base
» ou squelette du tissu colloïde, est partout constituée
» par une charpente fibreuse qu'on aperçoit surtout
» distinctement dans la mamelle : elle est formée par un
» entrelacement de fibres rigides, disposées en fais-
» ceaux laissant à nu dans leur écartement des inter-
» stices irrégulièrement circulaires, présentant ainsi un
» aspect analogue à la charpente fibro-aréolaire du
» poumon. L'élément le plus curieux que l'on rencontre
» dans la matière gélatiniforme proprement dite, ce sont
» des cavités closes d'une transparence presque cristalline,
» de grandes utricules offrant les caractères des cellules
» mères, enfin des cellules à noyaux et des noyaux libres
» contenus en grande partie dans les grandes utricules
» renfermées elles-mêmes dans les globes vitriformes :

» d'autres amas de cellules et de noyaux sont en outre
» disséminés entre les fibres de la charpente aréolaire. Les
» grandes cavités dont le diamètre varie de 1/4 à un 1/2
» et même à 1 millimètre sont pâles et ne peuvent être
» vues distinctement qu'en projetant une vive lumière sur
» l'objet au moyen de l'appareil d'éclairage à lentilles de
» Nachet. Ces cavités rondes ou ovoïdes ont des parois
» diaphanes formées de lames concentriques, au nombre
» de trois à cinq, dans l'interstice desquelles on voit
» des noyaux. Dans l'intérieur du globe transparent sont
» contenues les grandes utricules ou cellules-mères, dont
» le diamètre atteint de $0^{mm},03$, $0^{mm},06$, et au-dessus :
» elles sont rondes, ovoïdes ou irrégulièrement allongées
» et ne constituent point un épithélium interne. Parmi
» les cellules et les noyaux que ces utricules renferment,
» les unes ressemblent aux cellules et noyaux des can-
» cers, les autres n'offrent pas les caractères de ces
» éléments morbides. Le diamètre de ces cellules est de
» $0^{mm},05$ à $0^{mm},03$: leurs parois sont petites. Les noyaux,
» dont quelques-uns ont un diamètre de $0^{mm},01$ varient
» en général de $0^{mm},006$ à $0^{mm},008$. Les nucléoles ont un
» diamètre variant de $0^{mm},02$ à $0^{mm},025$. Un grand nombre
» de larges utricules qui renferment des noyaux et des
» cellules ont un aspect terne foncé et granuleux, dû à une
» infiltration granulo-graisseuse qu'on rencontre dans leur
» intérieur. »

L'examen chimique de cette substance fait par le professeur Wurtz, a montré que sa composition, différente
de la gélatine véritable, à part un principe élémentaire,
n'a d'analogie avec aucune substance organique connue. Elle présente cette particularité qu'elle contient fort
peu d'azote, à peine sept pour cent.

A l'occasion d'un rapport sur l'observation précédente,
M. Verneuil (1) a fait part à la Société d'une observation

(1) *Bulletins de la Société anatomique*, année 1851, pag. 415.

fort intéressante de *tumeur cancéreuse* du sein gauche, coïncidant avec un *cancer colloïde* (dégénération gélatiniforme), *de la plèvre, du poumon gauche et du sternum.* Voici le résumé de ce fait.

Soixante ans, tumeur cancéreuse au sein gauche, du volume de la tête d'un fœtus à terme, largement ulcérée à son sommet et couverte dans ce point d'une couche épaisse de détritus sanieux et sphacélé. Un mois avant sa mort, la malade se plaignait d'oppression : par l'auscultation au niveau du sein gauche, on entendait un frottement rude.

A l'autopsie, on constate les particularités suivantes :

«La tumeur occupait la place de la glande mammaire » dont on ne retrouve aucune trace. La peau est saine à la » périphérie de la tumeur ; mais elle était complétement » détruite à son sommet qui correspondait au point ulcéré.

» Les ganglions axillaires étaient volumineux et altérés » (malheureusement les notes de M. Verneuil n'indi- » quent pas les caractères de leur altération). Le pro- » duit morbide offre des caractères variables suivant les » points où a lieu l'examen. Dans certains points c'est une » *matière cérébriforme plus ou moins ramollie, infiltrée de* » *sang, parsemée de quelques foyers hémorrhagiques;* ailleurs » c'est une masse d'un gris rosé, translucide, gélatiniforme, » comme formée de grumeaux plus ou moins cohérents, » comparable à de la semoule cuite et prise en masse. » Ce tissu est uniformément teint en rouge, mais ne con- » tient pas de foyer sanguin et se laisse facilement écraser » par le manche du scalpel. »

L'ulcération repose en partie sur la matière cérébriforme, en partie sur la trame colloïde. La tumeur n'adhère que médiocrement aux couches musculaires subjacentes.

« La plèvre pariétale, costale et diaphragmatique était » parsemée d'une forêt de petites tumeurs, les unes

» polypiformes, les autres en forme de plaques : les unes
» hyalines, étaient formées de grumeaux gélatiniformes
» comme la tumeur principale ; les autres plus consistantes
» criaient sous le scalpel sans avoir l'aspect fibreux : elles
» avaient la teinte blanc bleuâtre du cartilage d'ossifica-
» tion des os du fœtus : dans leur ensemble, les tumeurs
» n'avaient pas les caractères du squirrhe ou de l'encépha-
» loïde. Ces dernières tumeurs, beaucoup plus rares, sié-
» geaient sur le diaphragme…, les poumons présentaient à
» leur centre quatre ou cinq noyaux du volume d'une noix
» ou d'une noisette, formés par un tissu colloïde parfaite-
» ment caractérisé. Ces tumeurs n'étaient point enkystées. »

Le sternum présentait vers sa partie moyenne une
légère bosselure saillante dans le médiastin. C'était une
tumeur sous-périostique, ovoïde, aplatie d'avant en
arrière : elle était constituée par un *tissu transparent,
jaunâtre, gélatiniforme, peu consistant*. Son plus grand diamètre vertical mesurait 3 centimètres : elle avait perforé
l'os de part en part : au pourtour de cette production
morbide, l'os coupé comme à l'emporte-pièce, ne présentait, de même que les tissus environnants, aucune
trace de travail inflammatoire. Une côte (la quatrième)
offrait à quelques centimètres du cartilage costal une
tumeur absolument semblable, qui avait déterminé une
saillie fusiforme, mais qui était partout environnée par le
périoste sain.

Cette observation intéressante à beaucoup d'égards,
l'est surtout parce qu'elle est un nouvel exemple de
l'association de la dégénération à suc gélatiniforme et de
la dégénération à suc cancéreux : les tumeurs de la
plèvre étant, les unes encéphaloïdes, les autres gélatiniformes. Il est extrêmement curieux, suivant la remarque
de M. Verneuil, de voir la propagation du cancer se faire
sous ces deux formes chez le même sujet.

La *dégénération gélatiniforme de la glande mammaire* est

infiniment plus rare que la dégénération à suc cancéreux de cette même glande. Son caractère clinique principal est la rapidité de son développement. Sa forme est en général bosselée ou lobuleuse. Tel est le cas suivant présenté à la Société anatomique le 23 juillet 1858.

Cette dégénération s'était développée avec une extrême rapidité (en cinq mois) chez une femme de cinquante-six ans. Elle était très considérable, du volume de la tête d'un enfant nouveau-né et présentait une disposition lobuleuse très prononcée. Cette dégénération était constituée par un assez grand nombre de lobules d'inégal volume, dont la coupe présentait un tissu aréolaire rempli de liquide visqueux dans des géodes à parois fort irrégulières.

Chose bien remarquable et que je considère comme appartenant en propre à la dégénération gélatiniforme, c'est qu'il y avait des collections de suc visqueux géla-tiniforme dans des géodes sans parois à cavité fort irrégulière. Les ganglions axillaires n'étaient nullement envahis. Cette immunité de ganglions, au moins dans un très grand nombre de cas, est encore propre à la dégénération géla-tiniforme.

Il est donc démontré que la dégénération gélatiniforme peut envahir un grand nombre d'organes et de tissus chez le même individu. Ainsi chez une jeune femme de vingt et un ans, dont tous les organes dégénérés ont été présentés à la Société anatomique en février 1853, le péritoine avait subi la dégénération gélatiniforme dans toute son étendue. Le grand épiploon, également dé-généré dans toute son étendue, formait un tablier énorme au-devant du canal intestinal. Le mésentère avait subi la même dégénération dans ses deux feuillets séreux. Le tissu adipeux intermédiaire était compact, mais non dégénéré (1).

(1) Il me paraît douteux que le tissu adipeux subisse la dégénération aréolaire et gélatiniforme, lorsqu'on trouve des granulations ou tuber-

Le diaphragme dégénéré présentait un épaississement considérable ; mais cet épaississement tenait non au muscle diaphragme proprement dit qui avait son épaisseur ordinaire, mais aux deux feuillets séreux pleural et péritonéal non moins qu'au tissu cellulaire sous-séreux de chaque feuillet séreux : il avait acquis de 4 à 5 millimètres d'épaisseur. Le feuillet pleural était parsemé de bosselures et adhérait à la base du poumon.

Le poumon était à sa surface comme dans son épaisseur farci de granulations et de tubercules gélatiniformes parfaitement reconnaissables à leur transparence et à leur structure aréolaire.

En outre, le péritoine tout entier avait subi la dégénération gélatiniforme. Le grand épiploon représentait un tablier d'une épaisseur prodigieuse, constitué par un tissu aréolaire et gélatiniforme. Le mésentère commençait à subir la même dégénération, mais seulement dans ses deux feuillets séreux. Le tissu adipeux intermédiaire était compact, mais sain.

La dégénération gélatiniforme est extrêmement rare aux membres thoraciques et abdominaux et en général en dehors des cavités splanchniques, si rare que je ne sache pas qu'on la fasse entrer en ligne de compte dans le calcul des probabilités auquel on se livre pour la détermination des lésions organiques de ces diverses régions. Cependant j'ai vu une tumeur ovoïde, du volume du poing, qui avait été extirpée à la région postérieure de la cuisse sous les muscles de la couche superficielle. Le nerf sciatique lui était accollé, si bien qu'on avait été obligé d'enlever quelques filets nerveux avec la tumeur. Son tissu présentait tous les caractères de la dégénération aréolaire et gélatiniforme. Une capsule fibreuse très

cules gélatiniformes disséminés au milieu de la graisse de l'épiploon. Il me paraît raisonnable d'admettre que ces granulations et tubercules sont étrangers au tissu adipeux intact qui les avoisine.

dense enveloppait la tumeur et envoyait des prolongements dans son épaisseur.

Dégénération aréolaire et gélatiniforme des os.

Je crois devoir rapprocher le chondrome et surtout le
chondrome ramolli des os de la dégénération aréolaire et
gélatiniforme. L'affinité est évidente : la dégénération
aréolaire et gélatiniforme ne paraît être, en effet, rien
autre chose que le chondrome ramolli, décomposé en
aréoles fibreuses remplies d'une matière gélatiniforme.

L'exemple d'enchondrome ramolli que j'ai décrit t. III,
p. 800 de cet ouvrage, confirme pleinement cette interprétation que je n'hésite pas à ériger en point de doctrine.

En voici le résumé : je suis consulté pour une jeune
personne de seize ans, dont la première phalange de l'index droit était transformée en une tumeur bosselée du
volume d'un œuf de poule. Plusieurs des bosselures
étaient transparentes et cédaient sous le doigt par la
pression.

L'idée d'une dégénération aréolaire et gélatiniforme se
présenta à mon esprit. « La comparaison de cette tumeur
» bosselée et transparente évidemment vésiculaire ou
» aréolaire, avec les kystes aréolaires et vésiculaires de
» l'ovaire, me parut d'une exactitude parfaite. Je crus
» devoir pratiquer une petite incision à la bosselure la
» plus molle, la plus transparente et la plus proéminente:
» cette petite incision, à peine sentie par la malade, me
» permit de faire sortir, à l'aide d'une pression latérale,
» une *matière visqueuse*, parfaitement *transparente*, ayant
» exactement l'aspect du corps vitré, etc. » J'ouvris ainsi
successivement six bosselures : une compression permanente exercée pendant plusieurs jours me permit de
réduire de moitié au moins le volume de la tumeur. Je

regrette de n'avoir pas eu de renseignements sur cette jeune malade depuis sa rentrée dans sa famille.

La substance hyaloïde, examinée au microscope par Muller, lui a présenté tous les caractères du cartilage (voyez t. III, p. 802 de cet ouvrage).

J'ajoute : « *un des grands caractères des enchondromes* » *comme aussi des chondrophystes, c'est d'être incapable de* » *dégénération cancéreuse,* » il en est absolument de même pour la dégénération aréolaire et gélatiniforme. Il peut y avoir association de la dégénération gélatiniforme et de la dégénération cancéreuse chez le même sujet, il peut même y avoir juxtaposition dans la même tumeur, mais il n'y a jamais transformation des deux dégénérations l'une dans l'autre.

Le plus bel exemple de dégénération aréolaire et géla-tiniforme des os que je connaisse est représenté (*Anatomie pathologique*, avec planches, XXI⁰ livr., pl. 1). Je l'ai décrit sous le titre de CANCER ARÉOLAIRE DES OS. Je dois faire remarquer toutefois qu'il offre cette particularité que la matière de consistance gélatineuse, contenue dans les aréoles osseuses, avait perdu toute transparence et qu'elle présentait cet aspect blanc laiteux ou opalin que j'ai bien souvent observé dans les kystes aréo-laires et gélatiniformes de l'ovaire, à la suite d'une ponc-tion plus ou moins ancienne et que j'ai considéré comme le résultat d'un état phlegmasique du tissu aréolaire.

Voici le résumé de cette observation remarquable qui a été communiquée par Amussat à l'Académie de méde-cine, dans sa séance du 2 septembre 1834 :

Mademoiselle Phl... était tourmentée depuis sa jeu-nesse par une migraine des plus intenses. Des revers de fortune la forcèrent de s'occuper exclusivement de pein-ture et de musique. Elle travaillait habituellement dix-huit heures par jour. A quarante-deux ans, elle se plaignit à la région frontale d'une douleur extrêmement aiguë dont la racine du nez était le siége principal. Elle s'aperçut aussi, à cette époque, que son nez s'élargissait et écartait les yeux l'un de l'autre. A cinquante-deux ans, elle s'occupait d'un grand tableau qu'elle avait promis à époque fixe et fut obligée d'y travailler avec beaucoup d'assiduité : elle ne put le terminer qu'en ayant continuellement le front couvert de compresses d'eau froide et vinaigrée : sans cela, la vue était trouble.

A cette époque , l'écartement des yeux augmenta d'une manière sensible : une petite tumeur souleva la peau entre les deux sourcils, obstrua la narine gauche, et fit en peu de temps de tels progrès que le front, devenu proéminent, prit un développement extraordinaire. Les médecins consultés crurent d'abord avoir affaire à une exostose syphilitique, et prescrivirent le mercure sous toutes les formes qui ne produisit aucun effet. Une nouvelle consultation eut lieu et on s'accorda à admettre qu'on avait affaire à un polype de l'os frontal, d'autant plus qu'on voyait dans la narine gauche une tumeur d'apparence polypeuse et qu'en appliquant l'oreille sur le front de la malade on entendait un bruissement qui indiquait une communication de la partie correspondante de la tumeur avec les fosses nasales. On ne put jamais d'ailleurs percevoir la moindre trace de battement dans la tumeur.

L'extirpation de toute la partie malade ayant été décidée, « M. Amussat fit une incision cruciale sur le front et » traversa avec le bistouri une croûte osseuse d'un pouce » d'épaisseur, formée par des *milliers de petites granula-* » *tions d'apparence graisseuse renfermées dans un tissu aréo-* » *laire.* La surprise qu'excita la vue de cette tumeur *d'ap-* » *parence nouvelle* fut partagée par tous les assistants : » M. Amussat en excisa une grande portion : il arriva » jusqu'à la dure-mère qu'il reconnut aux battements du » cerveau : il ne crut pas devoir aller plus loin, parce que

» le mal avait de profondes racines et que la malade avait
» perdu beaucoup de sang.

» Au bout de deux mois la plaie était tout à fait cica-
» trisée, mais la tumeur reprit un grand développement,
» bien que M. Amussat excisât de temps en temps des
» excroissances charnues. Cinq ou six mois après l'opé-
» ration, mademoiselle Phl... perdit l'œil droit et pendant
» les deux derniers mois de sa vie, elle voyait à peine de
» l'œil gauche : son intelligence s'affaiblit, la mémoire
» s'altéra beaucoup, et le 23 novembre 1834 (un an
» juste après l'opération), mademoiselle Phl..., après
» avoir diné comme de coutume, mourut sans agonie. »

» *Autopsie*. — Cerveau à l'état normal, excepté dans
» les lobes antérieurs : l'extrémité antérieure de ces lobes,
» qui était en rapport avec la tumeur, était convertie en
» bouillie. On fendit verticalement la tumeur : le *scalpel*
» *divisa* facilement la partie antérieure du crâne et de
» la face jusqu'à l'apophyse palatine de l'os maxillaire
» supérieur. On observa alors un développement consi-
» dérable du frontal qui offrait de *deux à trois pouces*
» d'épaisseur, en même temps qu'un très grand ramol-
» lissement. Cet os présentait une multitude de *petites*
» *cellules remplies d'une matière jaunâtre ayant l'aspect de*
» *pus concret et analogues par leur disposition aux alvéoles*
» *d'un gâteau de miel ou mieux encore aux cellules que pré-*
» *sente une grenade coupée verticalement. L'ethmoïde avait*
» *subi la même transformation ; les autres os de la face*
» *avaient presque tous éprouvé une certaine altération. Le*
» *nerf optique gauche semblait se perdre dans la tumeur ;*
» *mais une dissection attentive montra qu'il se continuait*
» *jusqu'à l'œil.* »

» La dure-mère était presque partout saine : cepen-
» dant, dans la fosse temporale gauche, elle semblait
» transformée elle-même *en cellules contenant une matière*
» *de même apparence que les os.* De semblables cellules sou-

» levaient en plusieurs points la muqueuse nasale, en
» sorte que l'affection originairement développée dans
» les os semblait avoir fini par se répandre dans les par-
» ties molles voisines.

» Les organes de la poitrine étaient sains et ne présen-
» taient pas un seul tubercule.

» Les organes de l'abdomen ne présentaient aucune
» altération. L'utérus contenait plusieurs tumeurs fi-
» breuses. L'un des ovaires contenait une masse blan-
» châtre, adipo-cireuse par sa consistance qui était ana-
» logue à du suif. La colonne vertébrale présentait
» une double courbure latérale très forte.

» Un fragment du frontal ayant été mis dans l'eau
» chaude et pressuré, toute la matière contenue dans
» les alvéoles fut dissoute et il ne resta qu'un tissu spon-
» gieux à mailles assez serrées. Cette matière fut totale-
» ment dissoute sans former d'yeux. L'eau de savon
» donna le même résultat.

» Soumise à l'analyse par M. Boutin-Limousineau, aide
» de M. Gay-Lussac, la matière contenue présenta les
» mêmes éléments que le caséum. »

Voici les réflexions faites par le rédacteur de la *Gazette
médicale* :

« Les réflexions que fait naître cette observation sont
» d'abord relatives à la difficulté de diagnostic. L'expé-
» rience n'est pas là pour nous éclairer. M. Amussat ne
» croit pas qu'on ait observé ou du moins décrit une alté-
» ration semblable. *Il semble que l'affection ait consisté
» dans une hypertrophie des cellures du diploé avec ramollis-
» sement et absorption des particules terreuses de l'os, puis
» de dépôt de pus concret dans ces cellules.* »

Tout était donc obscur, insoluble pour l'observateur
distingué que je viens de citer, et cela se conçoit aisément, car, d'une part, la *dégénération aréolaire et gélatini
forme* ne lui était pas connue, d'une autre part on n'a

vait pas alors décrit cette dégénération dans le tissu osseux ; c'est enfin parce que les altérations consécutives de la matière gélatiniforme dans les tissus morbides aréolaires n'avaient pas encore été indiquées.

Or la coupe de la tête pratiquée sur la ligne médiane verticalement d'avant en arrière permit de reconnaître ce qui suit : La coupe de l'os frontal, celle des os propres du nez, de l'ethmoïde, du sphénoïde et de l'os maxillaire supérieur, le cornet inférieur, le corps et les petites ailes du sphénoïde, tous os qui avaient subi la dégénération, cette coupe, dis-je, mit dans tout son jour la structure aréolaire des os malades. Au premier aspect, on eût dit d'un corps glanduleux dont les granulations oblongues et inégales en volume étaient contenues dans des cellules fibreuses. Le phosphate calcaire avait complétement dis-paru. Les parties osseuses dégénérées se coupaient à la manière des parties molles.

Les granulations étaient formées par une matière concrète ayant la consistance et la couleur du suif ou du saindoux un peu solidifié : au milieu de cette matière concrète, on sentait à l'aide du doigt quelques petites concrétions calcaires. Les cellules dans lesquelles était contenue la matière concrète, avaient des parois fibreuses très résistantes.

Les os dégénérés ont acquis une très grande épaisseur et sont plus ou moins déformés : le frontal a 6 centimètres d'épaisseur dans quelques points. Cette augmentation d'épaisseur s'est faite non-seulement aux dépens des couches externes, mais encore aux dépens des couches internes des os de la cavité crânienne. Le bord frontal du pariétal est comme corrodé ; mais le tissu de cet os est dur et compact et ne participe en aucune manière à l'altération. Le cerveau a dû être comprimé par la portion d'épaisseur de l'os frontal qui débordait en dedans le niveau du pariétal.

On peut juger par l'épaisseur et par la hauteur de l'apophyse *crista-galli* de l'accroissement de volume qu'ont subi les os.

Du reste, la lame criblée de l'ethmoïde, la lame perpendiculaire du même os, les cornets supérieur, moyen et inférieur, le corps du sphénoïde, reconnaissable au sinus d'ailleurs rétréci dont il est creusé, ont subi en même temps que le ramollissement avec dégénération aréolaire une déformation plus ou moins notable.

Le nerf optique et le nerf moteur commun n'étaient pas comprimés d'une manière notable au milieu de ces parties dégénérées.

La *membrane pituitaire* qui avait été elle-même envahie par la dégénération *présentait identiquement* le même aspect que les os. Chose bien remarquable, le cartilage de la cloison avait été respecté, bien que la lame perpendiculaire de l'ethmoïde fût complétement dégénérée. Les cartilages seraient-ils donc incapables de dégénération aréolaire et gélatiniforme ?

La dure-mère, a pu être détachée au niveau des fosses antérieure et latérales de la base du crâne : dans certains points elle avait été envahie par la dégénération dans la presque totalité de son épaisseur. Une lame interne, excessivement ténue, avait seule échappé à la dégénération.

Il est des faits de chondrome qui me paraissent établir admirablement la transition entre le chondrome proprement dit et la dégénération aréolaire et gélatiniforme. Tels sont les deux faits suivants, qui ont été présentés à la Société anatomique :

1° *Chondrome parotidien , ou mieux sous-auriculaire , extirpé par M. Nélaton.* La tumeur avait le volume d'un gros œuf de dinde et même davantage, elle était bosselée, lobuleuse, subjacente au peaucier. M. Nélaton m'a dit que sa partie supérieure était recouverte par une couche mince de tissu parotidien. Je pense néanmoins que cette tumeur était étrangère à la parotide, dont elle avait seulement soulevé la partie inférieure en s'insinuant au-dessous d'elle.

La coupe de ce chondrome présentait des cavités ou loges que remplissait un liquide visqueux; le tissu du chondrome demi-transparent, fragile, se morcelait, s'écrasait par la pression avec la plus grande facilité.

2° *Corps cartilagineux à surface bosselée ou chondrome sous-auriculaire, présenté à la Société anatomique le* 20 *février* 1857. Ce corps cartilagineux, du volume d'un œuf de dinde, bosselé, dont les bosselures sont séparées par des sillons plus ou moins profonds comme dans toutes les tumeurs de la même espèce, présentait sur une de ses faces, qui était certainement la face profonde, une espèce de hile.

Sa coupe nous a offert dans son tiers supérieur une texture parfaitement cartilagineuse, avec cela de remarquable qu'elle présentait des espèces de colonnes très denses, séparées par des couches de tissu cartilagineux moins dense. Les deux tiers inférieurs de la tumeur étaient d'une consistance moindre, d'un aspect légèrement jaunâtre, dépourvus de la demi-transparence du cartilage; sa coupe présentait çà et là de petites vacuoles très régulières, que remplissait une matière d'apparence gélatiniforme; le doigt promené sur la surface de la coupe en ramenait une substance visqueuse; tandis que le tiers supérieur de la tumeur résistait par sa consistance à une forte pression, les deux tiers inférieurs s'écrasaient, se morcelaient avec une grande facilité.

Un fait bien remarquable, c'est que l'extirpation de cette tumeur avait été suivie de la paralysie des muscles de la face du même côté, preuve bien évidente que le nerf facial avait été compris dans l'épaisseur de la tumeur ou adhérait intimement à sa surface.

Dégénération aréolaire et gélatiniforme des os.

Comme type de dégénération aréolaire et gélatiniforme des os, et en même temps comme preuve de l'affinité qui existe entre le chondrome et la dégénération gélatiniforme, je rappellerai quelques particularités du fait de périchondrome de l'omoplate (1) que j'ai décrit t. III, p. 794 de cet ouvrage (classe des métamorphoses et des productions organiques). La coupe de la tumeur chondromateuse présentait à son centre « un vaste foyer purulent, rempli par » une matière pultacée. Ce foyer purulent et gangréneux » communiquait à l'extérieur par un conduit fistuleux. » Les parois de ce foyer étaient constituées par une cou- » che épaisse de tissu cartilagineux, qui avait çà et » là de 3 à 4 centimètres d'épaisseur ; à ces parois » étaient attachés des débris de la matière pultacée dont » je viens de parler, preuve évidente que cette matière » pultacée, irrégulière, cohérente, était formée aux dépens » des couches profondes du cartilage. Comme complément » de preuves, je dois ajouter qu'on voyait sur cette pièce » tous les degrés de transition, depuis la portion cartilagi- » neuse de la tumeur jusqu'à la matière pultacée, etc.

» Quant à la structure de ce cartilage (je parle de la » partie intacte), elle offrait une disposition qu'on peut » appeler *aréolaire*, c'est-à-dire que sa surface, comme sa « coupe, représentait assez bien l'aspect d'un kyste aréo- » laire de l'ovaire à mailles très serrées. Ainsi les por- » tions parfaitement transparentes et un peu molles des » cartilages étaient séparées les unes des autres par de » ce cloisons épaisses, blanches et opaques, entrecroi- » sées dans toutes sortes de directions : la partie » transparente était molle mais sans diffluence, et ne

(1) Présenté à la Société de chirurgie et aussi à la Société anatomique (*Bulletins*, 1855, p. 303), par M. Richet, et déposé au musée Dupuytren, où je l'ai étudié avec soin.

» s'écoulait pas des cellules ouvertes. Cette variété de
» cartilage morbide peut s'appeler aréolaire (1). »

Le rapporteur de cette observation dans les *Bulletins
de la Société anatomique*, ajoute : « On voit par là que l'in-
» fection générale, la multiplicité des produits, n'appar-
» tiennent pas en propre au cancer, puisqu'on les retrouve
» parmi les corps fibreux et cartilagineux. » Mais si, comme
je l'ai fait depuis longtemps, on admet des cancers chondromateux, c'est-à-dire des cancers à base chondroïde,
de même qu'on admet des cancers fibreux ou à trame
fibreuse, des cancers osseux ou à charpente osseuse, on
expliquera parfaitement cette disposition.

La dégénération chondroïde peut se présenter sous
plusieurs aspects : l'un de ces aspects est celui dans lequel
les éléments cartilagineux sont dissociés et séparés les
uns des autres par une espèce de bouillie qui a quelque
ressemblance avec le suc cancéreux, et au milieu de laquelle on trouve de petits fragments cartilagineux parfaitement distincts à l'œil nu.

Dans un cas présenté à la Société anatomique par
M. Verneuil, la cuisse ayant été amputée pour une tumeur énorme qui naissait de la partie postérieure et inférieure du fémur, voici ce que nous avons observé : la base
de la tumeur était constituée par une exostose surmontée
par une substance chondroïde, demi-transparente, parsemée de points osseux ; le reste de la tumeur consistait
dans une masse molle et pulpeuse, formée par une sorte
de combinaison d'un tissu encéphaloïde avec des débris
cartilagineux.

(1) L'examen microscopique fait par MM. Giraldès, Broca et Verneuil a démontré que la tumeur était exclusivement formée par de larges
cellules et par des noyaux cartilagineux. M. Richet vient de m'apprendre
que son malade étant mort, il avait trouvé une véritable infection chondromateuse et gélatiniforme généralisée. Une trentaine de tumeurs de
la même nature étaient disséminées dans le poumon.

V.   7

On pourrait faire un chapitre important sur le tissu cartilagineux accidentel dans ses rapports avec le cancer sous le titre de *cancer chondromateux*. Il m'a paru cependant que l'affinité du tissu chondromateux pour la dégénération cancéreuse était infiniment moindre que celle du tissu osseux pour la même dégénération. Le cancer chondromateux proprement dit est fort rare. C'est ce qui m'a fait dire (p. 802, t. III de cet ouvrage) : « Un des grands » caractères de la dégénération gélatiniforme c'est d'être » incapable de la dégénération cancéreuse. La multiplicité » d'une lésion dans le même appareil d'organes n'est » nullement une preuve de la nature cancéreuse de cette » lésion. »

Je crois devoir rapporter à la dégénération aréolaire et gélatiniforme deux tumeurs extrêmement considérables, à coque ostéo-fibreuse, à structure aréolaire, naissant de l'os iliaque, exostoses que j'ai fait représenter planche 2, 21° livraison, *Anatomie pathologique avec planches*.

L'une de ces tumeurs remplissait la fosse iliaque interne, franchissait l'arcade crurale et se prolongeait au-devant du trou ovalaire et de l'articulation coxo-fémorale.

Le muscle iliaque interne, réduit à une lame fibreuse très mince, formait l'enveloppe immédiate de la tumeur. Cette tumeur, incisée dans toute sa longueur, présentait dans son épaisseur une poche considérable, à parois fibreuses et aréolaires, dont les aréoles étaient remplies d'un suc jaunâtre, ayant la viscosité de la synovie et cependant miscible à l'eau.

La coupe de l'autre tumeur, qui naissait de la fosse iliaque externe, présentait des vacuoles ou géodes de diverses dimensions, dont la plupart contenaient, comme celles de la fosse iliaque interne, un suc jaunâtre synoviforme ; un certain nombre étaient remplies de sang concret.

Vues dans leur ensemble, les coupes de ces tumeurs

offraient une grande ressemblance avec celles du tissu de l'utérus dans l'état de grossesse ; les vacuoles représentaient assez bien les sinus utérins.

L'étude comparative de ces vacuoles et des sinus utérins m'a démontré qu'il n'y avait pas seulement analogie d'aspects, mais bien identité de nature ; l'identité était surtout incontestable pour les géodes remplies de sang. On pouvait, en effet, s'assurer que ces géodes constituaient des espèces d'ampoules appartenant à de larges canaux juxtaposés remplis de liquide synoviforme et se ramifiant à la manière des vaisseaux. La surface interne de ces canaux et de leurs ampoules était lisse et tapissée par une membrane qui offrait toute l'apparence de celle des veines avec leurs valvules. Plusieurs de ces canaux présentaient dans l'épaisseur de leurs parois une multitude de points opaques et de plaques ossifiées.

Les pédicules de ces tumeurs contenaient dans leur épaisseur de grosses veines remplies de cordons fibreux très adhérents. Les veines du voisinage étaient également remplies de cordons fibreux adhérents.

Dégénération aréolaire gélatiniforme et chondromateuse naissant du fémur par un pédicule (1).

Sur un malade reçu dans un hôpital une tumeur énorme occupait toute la circonférence de la cuisse ; la fluctuation était évidente dans un certain nombre de points. Une ponction fut pratiquée ; elle donna issue à une matière semblable à de la gelée d'abricots. Le malade mourut peu de temps après, par suite d'un érysipèle de la face.

La tumeur, qui pesait vingt livres, entourait le corps du fémur dans toute sa circonférence et dans presque toute sa longueur. Elle ne naissait pas de toute la surface de

(1) Pièce présentée à la Société anatomique le 13 mars 1857.

l'os, comme on aurait pu le croire au premier abord, mais bien de la partie supérieure du corps du fémur par une sorte de pédicule circulaire qui occupait toute la circonférence de cette partie supérieure, depuis le grand trochanter jusqu'à deux travers de doigt au-dessous du niveau du petit trochanter. A partir de ce point la tumeur enveloppait sans y adhérer tout le reste du corps du fémur. Je me suis assuré que cette tumeur ne naissait pas seulement du périoste du fémur, mais qu'elle était constituée aux dépens des couches superficielles de cet os.

Cette tumeur paraissait, au premier abord, formée aux dépens des muscles qui entouraient le fémur ; mais un examen plus approfondi m'a démontré que les muscles n'avaient pris aucune part au développement de la tumeur, et qu'ils avaient été atrophiés par la distension graduelle à laquelle ils avaient été soumis pour constituer le kyste fibreux qui entourait cette tumeur.

La section de cette tumeur montra qu'elle était formée par un tissu aréolaire à parois fibreuses contenant une matière gélatiniforme semblable à la gelée de groseille, ce qui lui donnait l'apparence du tissu d'une grenade.

Les parois des aréoles étaient constituées par un tissu fibreux irrégulier, qui présentait çà et là de petites masses cartilagineuses ; c'était donc du tissu fibreux et chondromateux.

Le fémur était d'une extrême compacité, sans augmentation de volume ; il était extrêmement lourd et comme éburné ; le canal médullaire de cet os était notablement rétréci. Chez ce sujet il n'existait d'ailleurs aucune lésion dans aucun autre organe.

Dégénération gélatiniforme de l'extrémité inférieure du fémur.

Un jeune homme de vingt-neuf ans se rendit à la consultation gratuite d'un hôpital pour une tumeur molle du genou qui offrait une fluctuation équivoque. La tumeur occupait surtout la moitié interne de l'articulation et était bien évidemment formée aux dépens du condyle interne du fémur. On pratiqua une ponction exploratrice qui donna issue à du sang (1). Le genou devint douloureux ; amputation de la cuisse, qui fut habilement pratiquée par M. Chassaignac (2). Les pièces nous sont soumises.

Il ne restait de l'extrémité inférieure du fémur que des débris du condyle interne, lequel était profondément excavé. Le condyle externe, complétement détruit, n'était représenté que par le cartilage articulaire, qui seul avait résisté à la dégénération, si bien qu'il était aussi intact que s'il venait d'être séparé de l'os pour une préparation anatomique.

Une bouillie épaisse, gélatiniforme, mélée de sang remplissait ce qui restait de l'extrémité inférieure du fémur.

Je ne doute nullement du caractère aréolaire et gélatiniforme de cette altération, bien que la matière contenue fût convertie en bouillie et mélée de sang. N'oublions pas que la dégénération aréolaire et gélatiniforme des os n'a pas son siége dans le tissu osseux lui-même, mais bien dans le tissu médullaire ou dans le périoste. Quant au tissu osseux proprement dit, il est dissocié, atrophié, absorbé ; souvent même il reste à peine pour vestiges de l'os quelques parcelles de tissu osseux.

L'exemple suivant d'enchondrome mou de l'extrémité supérieure du tibia, observé chez une femme de vingt-cinq ans, est un des exemples les plus intéressants que je

(1) Déplorable chose que ces ponctions, dites *exploratrices*, faites quelquefois avec tant de légèreté par des praticiens peu expérimentés, ponctions exploratrices qui ont presque toujours une issue funeste par suite du travail phlegmasique de mauvaise nature qu'elles développent inévitablement dans les parties malades.

(2) Ce chirurgien distingué est complétement étranger à la ponction pratiquée antérieurement.

connaisse sur la dégénération aréolaire et gélatiniforme des os; et ce qu'il y a de remarquable dans ce fait, c'est que cette dégénération avait été parfaitement diagnostiquée par M. Dolbeau, qui a publié tout récemment un travail fort intéressant sur l'enchondrome.

Dégénération aréolaire et gélatiniforme de l'extrémité supérieure du tibia gauche observée chez une femme de vingt-cinq ans (1).

Cette dégénération aréolaire et gélatiniforme, qu'on pourrait appeler tout aussi bien *enchondrome ramolli*, datait de cinq ans environ. Elle avait débuté par une tuméfaction douloureuse du genou, si bien que la malade avait été forcée de garder le lit pendant six mois.

La partie de l'articulation du genou qui appartenait au tibia était très volumineuse. Peu de temps après l'entrée de la malade à l'hôpital, un abcès considérable s'était formé entre la peau et la capsule fibreuse de l'articulation; l'extrémité supérieure du tibia très développée présentait des bosselures. L'exploration permettait de reconnaître dans cette extrémité supérieure ramollie une sorte de fluctuation élastique au milieu de laquelle le doigt rencontrait çà et là des grains durs irrégulièrement disséminés. Or, l'observation a démontré que ces grains durs, irréguliers, qui ne sont autre chose que des débris de cartilage, constituent un des caractères pathognomoniques et peut-être le seul caractère pathognomonique de l'enchondrome ramolli. Du côté interne du tibia on trouvait autour des points ramollis des parties dures dont la circonférence était comme dentelée. La dissection prouva que ces parties dures, à pourtour dentelé, n'étaient autre chose que des débris de la couche osseuse superficielle du tibia, qui avait été usée par le développement de l'enchon-

(1) Pièce présentée à la Société anatomique le 11 novembre 1859 par M. Dolbeau.

drome, et cette particularité n'est pas sans importance pour le diagnostic différentiel de cette lésion.

La coupe verticale du tibia montra une circonscription aussi parfaite, aussi nette que possible dans l'altération chondromateuse, dont la limite était exactement celle de l'extrémité supérieure de l'os. Une ligne courbe très régulière, à concavité supérieure, constituait cette limite. Or, cette délimitation parfaite de l'altération me paraît un des faits les plus remarquables et les plus pratiques de la dégénération gélatiniforme des os, puisqu'elle peut permettre de substituer à une amputation du membre une simple résection articulaire. Je dois dire que je ne connais pas d'exemple de dégénération aréolaire et gélatiniforme des os qui ait envahi à la fois les deux extrémités articulaires de la même articulation. J'ajouterai, enfin, que je n'ai jamais observé l'invasion primitive du corps des os longs par la même dégénération.

Dans le cas actuel, ce n'était pas une tumeur chondromateuse qui s'était produite dans un point très limité de l'extrémité supérieure du tibia, et qui par son développement s'était fait une coque de l'os. Il était de toute évidence que la substance cartilagineuse était véritablement infiltrée dans toute l'extrémité supérieure de l'os ; elle était visqueuse, transparente, gélatiniforme, sans débris cartilagineux ; l'examen microscopique a démontré dans cette substance tous les caractères du tissu cartilagineux.

La partie antérieure de la tumeur, celle qui répondait à l'ulcération de la peau, était vasculaire, morcelée et présentait tous les caractères de la dégénération gélatiniforme. Ce fait seul suffirait pour établir l'affinité qui existe entre la dégénération gélatiniforme et l'enchondrome.

Je pense donc que la dégénération aréolaire et gélatiniforme d'une part, le chondrome d'une autre part, ne doivent pas être considérés comme deux lésions distinctes, mais bien comme une seule et même altération dont la dégénération

et le chondrome constituent deux variétés ou deux périodes.
La localisation ou la non-généralisation en serait le caractère dominant, au moins dans un grand nombre de cas.
L'observation ne tardera pas à prononcer sur la proportion
des cas, où la dégénération est concentrée dans un point
et de ceux où elle a de la tendance à se généraliser.

Dégénération aréolaire et gélatiniforme des deux tiers supérieurs
de l'humérus (1).

Cette dégénération, qui occupait les deux tiers supérieurs de l'humérus, constituait une volumineuse tumeur
cylindroïde ou plutôt ovoïde, dont la grosse extrémité
était en haut. La limite supérieure de la tumeur était le
cartilage articulaire, lequel était dans l'état le plus parfait
d'intégrité ; la limite inférieure était nettement tranchée ;
le tiers inférieur de l'humérus, parfaitement sain, semblait
sortir du centre de l'extrémité inférieure de l'énorme
tumeur, dont voici les dimensions exactes :
Longueur de la tumeur formée par l'os dégénéré,
21 centimètres ; circonférence, 20 centimètres. La partie
saine de l'humérus avait 10 centimètres de longueur.
Cette partie saine était mobile sur la tumeur, à laquelle
elle ne tenait que par son périoste, devenu très épais.
L'extrémité supérieure de la partie saine se terminait
abruptement en bec de flûte, dont la circonférence était
irrégulièrement dentelée. Il n'y avait pas de transition
graduelle entre la partie saine et la partie malade; la
ligne de démarcation était nettement tranchée.
La tumeur constituée par la dégénération des deux tiers
supérieurs de l'humérus était irrégulièrement bosselée, et
les bosselures pouvaient aisément se reconnaître avant la
dissection à travers les muscles du bras, plus ou moins
atrophiés. On reconnaissait aussi parfaitement sur la surface de la tumeur les insertions tendineuses du deltoïde,

(1) Présenté à la Société anatomique le 25 avril 1862.

du grand pectoral, des grand dorsal et grand rond, lesquelles se confondaient avec les couches superficielles
de la tumeur.

Une section verticale de la tumeur (et cette section
pouvait très bien se faire avec le bistouri, excepté dans
quelques points où l'instrument rencontrait des fragments
osseux), une section verticale de la tumeur montre que le
tissu osseux a été converti en une trame aréolaire essentiellement constituée par des filaments et des lamelles de
tissu fibreux. A ces filaments et à ces lamelles sont attachées çà et là, ici des granulations osseuses tantôt isolées,
tantôt réunies en groupes plus ou moins considérables, là
de petits fragments osseux irréguliers. Dans quelques
points, surtout dans les couches superficielles, se voient
des espèces de géodes à parois fibreuses, minces, entourées
de débris de tissu osseux, spongieux et mou, qui se laissait facilement écraser et morceler par la pression entre
les doigts. Ce tissu spongieux était bien évidemment constitué par les débris de l'os ancien et non par du tissu
osseux de nouvelle formation. Il n'y avait aucune trace
de tissu compacte dans toute la partie malade. Il m'a paru
que la lésion avait débuté centralement; car les couches
superficielles de l'os étaient plus denses que les couches
profondes. On pouvait suivre sur la coupe verticale de l'humérus tous les degrés de la dégénération. Le cartilage
articulaire de l'extrémité supérieure de l'humérus n'avait
pris aucune part à la dégénération : elle avait son épaisseur et son aspect accoutumés, et pourtant la couche
osseuse qui avoisine le cartilage était déjà, en grande partie, envahie par la dégénération.

A la dégénération aréolaire et gélatiniforme je ratta-
cherai le chondrome multiple des os, dont un exemple si
remarquable a été présenté à la Société anatomique par
M. Richet (1) (Année 1855, *Bulletin*, p. 313).

(1) C'est la pièce pathologique que j'ai mentionnée t. III, p. 794 de

C'était chez un individu auquel ce chirurgien distingué avait extirpé une tumeur chondromateuse de l'omoplate. Le malade ayant succombé, on trouva une véritable infection cartilagineuse ou plutôt une dégénération chondromateuse généralisée. Une trentaine de tumeurs de la même espèce étaient disséminées dans les poumons. Le rapporteur de cette observation ajoute : « On voit par là que l'infec-» tion générale, la multiplicité des produits n'appartiennent » pas en propre au cancer, puisqu'on retrouve ces carac-» tères parmi les tissus fibreux et cartilagineux. » Mais en admettant des cancers à base chondromateuse, de même que des cancers à base fibreuse, on explique parfaitement cette dégénération, de même qu'on se rend compte des foyers hémorrhagiques qu'on a trouvés quelquefois au sein du chondrome. Ce qu'il y a de certain, c'est que les dégénérations chondromateuses dures ne fournissent pas de suc ; mais il n'en est pas de même des dégénérations chondromateuses molles, lesquelles fournissent un suc gélatiniforme abondant.

J'avais dit (t. III, p. 780 de cet ouvrage) « que les pro-» ductions cartilagineuses étaient incapables de dégénéra-» tion cancéreuse, bien qu'elles s'associent quelquefois » au tissu cancéreux. » Je crois qu'il faut remplacer cette proposition par la proposition suivante : « Les productions » cartilagineuses s'associent quelquefois au tissu cancé-» reux ; en outre, comme le tissu fibreux, comme le tissu » osseux, elles peuvent servir de charpente au cancer. »

De l'affinité du chondrome et de la dégénération aréolaire et gélatiniforme.

En se reportant au chapitre que j'ai consacré aux métamorphoses et productions cartilagineuses (t. III, p. 800 de cet ouvrage) on trouve la preuve bien évidente de l'affi-

cet ouvrage, et qui a été successivement présentée à la Société de chirurgie et à la Société anatomique.

nité qui existe entre les chondromes et la dégénération aréolaire et gélatiniforme, si bien que la dégénération gélatiniforme peut être considérée comme le chondrome ramolli. Et ce qu'il y a de bien remarquable, c'est que la dégénération aréolaire et gélatiniforme est absolument incapable de dégénération à suc cancéreux, bien qu'il n'y ait pas incompatibilité absolue entre ces deux dégénérations, soit dans le même organe, soit dans des organes différents.

Le chondrome des os est évidemment le point de départ de la dégénération aréolaire et gélatiniforme de ces organes. Le rapprochement de ces deux lésions me paraît établi par des faits incontestables, et je n'hésite pas à dire que *la dégénération gélatiniforme doit être considérée comme la dernière période de la dégénération du chondrome ramolli.*

La description très détaillée que j'ai donnée, sous le nom d'ostéo-chondrophyles (1), de deux énormes tumeurs bosselées, dont l'une entourait de toutes parts les quatre cinquièmes supérieurs de l'humérus qu'elle débordait en haut, dont l'autre naissait du corps et de la branche du pubis gauche, établit parfaitement cette analogie.

Ce rapprochement n'est pas moins autorisé par le chondrome médullaire et périostique des phalanges digitales et par la description du périchondrome de l'omoplate, du volume de la tête d'un adulte, déposé au musée Dupuytren par M. Richet, tumeur qui naissait de toute l'étendue de la fosse sous-épineuse.

Dans ce dernier cas, bien que l'os qui supportait la tumeur cartilagineuse présentât des productions osseuses qui servaient en quelque sorte de base à la tumeur, c'était bien en réalité le cartilage accidentel qui constituait cette base ; car, de même qu'il était pénétré par le tissu osseux, il semblait

(1) Voyez *Anatomie pathologique générale*, Paris, 1856, t. III, p. 780; voyez aussi *Anatomie pathologique*, avec planches, XXIVe livr., pl. 4 et 5.

aussi tendre à pénétrer l'os, dont il avait déprimé et usé la surface. J'ajoute (t. III, p. 796) : « Quant à la structure » de ce cartilage (je parle de sa portion intacte), elle pré- » sentait une forme qu'on peut appeler aréolaire, c'est-à- » dire que sa surface externe comme sa coupe offraient » assez bien l'aspect des kystes aréolaires de l'ovaire à » mailles très serrées. Ainsi des parties parfaitement » transparentes et un peu ramollies du cartilage étaient » séparées les unes des autres par des cloisons épaisses, » blanches et opaques, entrecroisées sous toute sorte de » directions ; la partie transparente était molle, mais sans » diffluence, et ne s'écoulait pas des cellules ouvertes. » Cette variété du cartilage morbide peut s'appeler *aréo-* » *laire.* »

Il importe d'ajouter que, le malade étant mort, M. Richet trouva plusieurs tumeurs de même nature attachées aux viscères abdominaux, preuve bien évidente que la dégénération aréolaire et gélatiniforme qu'on pourrait appeler *dégénération à suc gélatiniforme*, est, comme la dégénération à suc cancéreux, susceptible de généralisation.

Je ne puis pas ne pas rappeler le fait d'enchondrome aréolaire et gélatiniforme de la première phalange de l'index droit, du volume d'un œuf de poule, que j'ai observé chez une jeune fille de seize ans. J'ai dit (1) que l'idée d'une dégénération aréolaire et gélatiniforme de l'os s'était présentée immédiatement à mon esprit, mais que la comparaison de cette tumeur bosselée et transparente évidemment vésiculaire et aréolaire avec les kystes vésiculaires et aréolaires de l'ovaire, m'avait paru bien plus légitime (2), qu'une petite incision faite sur la bosselure la plus molle, la plus transparente et la plus proéminente

_____

(1) Tome III, page 801 de cet ouvrage, *Métamorphoses cartilagineuses.*

(2) A l'époque où j'ai étudié cette pièce, je n'avais pas encore rapproché les kystes aréolaires de l'ovaire de la dégénération gélatiniforme.

de la tumeur, me permit, à l'aide d'une pression latérale, d'exprimer une matière visqueuse parfaitement transparente, ayant l'aspect du corps vitré. J'ouvris ainsi successivement cinq ou six bosselures, et lorsque toute la portion molle de la tumeur eut été réduite à sa plus simple expression, je pratiquai une compression permanente, qui, au bout d'un certain temps, réduisit notablement ce qui restait du volume de la tumeur. J'estime à une réduction de moitié au moins le résultat obtenu par la compression (1).

Bien que la dégénération aréolaire et gélatiniforme des os ait son siége immédiat, non dans le tissu osseux proprement dit, mais bien dans le périoste ou dans la membrane médullaire, je n'en continuerai pas moins à désigner cette lésion sous le titre de dégénération des os. Nous savons, en effet, que le tissu osseux, comme d'ailleurs tous les tissus propres sont inaltérables par eux-mêmes, et que leurs lésions organiques se produisent dans les parties communes, tissu cellulaire, vaisseaux, etc.

Les faits relatifs à la dégénération du tissu osseux en tissu morbide gélatiniforme, me paraissent établir l'affinité qui existe entre le chondrome et la dégénération gélatiniforme.

La dégénération aréolaire et gélatiniforme peut être considérée comme un chondrome ramolli.

Le chondrome des os est bien évidemment le point de départ de la dégénération gélatiniforme de ces organes. J'ai vu plusieurs cas dans lesquels le chondrome ramolli à son centre et quelquefois dans toute son épaisseur présentait des géodes remplies de suc visqueux transparent analogue au corps vitré.

Les cas de dégénération gélatiniforme des os qui se

____

(1) Je regrette d'avoir perdu de vue cette jeune personne, qui était à la fin de son éducation, et que ses parents ont rappelée près d'eux.

confondent avec l'enchondrome ne sont pas aussi rares qu'on le croyait il y a quelques années. La Société anatomique aura concouru puissamment à démontrer la fréquence de cette dégénération.

S'il est des périchondromes et des enchondromes des os et des cartilages qui restent stationnaires ou qui ne se développent qu'avec une extrême lenteur, il en est un non moins grand nombre qui acquièrent un développement énorme par suite d'un travail morbide consécutif, lequel consiste dans la sécrétion d'un liquide plus ou moins visqueux qui s'opère dans l'épaisseur de ces tumeurs : il résulte de cette sécrétion visqueuse un soulèvement des couches superficielles, une forme bosselée avec ramollissement plus ou moins considérable, suivant la quantité de suc visqueux sécrété. Les éléments cartilagineux se dissocient ; mais, quelque abondante que soit la sécrétion visqueuse, il reste toujours des fragments ou vestiges de tissu chondromateux en assez grande quantité pour révéler la véritable nature de ces tumeurs, quelquefois méconnaissables au premier abord : l'inspection microscopique vient avantageusement, dans les cas douteux, au secours de l'œil nu.

M. le docteur Dujardin, chirurgien de l'hôpital général de Lille (1), a publié l'observation d'une maladie qu'il appelle *homme-ballon* (nom donné par M. Nélaton à un homme qu'il avait observé à l'hôpital Saint-Louis dans le service de Lugol, et qui présentait 1 mètre 60 centimètres de circonférence au niveau de la tumeur (2).

Le malade de M. Dujardin était un cultivateur âgé de soixante-dix ans, qui portait au-devant de la poitrine et de l'abdomen, depuis le haut du sternum jusqu'au-dessous de l'ombilic, une énorme tumeur *adhérente, bosselée,*

(1) *Gazette des hôpitaux*, 19 mai 1857.
(2) Consulter la *Gazette des hôpitaux* du 9 avril 1857 et celle du 19 mai 1857.

dure, comme cartilagineuse, présentant çà et là quelques *points de fluctuation.* Cette tumeur avait 1 mètre 20 centimètres de circonférence, et formait une proéminence de 20 à 25 centimètres au-dessus du thorax. Elle avait commencé à paraître huit ans auparavant sous la forme d'un petit noyau très dur, adhérent, situé vers le bas du sternum : cette tumeur avait grossi peu à peu pendant cinq ans, mais ses progrès avaient été beaucoup plus rapides pendant les trois années qui suivirent ; d'ailleurs point de douleur à aucune des périodes de la maladie.

M. Dujardin pensa que les bosselures très dures qui se trouvaient à sa surface étaient des espèces de stalactites d'une tumeur cartilagineuse ou d'un enchondrome développés aux dépens des cartilages costaux, et que ces stalactites étaient séparés par des amas de liquide plus ou moins considérables. L'ablation d'une pareille tumeur était impossible. Vider le liquide qu'elle contenait parut à M. Dujardin la seule chose praticable ; il plongea donc la lame d'un bistouri dans la région la plus fluctuante, il en sortit une petite quantité de sérosité citrine. La tumeur ayant peu de tendance à se vider, parce que ses parois trop résistantes ne lui permettaient pas de suivre le retrait du liquide, il appliqua un bandage de corps. En huit jours, le volume de la tumeur avait diminué de moitié : une inflammation accompagnée de vives douleurs se manifesta ; le liquide devint purulent, et pourtant il n'y eut jamais de fièvre. Deux mois après l'opération la tumeur était réduite au dixième ; elle continuait à suppurer un peu par une seule ouverture fistuleuse au moment où l'observation a été publiée. Son volume était un peu moindre que celui des deux poings réunis ; elle était très dure, inégale, bosselée et adhérente au bas du sternum, aux cartilages des côtes et aux côtes elles-mêmes.

La conduite qu'a tenue M. Dujardin est exactement

celle que j'ai suivie pour la jeune personne dont la première phalange de l'index était si monstrueuse (volume d'un œuf de poule). Plusieurs ponctions successives sur les bosselures qu'elle présentait eurent pour conséquence un retrait considérable de la tumeur. Je regrette de n'avoir plus entendu parler de cette jeune personne ; mais il est probable que la phalange réduite à ses parties solides est restée volumineuse et difforme ; le point important, c'est que la dégénération aréolaire et gélatiniforme ne se soit pas étendue aux parties voisines.

Je ne crois pas que l'extirpation des enchondromes soit nécessaire par le seul fait de la nature de la lésion ; mais elle peut l'être à cause de leur volume et de la difformité. Il y a tout lieu de croire que, lorsque les enchondromes se ramollissent et se creusent de cellules plus ou moins considérables, il n'y a aucun inconvénient à ouvrir ces cellules, à les vider et à les soumettre à une compression méthodique qui pourra les réduire à un petit volume, et, en définitive, amener leur atrophie.

Dégénération aréolaire et non gélatiniforme du corps du fémur (les aréoles étaient remplies par de la sérosité sanguinolente et non par une matière gélatiniforme) (1).

Dans cette pièce le corps du fémur est transformé dans presque toute sa longueur en une grosse tumeur ovoïde de 56 centimètres de circonférence dans sa partie la plus volumineuse. L'extrémité supérieure tout entière (tête, col, grand et petit trochanters) avait complétement échappé à la dégénération, ainsi que l'extrémité inférieure et la partie du corps du fémur qui l'avoisine dans une étendue de 3 à 4 centimètres.

(1) Pièce déposée au musée Dupuytren par M. Nélaton et décrite dans sa *Pathologie chirurgicale* (t. II, p. 48) sous le titre de *Kystes multiloculaires.* Une bonne planche donne une idée parfaitement exacte de la lésion.

La transition entre la partie saine et la partie malade était brusque, sans intermédiaire. L'extrémité supérieure et l'extrémité inférieure du fémur semblent émerger de l'intérieur du gros ovoïde représenté par le corps de l'os.

Le gros ovoïde que représente le corps du fémur est régulier; une lamelle osseuse, très mince et très fragile, recouvre toute sa surface qui est légèrement bosselée. La demi-transparence de cette lamelle osseuse permet de voir que des cloisons nombreuses naissent de sa surface interne. Cette lamelle fragile se brise avec la plus grande facilité.

La coupe de cette tumeur présente d'innombrables cellules, à dimensions très inégales, qui m'ont paru sans communication les unes avec les autres. On voit çà et là de grandes cellules séparées les unes des autres par des groupes de cellules plus petites. Les lames et lamelles qui constituent les parois de ces cellules sont tellement fragiles qu'elles se brisent sous la pression la plus légère. Serait-il possible d'arriver au diagnostic différentiel de cette lésion sur le vivant? Il n'y aurait peut-être pas impossibilité. Le poids du membre malade, comparé à celui du côté opposé, pourrait être pris en considération, car le membre inférieur du côté malade devrait être, malgré son énorme volume, beaucoup plus léger que l'autre.

Un fait semblable se trouve mentionné dans le mémoire de Breschet sur les anévrysmes des os; et Travers, cité par Hawkins, en aurait observé un autre exemple : les cellules ou kystes, tapissées par une membrane qui offrait l'aspect des membranes séreuses, contenaient une sérosité sanguinolente (1).

Depuis que l'attention des observateurs est fixée sur

(1) Il est plus que probable que le liquide séreux et gélatiniforme présentait une certaine viscosité.

les chondromes en général et sur les chondromes des os en particulier (et qu'il me soit permis de dire que je crois avoir un peu concouru à leur détermination) : les exemples de tumeurs cartilagineuses dégénérées ou non dégénérées en tissu aréolaire et gélatiniforme semblent se multiplier : ainsi, un des membres les plus distingués de la Société anatomique, M. Dolbeau, a eu la chance d'en rencontrer trois cas pendant les deux mois qu'il a été chargé du service chirurgical de l'hôpital Saint-Louis. Dans l'un de ces cas, la tumeur cartilagineuse occupait le col de l'omoplate et l'apophyse coracoïde. Voici la description de la tumeur cartilagineuse qui a été très habilement extirpée par M. Dolbeau (1). Cette tumeur présentait deux bosselures.

La bosselure interne, dure, élastique, présentait une coque cartilagineuse évidente ; elle est nacrée, crie sous le scalpel comme un cartilage : cette coque a près d'un centimètre d'épaisseur ; elle est creusée d'une vaste cavité renfermant une matière grumeleuse, transparente, mélangée de sang par places, brunâtre et liquide dans certains points, telle qu'on la trouve dans les enchondromes à une période avancée.

La bosselure externe, coupée par le milieu, présente l'aspect d'une coupe du cervelet, avec cette différence que la coloration blanche centrale présente un aspect jaunâtre. On y voit par places des cavités kystiques creusées dans l'épaisseur de la tumeur et contenant une substance jaune molle ; c'est de l'*enchondrome ramolli*. On peut donc suivre dans ces bosselures la gradation de l'âge des diverses parties de la tumeur et les progrès de l'envahissement cartilagineux.

L'observation suivante, avec pièces à l'appui, présentée à la Société anatomique par M. Barth, fournit un exemple

(1) *Gazette des hôpitaux*, 34e année, samedi 9 novembre 1861.

de *dégénération aréolaire et gélatiniforme* de la première vertèbre lombaire, et de l'os iliaque (1).

Mundloch (Jean), journalier, vingt-sept ans, entra à l'hôpital Beaujon le 2 avril 1853. Ce malade n'avait cessé son travail que depuis six jours, mais il souffrait depuis longtemps de la région lombaire surtout en se baissant et en se relevant.

On constata une douleur dans la région des reins et dans l'abdomen avec difficulté de fléchir et de redresser le tronc ; aucune lésion appréciable. Le diagnostic fut celui-ci : embarras gastrique et lumbago.

Le 4 avril, six ventouses scarifiées furent appliquées sur la région lombaire ; elles furent répétées le lendemain. Augmentation de la douleur lombaire ; marche de plus en plus difficile, et bientôt le malade ne peut plus rester levé.

Le 13 avril, région lombaire tuméfiée, douloureuse surtout à la percussion. Troisième application de ventouses.

Le 15 avril, douleurs plus vives, tuméfaction plus prononcée sans rougeur, sans œdème. On diagnostique un abcès prévertébral. Quatrième application de ventouses ; douleurs de plus en plus vives ; tuméfaction à large base, plus saillante, ferme, rénitente, sans fluctuation.

Les jours suivants, aggravation des accidents ; la tumeur lombaire augmente de volume à gauche. On reconnaît une petite tumeur à la partie postérieure de la crête iliaque droite. Bientôt accidents de compression de la moelle épinière ; rétention d'urine ; diminution de la sensibilité et de la myotilité des membres inférieurs. M. Huguier, appelé, pratique sur la tumeur lombaire une incision qui ne donne issue qu'à une petite quantité de sang et à un liquide visqueux. Dépérissement ; mort le

(1) *Bulletins de la Société anatomique*, XXVIII° année, p. 146.

12 mars, quarante jours après l'entrée du malade à l'hôpital.

L'autopsie révèle une dégénération gélatiniforme des os (rappelons que le malade n'avait que vingt-sept ans).

« A gauche de la colonne vertébrale, on trouve une » tumeur molle siégeant au niveau de la première ver- » tèbre lombaire, du volume d'un gros œuf de poule. La » vertèbre, sciée, montre que le corps de cette vertèbre » est envahi par une matière qui ressemble à celle du » cancer gélatineux. Il ne reste plus qu'une lame osseuse » antérieure qui soutenait la colonne vertébrale, tout en » ayant un peu fléchi. La matière cancéreuse gélatini- » forme entoure la moelle qu'elle comprime, et envahit » en partie la douzième vertèbre dorsale et la deuxième » lombaire. La tumeur, qui était recouverte en avant par » le psoas, faisait saillie en arrière, à gauche des apo- » physes épineuses ; elle était constituée par une trame » aréolaire de laquelle on exprimait un suc gélatiniforme. ₁ Une lamelle osseuse l'enveloppait.

» La crête de l'os des iles supportait une tumeur de » même nature, qui s'était développée entre les deux » lames compactes de l'os qu'elle avait considérablement » écartées, de telle manière qu'elles présentaient un » aspect rayonné.

» Quelques petites tumeurs semblables existaient dans » plusieurs autres points de l'os coxal. »

Le péricarde était distendu par un litre et demi de sérosité sanguinolente : le cœur est petit, recouvert d'une couche épaisse de *matière cancéreuse formant des masses mamelonnées* (1).

Un peu de sérosité dans la plèvre : sous la plèvre cos- tale gauche, on aperçoit quelques *plaques cancéreuses.*

---

(1) Il est malheureux que les caractères de cette matière cancéreuse n'aient pas été décrits.

Enfin, sous la plèvre pulmonaire droite, on voit aussi quelques points cancéreux.

Le foie, congestionné, renfermait çà et là quelques petites masses carcinomateuses; rien dans la rate; l'un des reins offre à sa partie concave un commencement d'infiltration carcinomateuse.

Réflexions. L'existence simultanée de la dégénération aréolaire et gélatiniforme, et de la dégénération à suc cancéreux n'est pas fort rare; mais lorsque ces deux dégénérations se rencontrent soit dans des organes différents, soit dans le même organe, il est de la plus haute importance de décrire avec le plus grand soin les caractères différentiels de ces deux altérations; car ces deux dégénérations sont susceptibles d'un travail morbide consécutif, qui me paraît devoir être rattaché à l'inflammation, et cette inflammation a pour conséquence tantôt la gangrène immédiate du tissu cancéreux, tantôt la gangrène consécutive à une inflammation purulente.

L'étude de l'inflammation dans les tissus qui ont subi la dégénération gélatiniforme, de même que dans ceux qui ont subi la dégénération cancéreuse, est pleine d'un vif intérêt et mérite d'être suivie d'une manière toute particulière.

Ce n'est pas non plus une chose d'un médiocre intérêt, sous le rapport de l'anatomie pathologique, que de déterminer s'il y a compatibilité ou incompatibilité entre la dégénération gélatiniforme et le cancer à suc cancéreux, soit dans des organes différents, soit dans le même organe.

On peut répondre à cette question que, sans doute, il n'y a pas incompatibilité absolue, mais que le nombre des faits qui constatent l'indépendance de ces deux lésions est beaucoup plus considérable que celui des faits qui établissent leur coexistence soit dans le même individu, soit dans le même organe.

Voici un des exemples les plus remarquables de cette coïncidence observée par M. Verneuil (1) :

Chez une femme âgée de soixante ans environ, il existait à la place de la glande mammaire une tumeur cancéreuse du volume de la tête d'un fœtus à terme, largement ulcérée par son sommet. Cette tumeur était formée en partie par une *matière cérébriforme plus ou moins ramollie*, infiltrée de sang et parsemée de quelques foyers sanguins. Ailleurs, c'était une masse d'un gris rosé, *translucide, gélatiniforme*, comme formée de grumeaux plus ou moins cohérents, semblables à de la semoule cuite et prise en masse.

Les ganglions axillaires étaient volumineux et altérés (il n'est pas dit à quelle forme de cancer se rattachait leur altération).

Le sternum présente une tumeur ovoïde qui était constituée par un tissu transparent gélatiniforme. Une côte présentait une tumeur fusiforme également formée par du tissu gélatiniforme. Son périoste était sain.

Le même observateur fait suivre ce fait de la description d'une tumeur colloïde de la cuisse (2) (tissu aréolaire et gélatiniforme) qui était accolé, sans y adhérer à la surface interne du fémur et qui s'était développée dans le tissu cellulaire au milieu des muscles de la cuisse. Voici cette observation :

Cette tumeur, du volume d'un petit testicule, était située au tiers supérieur de la cuisse gauche : elle était accolée à la face interne du fémur, sans lui adhérer, et faisait saillie entre le bord interne du vaste interne et les vaisseaux fémoraux ; du reste, elle était parfaitement mobile, entourée de tissu cellulaire et recouverte seule-

(1) *Bulletins de la Société anatomique*, année 1851, p. 415.
(2) *Loco citato*, année 1851, p. 419.

ment en quelques points par une couche du triceps. La tumeur n'est pas enkystée, sa surface est blanchâtre, comme lobulée ; elle est formée par une membrane d'enveloppe mince, opaline, résistante, de la face interne de laquelle partent des cloisons très ténues qui segmentent les masses et adhèrent très fortement à son tissu. La consistance de la tumeur est ferme et résistante. Sa coloration, plus pâle à l'extérieur qu'à l'intérieur, est d'une belle couleur de gelée de groseilles tirant un peu sur le jaune. La coupe de la tumeur est homogène ; on voit seulement au milieu de la trame gélatiniforme des tractus un peu plus pâles, qui ne sont autre chose que les cloisons cellulaires.

« J'ai examiné ce tissu avec mon ami, M. Ch. Robin. » Nous avons trouvé à un grossissement de six cents » fois une trame de tissu cellulaire très délicate en cer- » tains points, plus forte en d'autres, et dont les mailles » étaient remplies par une matière amorphe : çà et là » se voyaient quelques capillaires rares et ténus. Nulle » part d'épanchement sanguin ni d'éléments cancéreux ; » quelques globules cancéreux sont épars dans la masse ; « la membrane d'enveloppe est celluleuse.

» Nous avons donc ici une tumeur de tissu colloïde ou » fibro-colloïde. L'homogénéité de la masse, la simplicité » du tissu font de cette tumeur un type. Les affections de » ce genre ont été peu décrites ; pourtant il semble qu'elles » ne sont pas extrêmement rares. MM. Robin et Laboul- » bène en ont rencontré des exemples. Elles peuvent » siéger partout, mais on les rencontre plus particulière- » ment dans le péritoine. »

Il résulte de ce qui précède qu'aucun tissu n'est à l'abri de la dégénération à suc gélatiniforme, non moins que de la lésion à suc cancéreux. Il n'y a peut-être d'exception que pour le système nerveux (cerveau, moelle et nerfs). Le tissu musculaire nous en a fourni quelques exemples remarquables ; au reste, rien ne nous prouve que les tissus propres soient primitivement envahis dans la dégénération ; c'est bien certainement dans le tissu cellulaire et ses dérivés, et dans le réseau capillaire, qu'il faut chercher le siége primitif de ces dégénérations gélatiniformes altérées par suite d'un travail consécutif de la dégénération encéphaloïde. Cette distinction n'a pas toujours été faite, et c'est peut-être à cause de cette confusion qu'on a pu, dans un certain nombre de cas, croire à l'existence simultanée dans la même tumeur de la dégénération gélatiniforme et de la dégénération cancéreuse.

Les nuances de coloration du tissu aréolaire et gélatiniforme doivent également être prises en grande considération : il est des matières gélatiniformes qui sont transparentes comme la gelée de viande, d'autres qui ont la couleur de la gelée de groseille.

Ne pouvant offrir ici aucune recherche personnelle sur les caractères microscopiques différentiels du tissu et du suc cancéreux, je crois devoir renvoyer aux recherches des observateurs qui se livrent avec tant de zèle aux études microscopiques, et en particulier à celles de M. Lebert (1) et de M. Ch. Robin.

Dégénération aréolaire gélatiniforme du tissu adipeux sous-cutané et de la peau.

Je ne connaissais pas d'exemples de dégénération gélatiniforme du tissu adipeux sous-cutané et du tissu cutané avant d'avoir observé la pièce suivante qui a été présentée à la Société anatomique dans sa séance du 5 décembre 1862.

C'était une tumeur cylindroïde de 6 centimètres de

(1) *Traité d'anatomie pathologique générale et spéciale*, Paris, 1861, t. II.

longueur et de 10 centimètres de circonférence, qui occupait le côté interne de la cuisse gauche, immédiatement au-dessus de l'articulation du genou. Cette tumenr était horizontalement placée : le cylindre qu'elle constituait présentait une légère dépression circulaire au milieu de sa longueur. La moitié externe était plus volumineuse que la moitié interne. La peau qui recouvrait son extrémité libre était inégalement ulcérée.

Lorsqu'on saisissait cette tumeur entre le pouce et les autres doigts de la main, on reconnaissait une grande densité, et en faisant glisser les doigts sur sa surface, on sentait qu'elle était constituée par une agglomération de petites masses dures et bien distinctes. La disposition lobuleuse était donc on ne peut plus prononcée.

La coupe de cette tumeur montra qu'elle avait pour siége le tissu adipeux sous-cutané qui avait complétement disparu et qui était remplacé par du tissu aréolaire et gélatiniforme. Ce tissu se présentait sous l'aspect de petites masses gélatiniformes bien distinctes, inégales en volume, irrégulières quant à la forme, se moulant les unes sur les autres, mais séparées pas des cloisons fibreuses qui naissaient de la face profonde du derme : il m'a paru que chaque masse gélatiniforme représentait un plus ou moins grand nombre de masses adipeuses. Il y avait d'ailleurs absence complète de graisse sous-cutanée.

La peau qui recouvre cette tumeur gélatiniforme est considérablement amincie ; sa face profonde est complétement dépouillée de tissu adipeux, lequel est bien évidemment remplacé par le tissu gélatiniforme : ce tissu gélatiniforme est divisé en masses très irrégulières de forme et de volume que séparent des prolongements fibreux détachés de la face profonde du derme. Au niveau de chaque lobule gélatiniforme superficiel, le derme, distendu et très aminci, forme de petites excavations sépa-

rées les unes des autres par des cloisons incomplètes in-
formées par les faisceaux fibreux détachés de la face profonde du derme. Ces excavations à surface lisse sont
lubrifiées par du suc glutineux. Rien de régulier dans la
forme et dans le volume des masses gélatiniformes qui se
moulent les unes sur les autres.

Dans les parties où l'altération est la plus avancée, le
derme est extrêmement mince et envahi lui-même par la
dégénération, d'abord dans sa couche profonde, puis dans
toute son épaisseur.

La portion de peau qui répondait à l'extrémité libre de
la tumeur, envahie elle-même par la dégénération, commençait à s'ulcérer : dans quelques points le derme avait
complétement disparu ; la masse gélatiniforme subjacente
était rouge de sang, dense, et n'aurait pas tardé à se
désorganiser. Sur tout le reste de la tumeur, la peau,
plus ou moins amincie, était saine et glissait facilement
sur elle ; mais dans les régions dont l'altération était plus
avancée, le derme adhérait à la matière gélatiniforme,
et en le divisant avec précaution couche par couche, on
voyait que la dégénération gélatiniforme avait déjà envahi
ses couches les plus profondes.

Dans d'autres points, la dégénération gélatiniforme
semblait commencer dans l'épaisseur du derme lui-même
où il avait envahi les prolongements adipeux qui remplissent les aréoles dermiques. Il est donc bien démontré
que c'est aux dépens du tissu adipeux dermique que s'est
produite l'altération de la peau. Ce fait n'est-il pas du
même ordre que l'envahissement de l'épiploon graisseux
par la dégénération gélatiniforme ?

La coloration du tissu gélatiniforme n'était pas identique dans toutes les régions : ici d'un jaune transparent,
couleur sucre d'orge clair ; là elle se rapprochait davantage du verre liquéfié. Dans les points où la matière
gélatiniforme avait subi un commencement d'altération

on trouvait une teinte rouge et même quelques grumeaux de sang. On voyait aussi des tractus de sang veineux au voisinage de l'ulcération de la tumeur; mais
c'était une apparence de vaisseaux, ou si l'on aime
mieux, des vaisseaux sans parois creusés au milieu de la
masse gélatiniforme.

Il ne peut y avoir qu'une manière d'envisager la dégénération gélatiniforme que je viens de décrire. Cette
dégénération a débuté dans le tissu adipeux, soit dans la
portion de ce tissu qui remplit les aréoles du derme, soit
dans le tissu adipeux sous-cutané. Le tissu propre du
derme y était complétement étranger; et lorsqu'on dit
que le tissu de la peau a été envahi par la dégénération
gélatiniforme, cela doit s'entendre non du tissu dermique proprement dit, mais des prolongements que la
couche adipeuse sous-cutanée envoie dans l'épaisseur du
derme.

Dégénération aréolaire et gélatiniforme de l'ovaire.

De tous les organes de l'économie, l'ovaire est, sans
contredit, celui qui est le plus fréquemment affecté de la
dégénération aréolaire et gélatiniforme; on peut même
dire que c'est dans l'ovaire qu'on rencontre le type le plus
parfait de cette dégénération, qui constitue l'espèce la
plus grave des kystes de cet organe.

Ordinairement limitée à un seul ovaire, la dégénération
aréolaire et gélatiniforme peut occuper les deux ovaires à
la fois (1).

La dégénération aréolaire et gélatiniforme de l'ovaire
peut être partielle ou générale.

---

(1) Dans un cas de dégénération ovarienne double, j'ai trouvé une
petite tumeur du volume d'un gros pois attachée à une des franges d'une
trompe utérine. Cette tumeur était constituée par du tissu aréolaire et
gélatiniforme.

Avant que l'anatomie pathologique eût éclairé de sa
vive lumière les kystes de l'ovaire, il n'était pas rare de
voir confondre au lit du malade la dégénération aréolaire
et gélatiniforme de l'ovaire avec l'hydropisie enkystée de
cet organe, et quelquefois même l'hydropisie enkystée de
l'ovaire avec l'hydropisie péritonéale. Cette double erreur
n'est plus possible aujourd'hui.

J'ai déjà parlé longuement des kystes de l'ovaire et de
leurs nombreuses variétés (1) que j'ai divisées en quatre
sous-espèces : 1° kyste ovarique uniloculaire; 2° kyste
ovarique multiloculaire; 3° kyste ovarique aréolaire ou
vésiculaire; 4° kyste ovarique composé.

Je ne ferai que mentionner ici ou plutôt que présenter
un résumé succinct de cinq de ces faits qui se rattachent
à la dégénération aréolaire et gélatiniforme.

Je dirai d'abord que des degrés insensibles conduisent
des kystes uniloculaires ou multiloculaires séreux aux
kystes uniloculaires ou multiloculaires visqueux, aux
kystes aréolaires ou alvéolaires à larges mailles communicantes ou non communicantes (remplies d'un liquide
albumineux et filant comme du blanc d'œuf, quelquefois
d'un liquide semblable à de la gelée) et enfin aux kystes
aréolaires à très petites mailles qui ne sont autre chose
que la dégénération aréolaire et gélatiniforme.

J'ajoute qu'il est des kystes de l'ovaire exclusivement
constitués par du tissu aréolaire et gélatiniforme; qu'il en
est d'autres dans lesquels le tissu aréolaire et gélatiniforme ne forme qu'une partie de la tumeur, le reste de
cette tumeur étant constitué par un kyste uniloculaire ou
multiloculaire; qu'il existe des kystes uniloculaires végétants, dans lesquels des végétations plus ou moins nombreuses et plus ou moins considérables, pédiculées ou non

(1) Tome III, p. 395-419 de cet ouvrage, XIIIe classe, *Des métamorphoses et des productions organiques analogues.* (Voy. aussi *Anat. path.*
avec planches, XXVe livraison.)

pédiculées, constituées par du tissu aréolaire et gélatiniforme, proéminent à la face interne de ces kystes. Une
variété non moins intéressante est celle dans laquelle
le tissu aréolaire est comme infiltré dans l'épaisseur des
parois d'un kyste uniloculaire. Or, dans ce cas, tantôt
le tissu aréolaire pariétal proémine au dedans du kyste
sous la forme de végétations, tantôt il proémine au dehors
sous la forme de bosselures : dans quelques cas ce tissu
aréolaire pariétal proémine à la fois et au dedans et au
dehors.

Dans une dernière variété, les végétations multiples
qui naissent de la surface interne du kyste constituent
autant de masses pédiculées, libres d'ailleurs par tout le
reste de leur surface, contiguës, sans liquide intermédiaire
et remplissant complétement la cavité du kyste (kystes
aréolaires végétants) : dans ce cas, le kyste de l'ovaire se
présente au lit de la malade sous la forme d'une tumeur
dure dont il est difficile de déterminer et le siége et le
véritable caractère. L'idée d'un corps fibreux de l'utérus
est la première qui s'offre à l'esprit.

Une question pleine d'intérêt se présente dans l'étude
des kystes de l'ovaire, c'est la qualité du liquide contenu :
sous ce rapport, le liquide des kystes de l'ovaire se divise
en liquide séreux et en liquide visqueux. Les kystes à
liquide séreux peuvent être traités avec espérance de
succès par l'injection qui échoue constamment dans les
kystes à liquide visqueux.

Une autre question non moins digne d'intérêt, c'est
celle de savoir si le liquide des kystes de l'ovaire peut
prendre à la suite d'une ponction ou de plusieurs ponctions, un caractère différent de celui qu'il avait d'abord,
je veux dire si de séreux il peut devenir visqueux, ou
réciproquement.

On peut dire d'une manière générale que les kystes
séreux et les kystes visqueux constituent deux espèces

bien distinctes qui ne se transforment presque jamais
l'une dans l'autre.

Cependant j'ai noté un cas dans lequel le liquide visqueux à une première ponction est devenu séreux à une
seconde : mais il est bien plus commun de voir le liquide
séreux à la première ponction prendre aux ponctions
suivantes le caractère visqueux par suite de la modification que la ponction a apportée à la vitalité du kyste.
La couleur marc de café que présente souvent le liquide
à une deuxième, à une troisième ponction est due bien
évidemment à un épanchement de sang dans la cavité
du kyste par suite d'une ponction antérieure : cette coloration ne change pas la nature séreuse ou visqueuse du
liquide.

Lésions consécutives du tissu morbide aréolaire et gélatiniforme.

Un beau chapitre de l'histoire des kystes aréolaires et
gélatiniformes de l'ovaire consisterait dans l'étude des
lésions consécutives de ce tissu accidentel. Or, je ne connais d'autres lésions consécutives de ce tissu que l'inflammation : cette inflammation peut être partielle, elle peut
être générale ; l'inflammation générale est infiniment
plus rare que l'inflammation partielle, ce qui prouve,
jusqu'à un certain point, l'indépendance des diverses parties de la tumeur. Cette indépendance est quelquefois
telle qu'elle ne peut s'expliquer que par les cloisonne-
ments plus ou moins complets que présentent un certain
nombre de ces kystes.

La phlegmasie des kystes de l'ovaire peut être partielle
ou générale, elle peut être spontanée, ce qui est fort rare;
elle peut être provoquée par des violences extérieures,
telles qu'un choc violent sur l'abdomen, par suite d'une
chute ou de toute autre cause : je ne sais si une compression forte et permanente exercée sur le kyste dans le but

d'en déterminer l'atrophie, ou du moins d'en retarder le développement, ne pourrait pas produire le même résultat ; mais la cause la plus ordinaire de l'inflammation du kyste, c'est certainement la ponction ; dans un cas que j'ai observé avec M. Nélaton, chez une jeune personne âgée de dix-neuf ans, la première ponction amena un liquide séreux parfaitement limpide, dont la nature non visqueuse avait été diagnostiquée avant la ponction. Nous fûmes d'avis de nous en tenir là ; car on a vu quelquefois une simple ponction être suivie de guérison radicale. Il n'en fut pas de même chez notre malade, le liquide se reproduisit, mais il avait changé de caractère : il était devenu un peu visqueux, si bien que le trocart dont on se servit pour la deuxième ponction étant d'un petit diamètre, il fallut trois heures pour vider la poche, bien qu'on favorisât la sortie du liquide par la compression du ventre. Un examen très attentif, fait immédiatement après la ponction, nous permit de reconnaître l'existence d'une masse dure qui faisait partie de la tumeur. Des accidents inflammatoires formidables produits par l'inflammation du kyste survinrent après cette seconde ponction. La malade résista, grâce à un traitement antiphlogistique, dont les sangsues répétées furent la base ; mais le liquide revint assez rapidement, et j'ai eu le regret d'apprendre que la malade qui avait été ramenée dans son pays, aussitôt qu'elle fut transportable, avait succombé après une troisième ponction.

Je considère comme fort grave la ponction d'un kyste ovarique visqueux. J'ai été appelé pour un cas dans lequel un praticien aussi distingué que consciencieux était demeuré toute la nuit auprès de sa malade pour vider la poche sans pouvoir réussir complétement, bien qu'il se fût servi d'un assez gros trocart (nous avions reconnu, avant la ponction, la viscosité du liquide). Douze heures après, la malade fut prise d'un frisson violent et de tous

les accidents de la péritonite la plus aiguë (c'était probablement une inflammation des parois du kyste); elle
succomba la nuit suivante. L'ouverture ne nous fut pas
accordée.

J'ai observé un fait analogue chez une jeune femme
mère de deux enfants, qu'on croyait grosse pour la
troisième fois (c'était un kyste de l'ovaire qui marcha
rapidement et acquit un volume considérable). La ponction fut pratiquée; le liquide était séreux, et néanmoins,
le lendemain, accidents formidables de la péritonite la
plus intense, caractérisée par la décomposition de la
face, la petitesse du pouls, l'intumescence et la douleur excessive de l'abdomen. MM. Récamier, Jadioux
et moi, diagnostiquâmes une inflammation suraiguë du
kyste. Mort au bout de quarante-huit heures. A l'ouverture, nous trouvâmes un état gangréneux de la couche
interne du kyste. Le péritoine était parfaitement sain.
La mort par kystite suraiguë gangréneuse est assez rare
à la suite de la ponction. La kystite purulente aiguë ou
chronique est infiniment plus fréquente.

L'affinité des kystes ovariques uniloculaires avec les
kystes ovariques aréolaires et gélatiniformes est établie
par les cas dans lesquels il y avait association dans des
proportions variables d'un gros kyste uniloculaire ou
multiloculaire avec la dégénération aréolaire et gélatiniforme. Le liquide contenu dans les gros kystes uniloculaires ou multiloculaires qui accompagnent la dégénération gélatiniforme m'a paru partager le plus ordinairement les caractères du liquide qui occupe le tissu aréolaire
et gélatiniforme, c'est-à-dire qu'il est visqueux ou gélatiniforme. Il y a pourtant quelques exceptions à cet
égard.

Enfin la dégénération aréolaire et gélatiniforme occupe la totalité de l'ovaire et même quelquefois les deux
ovaires à la fois. Dans ce dernier cas, les deux ovaires

dégénérés sont tantôt à peu près également, tantôt inégalement développés. Ils se moulent ordinairement l'un sur l'autre, en sorte qu'il est généralement impossible, par l'exploration soit abdominale, soit vaginale, soit rectale, de déterminer l'unité ou la dualité de la dégénération. Dans le cas de dégénération simultanée des deux ovaires, l'un des kystes occupe l'abdomen et l'autre occupe dans des proportions variables en partie la cavité pelvienne et en partie la cavité abdominale.

On peut rattacher à la dégénération gélatiniforme les kystes de l'ovaire uniloculaire ou multiloculaire qui sont remplis par un liquide visqueux; car les kystes visqueux (dans l'épaisseur des parois desquels on rencontre assez souvent du tissu aréolaire et gélatiniforme) participent à l'incurabilité des kystes aréolaires et gélatiniformes. L'injection et même la simple ponction sont formellement contre-indiquées dans ce cas. Il n'y a pour les kystes visqueux uniloculaires, comme pour les kystes visqueux ou non visqueux multiloculaires, d'autre remède que l'extirpation.

La dégénération aréolaire et gélatiniforme constitue un tissu accidentel ou morbide qui est lui-même sujet à un travail morbide consécutif, qu'on peut considérer comme étant de nature inflammatoire. Or, ce travail morbide consécutif qui peut survenir spontanément est le plus souvent provoqué par des causes accidentelles et surtout par la ponction toujours très grave dans ce cas, tandis qu'elle est en général inoffensive dans les kystes uniloculaires à liquide séreux de l'ovaire.

Je ne sais s'il existe dans les annales de la science un seul exemple de kyste aréolaire et gélatiniforme de l'ovaire, ou même de kyste uniloculaire à contenu visqueux ou gélatiniforme qui ait été ponctionné sans accidents phlegmasiques consécutifs, tandis qu'il est rare de voir la ponction d'un kyste ovarique ordinaire ou séreux

V.   9

donner lieu à une phlegmasie du kyste. Un fait non moins rare, c'est la guérison sans récidive d'un kyste ovarique ordinaire ou séreux par la simple ponction.

Les kystes aréolaires et gélatiniformes de l'ovaire peuvent-ils guérir autrement que par l'extirpation? Non, certainement : que peuvent les ponctions en pareil cas? Elles déterminent inévitablement une phlegmasie de mauvaise nature dans une partie ou dans la totalité du kyste et deviennent une cause d'épuisement et de mort, ainsi que j'en ai vu un exemple.

Dans un cas particulier, j'ai eu l'idée d'un traitement qu'on peut appeler *traitement atrophique du kyste aréolaire et gélatiniforme de l'ovaire.* C'était chez une jeune femme de vingt ans, d'une très forte constitution, remarquable par la fraîcheur de son teint : il n'existait de fluctuation que dans une partie très limitée de la tumeur; tout le reste de cette tumeur qui représentait le volume de l'utérus à la fin de la grossesse était remarquable par sa dureté. On avait insisté, à plusieurs reprises, pour la ponction; la malade y était décidée : je parvins à l'en dissuader, en lui faisant comprendre l'insuffisance et le danger extrême de ce moyen. Je lui recommandai d'abord l'usage de purgatifs drastiques une fois ou deux par semaine, et en outre un badigeonnage quotidien sur l'abdomen, par zones successives avec la teinture alcoolique d'iode. Ce badigeonnage devait être pratiqué sur la même zone jusqu'à ce que la douleur de l'application devînt intolérable. Les badigeonnages étaient alternés avec l'application de vésicatoires volants promenés sur divers points de l'abdomen, vésicatoires qu'on laissait à demeure sans pansement et qui déterminaient toujours l'écoulement d'une énorme quantité de sérosité. Mais j'insistai principalement sur une compression méthodique exercée sur tout l'abdomen et dirigée de haut en bas. Il y a quinze ans au moins que j'ai été consulté pour la première fois : la tumeur a considérablement diminué de volume; la malade et moi estimons qu'elle a été réduite au quart du volume qu'elle avait lorsque j'ai été consulté pour la première fois. La malade a repris, avec son embonpoint, la fraîcheur du teint qui la caractérise; elle peut faire de très longues courses et se suffit à elle-même pour son petit ménage. Le kyste a augmenté notablement de consistance; il semble qu'il soit réduit à sa partie solide, on dirait un corps fibreux; il me paraît complétement atrophié. Ce serait donc là un mode de guérison par atrophie.

Le même traitement, c'est-à-dire le badigeonnage par zones successives, alterné avec l'application de vésicatoires volants, et l'usage des drastiques une fois ou deux par semaine, m'a réussi d'une manière bien plus complète encore, chez une demoiselle âgée de vingt-quatre ans, dont le kyste atteignait déjà l'ombilic; c'était un kyste séreux : depuis plusieurs années il n'existait plus de traces du kyste lorsqu' elle fut prise d'une fièvre scarlatine, en apparence bénigne jusqu'au sixième jour. Tout à coup délire, angoisses, petitesse et fréquence du pouls. Mort pendant la nuit. Les parents, abîmés de douleur, m'ont refusé obstinément l'ouverture.

Des kystes analogues aux kystes aréolaires gélatiniformes de l'ovaire peuvent-ils se développer dans le tissu cellulaire sous-péritonéal? J'ose à peine mentionner ici (avec un point d'interrogation et sous toute réserve) une pièce pathologique qui a été présentée à la Société anatomique en novembre 1857, et j'ai eu le regret de voir qu'il n'en est fait nulle mention dans ses *Bulletins :* de pareils faits auraient besoin de contrôle.

Une jeune fille de mauvaise vie, âgée de dix-neuf ans, entre dans un hôpital (je n'ai pas noté lequel); elle se disait au terme d'une grossesse; son abdomen était énormément volumineux, comme dans une grossesse à terme.

Des doutes sur l'état de grossesse s'élevèrent dans l'esprit du médecin qui lui donnait des soins. On reconnut par le toucher rectal que l'utérus avait le volume et la forme qu'il présente en dehors de l'état de grossesse : on diagnostiqua donc un kyste de l'ovaire, et bien qu'il n'y eût pas de fluctuation manifeste, on se décida à faire une ponction sollicitée ardemment par la malade. Point de résultat.

La jeune fille étant morte quelque temps après la ponction, on reconnut que la tumeur n'était pas formée aux dépens des ovaires, lesquels étaient parfaitement sains, de même que les trompes et l'utérus : c'était une tumeur très volumineuse, bosselée, dure, présentant à sa partie supérieure un rétrécissement circulaire qui avait dû correspondre à la base du thorax.

La tumeur est recouverte par le péritoine; sa coque est fibreuse. Je ne puis rapprocher cette tumeur que des kystes de l'ovaire, et pourtant les deux ovaires et les deux trompes étaient dans l'état le plus parfait d'intégrité.

La coupe de la tumeur montre qu'elle est constituée par un tissu fibreux aréolaire à petites mailles. Quelques-unes de ces mailles sont cartilagineuses; point de suc cancéreux; rien de cancéreux dans cette altération que constituent des aréoles remplies de suc gélatiniforme.

Quel était le siége de cette tumeur?

Ce n'étaient ni les ovaires, ni les trompes, ni l'utérus : c'était le tissu cellulaire sous-péritonéal, intermédiaire à la vessie et à l'utérus, dans le cul-de-sac que forme le péritoine.

D'autres tumeurs de même nature (aréolaires et gélatiniformes) naissant du mésentère et du diaphragme chez le même sujet, m'ont également paru sous-péritonéales.

Kystes ovariques composés. Il existe des kystes de l'ovaire composés qui sont constitués par des kystes multiples de capacités très diverses, dont les intervalles sont remplis par du tissu aréolaire et gélatiniforme parfaitement organisé. C'est dans cette catégorie que doit être classé le kyste de l'ovaire extirpé par M. le professeur Nélaton, et qu'il a présenté le 24 juin 1862 à l'Académie de médecine (1).

Voici le résumé du procédé opératoire suivi par mon habile et consciencieux collègue :

Après avoir mis le kyste à découvert par une incision verticale étendue de l'ombilic au pubis, M. Nélaton vida successivement plusieurs kystes dont un était très considérable. La tumeur, ainsi réduite à sa plus simple expression, a pu être attirée au dehors avec la plus grande facilité, et comme il existait une adhérence entre le grand épiploon et un point du kyste, l'épiploon fut coupé au voisinage de cette adhérence ; trois artérioles furent liées. Il y avait encore quelques autres petites adhérences qui ont été divisées. La malade a parfaitement guéri.

Un incident de l'opération, c'est que la ponction pratiquée à la poche la plus considérable eut pour conséquence l'épanchement d'une certaine quantité de la sérosité du kyste dans la cavité péritonéale : cet épanchement fut déterminé par la fragilité des parois du kyste que déchira assez largement le flot du liquide qui se précipita autour du trocart.

A l'exemple du chirurgien anglais qui, dans un cas semblable, abstergea avec le plus grand soin la cavité péritonéale inondée par un flot de liquide et guérit sa malade, M. Nélaton abstergea la cavité péritonéale et a été aussi heureux que son devancier ; sa malade a parfaitement guéri. Je ne puis qu'applaudir à l'importance que l'on attache à l'abstersion aussi complète que possible du péritoine ; car il faut bien se garder de croire que le liquide du kyste de l'ovaire, quelque limpide qu'il soit,

(1) *Bulletin de l'Acad. de médecine*, Paris, 1862, t. XXVII, p. 404, 943.

soit inoffensif pour le péritoine, bien au contraire : rien n'égale l'intensité de la péritonite qui est la conséquence de cet épanchement.

Lésions morbides consécutives du tissu aréolaire et gélatiniforme.

Un beau chapitre de l'histoire des kystes aréolaires et gélatiniformes de l'ovaire a pour objet l'étude des lésions secondaires de ce tissu morbide accidentel : or, je ne connais d'autre maladie proprement dite du tissu de ces kystes que l'inflammation. Cette inflammation peut être partielle ou générale; elle peut être spontanée, mais le plus ordinairement elle est la suite d'une violence extérieure, d'un choc violent reçu sur le ventre; trop souvent elle est la suite d'une ponction intempestive.

Disons d'abord que rien n'est plus contre-indiqué que la ponction dans les kystes aréolaires et gélatiniformes de l'ovaire; car, dans ce cas, la canule, quel que soit son calibre, donne à peine issue à une suffisante quantité du contenu pour apprécier sa nature. Elle ne serait tout au plus qu'un moyen explorateur, moyen dangereux contre lequel on ne saurait trop s'élever : moyen inutile; car l'absence de fluctuation est une contre-indication manifeste de toute ponction.

L'exploration pure et simple de l'abdomen suffit parfaitement pour la détermination de la nature liquide ou visqueuse, ou gélatiniforme du contenu. Surtout point de ponction exploratrice sans une nécessité absolue.

J'ai vu plusieurs exemples de ces ponctions dites *exploratrices*, qui ont été suivies d'un travail phlegmasique de la plus 'mauvaise nature. Presque toujours ce travail est partiel; il est caractérisé : 1° par une vascularisation très remarquable dans les parties du kyste qui avoisinent le lieu de la ponction; 2° par un changement de couleur et de consistance de la matière contenue.

A. La vascularisation augmentée, qui résulte de l'in-flammation des aréoles du kyste, est caractérisée par des vaisseaux aplatis, faciles à voir à travers la transparence des parties voisines, vaisseaux d'apparence veineuse, toujours flexueux, naissant et se terminant brusquement. Ces vaisseaux, bien qu'ils soient parfaitement délimités, paraissent sans parois, ou du moins leurs parois sont si minces et si fragiles qu'il est impossible de les isoler par la dissection. Ces vaisseaux occupent principalement la membrane d'enveloppe générale. Quelquefois, au lieu de vaisseaux ou de traînées de sang d'apparence vasculaire, on voit des grumeaux ou de petites masses amorphes de sang, disséminées sous forme d'îles (*insulæ*) au milieu du tissu gélatiniforme. Enfin, dans les régions qui ont été le siége principal de l'inflammation, on trouve des groupes de veines (au nombre de 3, 4, 5) de plusieurs centimètres de longueur, déposées çà et là au milieu du tissu aréolaire et gélatinifor me

Indépendamment de ces vascularisations incomplètes de nouvelle formation, le kyste aréolaire, frappé de phlegmasie, présente une vascularisation très prononcée à la surface des lames fibreuses qui, détachées de la face interne de la membrane d'enveloppe, vont se divisant et se subdivisant pour constituer les divers groupes d'aréoles ou d'alvéoles du tissu propre du kyste ; souvent ces lames ou lamelles sont noires de sang par leurs deux faces, tant la vascularisation est considérable.

Quant à la matière gélatiniforme contenue dans les aréoles, elle conserve sa transparence dans les parties qui n'ont pas été le siége de l'inflammation, et cette transpa-rence fait mieux ressortir la couleur jaune de pus et l'opacité que présente la matière contenue dans les aréoles qui ont été siége de l'inflammation. A ce premier degré les aréoles sont encore dans leur état d'intégrité.

B. Mais à un degré plus avancé de la phlegmasie du tissu

aréolaire et gélatiniforme, la matière gélatineuse devenue en partie purulente s'échappe de ses aréoles lacérées et forme des masses jaunâtres d'apparence muqueuse ou mucoso-purulente, masses quelquefois très considérables qui occupent des espèces de géodes limitées par le tissu aréolaire intact qui a échappé à la désorganisation. Ces groupes de lobules enflammés ne tardent pas à être le siége d'un travail morbide secondaire. Ils sont érodés comme par usure. La matière mucoso-puriforme contenue dans les aréoles est quelquefois rougeâtre. On voit çà et là de petits pinceaux veineux et des macules de sang.

C. A un degré d'altération plus avancée, ce n'est plus un liquide d'apparence mucoso ou gélatino-purulente qui infiltre les aréoles, mais bien une sorte de pus concret jaune verdâtre, une matière d'apparence tuberculeuse, et il n'est pas rare de rencontrer des fragments plus ou moins considérables de tissu aréolaire et gélatiniforme pénétrés et entourés de pus concret, lesquels fragments ne tiennent plus à la masse que par un pédicule plus ou moins épais et quelquefois même sont complétement isolés.

Assurément l'étude de ce travail morbide consécutif dans un tissu morbide qui occupe le dernier degré de l'échelle, sous le point de vue de l'organisation et de la vie, est pleine d'intérêt et mérite de fixer l'attention des observateurs qui ne devraient jamais oublier ce mot si profond et si vrai : *in minimis tota latet natura.*

Ce travail phlegmasique consécutif des kystes aréo-laires et gélatiniformes de l'ovaire peut-il se produire spontanément sans violence extérieure, ou bien à la suite d'une forte pression exercée sur l'abdomen, d'une contu-sion violente ? Plusieurs faits semblent le prouver, mais la cause la plus ordinaire de cette inflammation est, sans contredit, une ponction intempestive.

La ponction du kyste aréolaire et gélatiniforme de

l'ovaire est formellement contre-indiquée dans tous les cas sans exception; car elle est presque toujours suivie d'accidents consécutifs : la ponction ne saurait d'ailleurs avoir aucun avantage, même celui d'un soulagement momentané, car c'est à peine s'il s'écoule par le trocart une assez grande quantité de suc gélatiniforme pour faire connaître les caractères du kyste.

Peut-il y avoir coïncidence de la dégénération aréolaire et gélatiniforme avec un kyste séreux plus ou moins considérable? J'ai vu plusieurs cas de ce genre. La proportion entre le volume du kyste séreux et celui de la portion aréolaire et gélatiniforme présente beaucoup de variétés ; le kyste séreux est quelquefois très considérable : dans ce cas, on est autorisé à pratiquer la ponction du kyste séreux, avec la certitude que la malade en éprouvera un grand soulagement ; mais si par malheur le trocart traversait la portion aréolaire du kyste, il pourrait en résulter une phlegmasie de mauvaise nature et un dépérissement cachectique qui amènerait plus tôt ou plus tart la mort de la malade. C'est ce qui est arrivé dans un cas présenté à la Société anatomique le 22 novembre 1861.

La rareté du cancer proprement dit des ovaires contraste avec la fréquence de la dégénération aréolaire et gélatiniforme de ces organes, et établit une ligne de démarcation bien tranchée entre ces deux dégénérations (1).

Peut-il y avoir coïncidence d'un kyste de l'ovaire avec une ascite? Cette coïncidence, si elle existe, doit être extrêmement rare. Pour mon compte, je ne l'ai jamais observée. On ne pourra d'ailleurs reconnaître la présence du kyste de l'ovaire qu'après avoir évacué le liquide péritonéal par la ponction.

(1) Voyez *Anatomie pathologique*, avec planches, V⁰ livraison, explication de la planche 3 ; XXV⁰ livraison, explication de la planche 1.

Association d'un kyste uniloculaire avec un kyste aréolaire (1).

Chez un sujet sur lequel je n'ai eu aucun renseignement, la tumeur ovarique présentait deux parties bien distinctes : 1° un grand kyste uniloculaire qui formait le tiers supérieur de la tumeur ; 2° un tissu aréolaire qui en constituait les deux tiers inférieurs.

On peut voir sur la coupe de ces ovaires toutes les variétés de forme et d'aspect que présentent les cellules des kystes aréolaires : dans ce cas, les cellules formaient deux groupes bien distincts, l'un supérieur, l'autre inférieur, séparés l'un de l'autre par une cloison fibreuse très épaisse : ces cellules, qui représentent assez bien une ruche à miel, étaient toutes remplies d'un liquide albumineux ayant l'aspect, la consistance, je dirai presque l'odeur du blanc d'œuf : transparent dans l'immense majorité des cellules, ce liquide albumineux était brunâtre ou noirâtre dans quelques-unes.

La coupe présente des cellules ouvertes et des cellules non ouvertes. Il est aisé de voir que, pour le plus grand nombre, il y a isolement complet des cellules les unes des autres ; que lorsqu'elles communiquent entre elles, c'est toujours en petit nombre ; que les orifices de communication sont petits et faits comme par emporte-pièce et que les cloisons de séparation des cellules sont toujours composées de deux lamelles dont chacune appartient à la cellule correspondante.

Ces lamelles fibreuses, quoique en général demi-transparentes, sont très résistantes ; ici très minces, là très épaisses. Les cellules les plus considérables présentaient souvent des valvules ou replis, tantôt parallèles, tantôt perpendiculaires à leurs parois. Quelquefois il y avait deux valvules intérieures semblables aux valvules veineuses ;

(1) *Anatomie pathologique* avec planches, planche 1, XXVᵉ livraison.

quelques caillots sanguins se voyaient çà et là sur les parois des cellules.

Ce fait est un de ceux qui m'ont le plus fortifié dans la pensée que les kystes aréolaires et gélatiniformes des ovaires étaient formés aux dépens du réseau veineux de ces organes. Je ferai remarquer que ce kyste était constitué par trois parties bien distinctes : 1° par un kyste uniloculaire qui occupait la partie la plus élevée de la tumeur; 2° par un kyste aréolaire à large mailles; 3° par un kyste aréolaire à petites mailles.

Je n'ai pas noté quel était le caractère du grand kyste uniloculaire, mais il est plus que probable qu'il était gélatiniforme, comme le kyste aréolaire.

Dans le cas précédent, ie tissu aréolaire constituait la presque totalité de la tumeur; dans le cas suivant, l'ovaire était transformé en un grand kyste uniloculaire, de la face interne duquel naissaient des végétations sphéroïdales, plus ou moins considérables, à structure aréolaire ; en outre, les parois du kyste constituées en partie par une sorte de gâteau aréolaire représentaient assez bien la forme et la structure du placenta.

3e exemple. — Kyste uniloculaire de la face interne duquel naissaient des végétations sphéroïdales constituées par du tissu aréolaire. —En outre, les parois du kyste sont constituées dans une partie de leur étendue par une sorte de gâteau aréolaire placentiforme (1).

Une femme de la Salpêtrière, âgée de soixante ans, couchée dans mon service, portait depuis un grand nombre d'années une tumeur abdominale qui avait acquis par degrés un volume tel qu'elle rendait la progression extrêmement difficile. La malade sollicitait depuis longtemps la ponction; je ne m'y décidai que lorsque le dépérissement, l'insomnie, l'oppression et les souffrances

(1) *Anatomie pathologique* avec planches, XXVe livraison, explication de la planche 1.

habituelles m'eussent autorisé à passer par-dessus les inconvénients de la ponction que je regardais d'ailleurs comme une extrémité périlleuse.

Une exploration attentive de l'abdomen me permit de reconnaître, à la partie inférieure de la poche, plusieurs masses bosselées extrêmement dures, faciles à isoler les unes des autres. Cette circonstance dut faire choisir pour la ponction un point autre que les régions occupées par ces tumeurs. Plongé dans le lieu d'élection accoutumé, le trocart serait tombé sur une d'elles. Nous choisîmes la ligne blanche, il s'écoula une grande quantité de liquide séreux.

A dater de cette époque jusqu'à sa mort, cette femme fut ponctionnée huit fois, à des intervalles variables, et à chaque fois elle recouvra des forces, de l'appétit et la faculté de marcher. Après la ponction, la tumeur était réduite aux masses dures, mobiles les unes sur les autres, qui constituaient le quart environ de son volume; des accidents survinrent à la suite de plusieurs de ces ponctions : une fois la malade éprouva tous les symptômes de la péritonite la plus intense. Je la crus perdue : le traitement antiphlogistique le plus énergique , les saignées générales et locales firent tomber les symptômes inflammatoires, et la malade se rétablit. A la suite d'une autre ponction, il survint une pleurésie à droite, qui céda également à un traitement actif.

La huitième ponction ayant été suivie d'accidents inflammatoires subaigus du côté de l'abdomen avec fièvre, je soupçonnai une inflammation du kyste, accident extrêmement fréquent, qui me fait redouter la ponction dans l'hydropisie enkystée de l'ovaire, surtout dans les kystes aréolaires et gélatiniformes.

La malade, épuisée et fébricitante, sollicitait une neuvième ponction. Vaincu par ses instances et dans l'espérance que l'évacuation d'une certaine quantité du liquide contenu dans le kyste pourrait prolonger sa vie, je m'y décidai presque malgré moi. J'acquis alors la conviction de l'inflammation du kyste : jusque-là, en effet, le liquide albumineux, évacué par la ponction, avait été parfaitement transparent : dans cette neuvième ponction, il était trouble, mêlé de pus. Après la ponction, la malade sembla se ranimer pendant quelques jours, mais elle ne tarda pas à succomber dans l'état d'épuisement le plus absolu.

A l'ouverture, nous trouvâmes que le kyste adhérait aux parois abdominales par des liens celluleux faciles à déchirer par la plus légère traction. La poche était un peu enfoncée dans l'excavation du bassin. Comme on la soulevait pour la détacher, son poids considérable l'a entraînée ; les liens qui l'unissaient à l'utérus ont été rompus, la tumeur est tombée de la table sur les dalles où elle s'est crevée, et aussitôt s'est écoulé une très grande quantité de liquide trouble, semblable à celui qui avait été retiré par la précédente ponction (à savoir, un liquide visqueux et purulent).

Les parois du kyste étaient tapissées par une fausse membrane : de la surface interne de ce kyste naissaient plusieurs tumeurs sphéroïdales inégales en volume (celles que nous avions reconnues par l'exploration avant et après les ponctions). La plus petite n'était pas plus grosse qu'une aveline ; la plus grosse avait le volume d'une pomme reinette ; toutes adhéraient par un gros pédicule. Leur surface lisse, demi-transparente, permettait de déterminer à l'œil nu, préalablement à toute incision, la disposition aréolaire de leur tissu.

La coupe de ces tumeurs a montré qu'elles étaient constituées par des cellules de capacité variable sans communication les unes avec les autres : quand on ouvrait une de ces cellules, on voyait les cellules voisines faire saillie dans l'intérieur de la cellule ouverte.

Les parois de ces cellules étaient très résistantes : ici

transparentes, là opaques. Leur structure était fibreuse. Le liquide contenu, transparent et albumineux dans un grand nombre de cellules, était trouble et purulent dans les autres, preuve bien évidente que les tumeurs avaient participé à l'inflammation des parois du kyste.

Indépendamment de ces tumeurs sphéroïdales qui proéminaient à l'intérieur du kyste, les parois du kyste contenaient dans leur épaisseur une sorte de gâteau aréo-laire ayant l'aspect, la forme et à peu près le volume d'un placenta. Ce gâteau aréolaire avait la même structure que les végétations qui naissaient de la surface interne du kyste.

Réflexions. J'ai déjà dit que l'étude des kystes aréolaires de l'ovaire faite comparativement avec celle des kystes hydatidiformes du placenta, et celle du tissu caverneux normal, m'avait conduit à me demander si ces kystes aréolaires ne seraient pas formés aux dépens des veines ovariennes prodigieusement développées, ayant perdu toute communication avec le reste du système veineux, tissu aréolaire devenu organe d'exhalation morbide et vivant d'une vie propre.

L'analogie du tissu kysteux aréolaire et gélatiniforme avec les tissus normaux dits *caverneux* ou *érectiles* est évidente. La seule différence consiste dans le défaut de communication des cellules entre elles dans le kyste, tandis que la communication des aréoles entre elles est le caractère du tissu caverneux : au reste, sous le rapport de la communication des cellules, les kystes aréolaires de l'ovaire présentent un grand nombre de variétés, car il est des cas dans lesquels les cellules sont complétement isolées les unes des autres ; tandis que dans d'autres cas toutes les cellules communiquent entre elles.

Si l'on considère, d'une autre part, que les kystes pla-centaires (1) sont évidemment formés aux dépens des

_____

(1) Si improprement dénommés kystes hydatiques.

vaisseaux et probablement aux dépens des veines, on sera
fondé à considérer, sinon comme établie au moins comme
ne sortant pas des limites d'une induction légitime, l'idée
que les kystes aréolaires de l'ovaire ont leur siége dans le
réseau érectile de cet organe.

Kyste ovarique aréolaire et gélatiniforme double : ponction sans résultat.— Altération consécutive du tissu morbide aréolaire et gélatiniforme. — Mort (1).

J'ai étudié avec le plus grand soin cette pièce pathologique. Voici le résultat de mes observations.

Les deux ovaires avaient subi au même degré la dégénération gélatiniforme. La tumeur ovarique gauche remplissait complétement l'excavation pelvienne qu'elle débordait supérieurement. Une rainure circulaire se voyait
sur la tumeur au niveau du détroit supérieur. La tumeur
ovarienne droite, beaucoup plus volumineuse que la
gauche, occupait la cavité abdominale qu'elle remplissait
en très grande partie (2).

Le *kyste ovarique droit ou pelvien* ayait très exactement
la forme d'un rein de grandeur colossale, dont le bord
convexe était à droite et dont le bord concave était à
gauche. Le kyste ovarique gauche et abdominal avait
également la forme d'un rein, mais d'un rein fortement
replié sur lui-même, en sorte qu'il présentait une forme
ovoïde.

Les deux kystes étaient bosselés à la manière de l'intes-

(1) Cette pièce, présentée à la Société anatomique en novembre 1861,
peut être considérée comme le type des kystes aréolaires ovariques et
gélatiniformes doubles, en même temps que le type de la dégénération
aréolaire et gélatiniforme considérée d'une manière générale.

(2) Voici les dimensions de ces deux tumeurs :
Tumeur ovarienne droite ou abdominale : hauteur, de 33 à 34 centimètres; largeur de 21 à 22 centimètres; épaisseur de 9 à 10 centimètres.
— *Tumeur ovarienne gauche ou pelvienne :* hauteur, de 19 à 20 centimètres; largeur, de 14 à 15 centimètres; épaisseur de 8 à 9 centimètres.

tin côlon. Je suis persuadé qu'il aurait été possible de reconnaître cette disposition bosselée à travers les parois abdominales amincies. Il n'est pas besoin de faire ressortir l'importance de ce diagnostic sous le point de vue thérapeutique, les bosselures étant un signe positif des kystes multiloculaires ou des kystes aréolaires et gélatiniformes.

Les deux masses ovariennes, l'une abdominale, l'autre pelvienne, adhéraient aux angles supérieurs de l'utérus et présentaient au niveau de cette adhérence une dépression analogue au hile du rein.

Le *kyste ovarique gauche ou pelvien* ne tenait à l'utérus que par le ligament de l'ovaire qui était épais et aplati, et par le ligament large : la trompe utérine gauche parfaitement saine, mais énormément allongée, descendait verticalement en bas, à une petite distance du bord interne du kyste, pour se terminer par un pavillon également très sain.

La partie inférieure de cette trompe croisait obliquement la face antérieure du kyste sur laquelle elle avait imprimé une légère dépression. La cavité de cette trompe était dilatée et perméable dans toute sa longueur. La dilatation et la perméabilité des trompes altérées sont un fait constant dans les kystes de l'ovaire.

Le *kyste ovarique droit ou abdominal* appartenait tout entier à la cavité abdominale : il adhérait intimement par son hile, sans vestige de pédicule, à l'angle supérieur de l'utérus. Il recouvrait aussi le bord droit de l'utérus, de telle sorte qu'il aurait été impossible d'enlever le kyste sans empiéter un peu soit sur l'utérus, soit sur le kyste.

C'est le seul cas de ce genre, c'est-à-dire de kyste ovarien sans pédicule, que j'aie observé : dans tous les autres cas, le kyste était pourvu d'un pédicule plus ou moins considérable. La compression exercée par le kyste ovarique abdominal sur le kyste pelvien et sur l'utérus rend parfaitement compte de cette disposition insolite. Dans tous les cas de kyste ovarique que j'ai observés, les rapports de la trompe avec le kyste permettaient toujours d'enlever le kyste sans toucher à la trompe qui longe ce kyste à une distance d'environ un centimètre.

Non-seulement le kyste ovarique gauche ou pelvien recouvrait l'angle correspondant et le bord gauche de l'utérus, mais encore il recouvrait la partie supérieure de la trompe du même côté, si bien que pour voir cette partie supérieure de la trompe, il a fallu étudier le kyste par sa face postérieure; mais en bas, la trompe reparaissait sur la face antérieure du kyste; dans tout son trajet, elle était d'ailleurs parfaitement saine, ainsi que son pavillon frangé.

Le kyste abdominal (kyste ovarique droit), qui avait comme le gauche la forme d'un rein, mais d'un rein fortement recourbé sur lui-même, présentait son bord convexe en dehors et son bord concave en dedans. Il était surmonté à la manière d'un casque par une tumeur kysteuse beaucoup moins considérable qui représentait assez bien la forme de la capsule surrénale et sa disposition par rapport au rein. C'était évidemment une portion du kyste aréolaire et gélatiniforme de l'ovaire laquelle n'avait conservé aucune communication avec le reste de la tumeur. Il n'est pas fort rare de voir le développement kysteux des ovaires se produire ainsi par plusieurs centres parfaitement distincts les uns des autres et séparés par des cloisons fibreuses.

Les rapports de l'utérus avec les deux kystes ovariques ont fixé mon attention d'une manière toute particulière : or voici ce que j'ai observé :

L'utérus n'occupait nullement la cavité pelvienne (laquelle était entièrement remplie par le kyste pelvien), mais bien la cavité abdominale; aussi y avait-il allongement considérable du vagin.

L'utérus était intermédiaire au kyste ovarique pelvien

V.   10

et au kyste ovarique abdominal. Sa direction était oblique de haut en bas et de gauche à droite ; le bord gauche regardait en bas. Un sillon profond de séparation qui existait dans la même direction établissait une ligne de démarcation parfaitement tranchée entre les deux kystes : or ce sillon de séparation devait être facilement appréciable pendant la vie à travers les parois abdominales, et je suis fondé à croire que la présence de ce sillon serait un des caractères les plus positifs de l'existence de deux tumeurs ovariennes.

Le toucher vaginal et surtout le toucher rectal, qui ne doivent jamais être négligés en pareil cas, auraient en outre établi l'existence d'un kyste pelvien dont on aurait pu facilement apprécier, à travers les parois minces du rectum, la forme bosselée et la structure aréolaire.

La forme de l'utérus était d'ailleurs normale, sans élargissement notable (1). J'ai trouvé cet organe beaucoup moins déformé que dans le cas de kyste ovarique unique. On reconnaissait parfaitement toutes les annexes de l'utérus, à savoir : les trompes utérines, les ligaments ronds et les ligaments larges : et à la place des ovaires étaient les deux énormes tumeurs.

Les *deux kystes ovariques*, dont j'ai indiqué la forme semblable à celle d'un rein, étaient bosselés à leur surface. Ces bosselures étaient la conséquence de la présence d'une bride fibreuse longitudinale qui occupait le bord concave de chaque kyste au niveau de la ligne d'insertion du ligament large. Cette bride fibreuse n'était nullement produite par la présence de la trompe, car elle se prolongeait au-dessous d'elle ; sa largeur était d'un centimètre au moins : elle était très épaisse, très résistante, et protégeait les vaisseaux nourriciers superficiels de la tumeur qui se

_____

(1) Preuve bien évidente que l'allongement de l'angle de l'utérus dans les kystes ovariques, de même que l'hypertrophie du ligament rond, tiennent au tiraillement exercé sur l'utérus par le ligament de l'ovaire.

trouvaient à son niveau. C'est à cette bride fibreuse qu'était dû le froncement vertical du kyste. La surface des deux tumeurs était parcourue par des sillons ou dépressions perpendiculaires à leur longueur, sillons ou dépressions qui donnaient assez xactement à ces ovaires la forme bosselée de l'intestin côlon : cette disposition était surtout très prononcée à la partie inférieure de la tumeur ovarienne droite. La forme bosselée est le caractère univoque de la nature aréolaire et gélatiniforme des kystes de l'ovaire, et cette disposition pourrait, dans quelques cas douteux, éclairer le diagnostic.

La vessie, le vagin et l'utérus avaient subi une élongation considérable. L'allongement de l'utérus s'était produit exclusivement aux dépens de son col, qui avait de 5 centimètres à 5 centimètres et demi de hauteur. Les parois de ce col étaient considérablement amincies, ramollies et dilatées. Le col faisait suite au vagin, prodigieusement allongé, dont il ne se distinguait que par un petit bourrelet circulaire. Le corps de l'utérus avait conservé sa forme et sa structure normale ; l'indépendance du col et du corps de l'utérus ne m'a jamais paru plus prononcée que dans ce cas.

Par suite de l'élongation du vagin et du col de l'utérus, le fond de l'utérus s'élevait de 10 à 11 centimètres au-dessus du pubis. La vessie, allongée dans la même proportion, s'élevait jusqu'à la même hauteur ; l'excavation pelvienne était entièrement remplie par le kyste ovarique gauche.

Un point très important et à l'ordre du jour, puisque l'ovariotomie tend de plus en plus à prendre droit de domicile dans la science, c'est la détermination rigoureuse des rapports des kystes de l'ovaire avec l'utérus.

Or si l'ovariotomie doit être repoussée du traitement des kystes séreux uniloculaires de l'ovaire, qui peuvent être traités par la ponction et par l'injection, elle doit être prise en grande considération dans le traitement des kystes multiloculaires, et surtout dans le cas de dégénération aréolaire et gélatiniforme de l'ovaire. Or, le premier fait anatomique qui milite en faveur de l'extirpation des kystes de l'ovaire, c'est l'indépendance parfaite des vaisseaux de l'ovaire, c'est l'isolement aussi complet que possible de cet organe qui ne tient au reste du corps que par un ligament ; et il est bon de remarquer que cet isolement est aussi complet dans l'état pathologique que dans l'état normal : aussi dans la discussion qui s'était élevée à l'Académie de médecine sur le traitement des kystes de l'ovaire, discussion à laquelle j'ai pris une assez grande part (1), j'ai considéré l'ablation des kystes de l'ovaire comme pouvant entrer dans le domaine chirurgical, mais seulement dans le cas de kyste multiloculaire, et surtout dans le cas de kyste aréolaire et gélatiniforme. Les succès obtenus récemment en Angleterre, le témoignage de M. Nélaton, qui s'est rendu à Londres pour assister à une opération d'ovariotomie, et qui a vu quatre femmes guéries par cette opération, tout cela donne à cette question un intérêt d'actualité qui appelle des recherches plus approfondies et plus rigoureuses sur tout ce qui a trait à l'anatomie pathologique de structure et de rapports des kystes de l'ovaire (2).

Un point fondamental dans l'anatomie pathologique des kystes de l'ovaire, c'est le fait de la délimitation constante de la lésion à l'ovaire, c'est l'intégrité parfaite de toutes les autres parties de l'appareil génito-utérin ; la

(1) *Bulletin de l'Académie*, 1856-1857, t. XXII, p. 85 et suiv.

(2) M. Nélaton a rapporté de Londres, et déposé au musée Dupuytren, deux des kystes de l'ovaire qui avaient été opérés avec succès. J'ai examiné ces kystes : l'un était un kyste multiloculaire, à parois bien organisées, qui devait avoir appartenu à un kyste séreux ; l'autre était un kyste séreux uniloculaire, de la surface interne duquel naissaient plusieurs masses de tissu aréolaire et gélatiniforme aplaties, placentiformes, de plusieurs centimètres de diamètre.

trompe utérine correspondante à l'ovaire malade, trompe utérine qui subit une si grande élongation en même temps qu'une si grande dilatation, est toujours parfaitement saine. J'ai dit que dans un cas j'avais trouvé une petite tumeur gélatiniforme du volume d'un pois, développé sur l'une des franges du pavillon de la trompe ; mais cette petite tumeur était complétement indépendante du kyste ovarique.

Je ne dois pas omettre, dans la description de ce kyste ovarique double, la disposition des ligaments des ovaires, disposition qui devrait être prise en grande considération, si jamais il pouvait venir à l'esprit de pratiquer une double ovariotomie. Ainsi le kyste ovarique gauche (kyste pelvien) ne tenait à l'utérus que par un ligament d'un centimètre de longueur; ce ligament était extrêmement épais et aplati d'avant en arrière.

Le kyste ovarique droit ou abdominal semblait, au premier abord, manquer de ligament. Ce kyste, en effet, accolé à l'utérus, recouvrait sans y adhérer la moitié droite du bord supérieur et une partie du bord latéral de cet organe. Or mon doigt, introduit entre la tumeur ovarienne et l'utérus, le long du bord supérieur de cet organe, rencontra une corde épaisse, curviligne, longue de 5 à 6 centimètres, qui, née de l'angle supérieur de l'utérus, se confondait avec la tumeur. Cette corde était évidemment formée par le ligament de l'ovaire, par la partie correspondante de la trompe utérine, et il m'a semblé aussi par un petit prolongement en forme de corne de l'angle supérieur de l'utérus. Pour mettre à nu ce te corde ou pédicule du kyste aréolaire abdominal, il a fallu entamer la partie supérieure du kyste; et je pense que si l'on rencontrait une disposition semblable dans un cas d'extirpation de l'ovaire, il n'y aurait aucun inconvénient à agir de la même manière, car l'incision du kyste ne donnerait lieu à aucun écoulement de sang. La

trompe, après son émergence du kyste venait s'appliquer, comme de coutume, sur le côté interne de la tumeur.
Il est évident qu'un kyste ovarique sessile ne peut se
rencontrer que dans un cas semblable, c'est-à-dire dans
un cas de dégénération aréolaire ou d'hydropisie enkystée des deux ovaires; car généralement le ligament
de l'ovaire est très allongé dans l'hydropisie enkystée d'un
seul de ces organes.

Je dois dire aussi que dans tous les cas de kyste
ovarique que j'ai eu occasion d'observer, la trompe utérine était toujours extrêmement allongée; dans le cas
actuel, elle avait 22 centimètres de long du côté du
kyste ovarique abdominal : constamment aussi elle est
très saine, sa cavité et son pavillon sont parfaitement
conservés ; la cavité de la trompe est dilatée et ses parois
amincies.

Structure des kystes aréolaires et gélatiniformes de l'ovaire.

La membrane d'enveloppe qui constitue la coque du
kyste aréolaire et gélatiniforme de l'ovaire est très mince,
demi-transparente et très résistante, malgré sa ténuité ;
rationnellement elle doit être fibro-séreuse, mais il est
impossible de démontrer par la dissection un feuillet
séreux sur cette membrane.

On peut à l'œil nu, ou mieux à la loupe, vu la transparence de la membrane d'enveloppe, reconnaître la disposition aréolaire, à mailles extrêmement déliées, du tissu
de la tumeur : sous la membrane fibro-séreuse se voit la
membrane propre du kyste qu'il n'est pas difficile d'isoler
par le secours de la dissection : des vaisseaux veineux se
voient çà et là entre les deux membranes.

C'est sous la membrane propre extrêmement ténue
que se voit la matière gélatiniforme du kyste, matière qui
présente diverses nuances de coloration, mais qui est

toujours transparente comme la gelée la plus pure : on dirait, au premier abord, que cette matière gélatiniforme est dépourvue de toute organisation; mais à la loupe et même à l'œil nu, il est facile de voir que cette matière est déposée dans un tissu aréolaire constitué par de très petites lames, lamelles et filaments fibreux qui se détachent de la face profonde de la membrane propre. Dans le cas de kyste ovarique double gélatiniforme que j'ai étudié avec le plus grand soin, la couche gélatineuse la plus voisine de la membrane d'enveloppe était aussi limpide que possible et de couleur rosée. Plus profondément, à la couleur rosée succédait une couleur jaunâtre qui donnait à cette matière l'aspect d'une gelée d'orange. La matière gélatiniforme était d'ailleurs traversée par de petits vaisseaux veineux, sinueux, isolés, sans parois susceptibles de démonstration, sans communication aucune avec d'autres vaisseaux, et comme jetés çà et là d'une manière irrégulière : chacun de ces vaisseaux constituait une circulation à part. A côté de ces vaisseaux se voyaient un assez grand nombre de petits caillots sanguins sous forme d'îles (*insulæ*) : c'était la vitalité réduite à sa plus simple expression; c'était une circulation sanguine à l'état de vestige.

A la ténuité, à la délicatesse, au peu de vitalité de ce tissu aréolaire et gélatiniforme, on comprend avec quelle facilité le travail phlegmasique qui s'en empare doit détruire sa frêle organisation. J'ignore si le travail phlegmasique peut se produire spontanément dans ce tissu, cela n'est pas impossible, mais je n'en connais pas d'exemple. On conçoit que, lorsqu'une ponction intempestive (et la ponction est toujours intempestive en pareil cas) est pratiquée, le travail phlegmasique inévitable qui la suit a souvent pour conséquence la désorganisation de ce tissu dont les aréoles se déchirent; et au maximum de cet état, la partie de la masse aréolaire qui en

a été le siége (car le travail phlegmasique est rarement
général dans ce cas) se présente sous l'aspect non de
gelée, mais de muco-pus jaunâtre, semblable à du blanc
d'œuf à moitié cuit, d'abord infiltré, puis ramassé en
foyers sans parois, ou plutôt à parois lacérées sans travail
d'élimination, sans membrane d'enkystement. La vitalité
incomplète de ce tissu parasitaire ne lui permet pas de
s'élever jusqu'à un travail restaurateur.

Ces foyers, irrégulièrement creusés dans l'épaisseur de
la masse aréolaire et gélatiniforme, constituent souvent
des espèces de géodes à la face interne desquelles adhèrent par des pédicules plus ou moins considérables des
masses irrégulières de tissu aréolaire et gélatiniforme
encore organisées et vivantes, et il m'a été donné de
suivre ce travail de séquestration depuis son début jusqu'à la séparation complète de ces masses qui tombent
en déliquium. C'est là le mode de gangrène ou mortification de ce tissu aréolaire et gélatiniforme qu'on pourrait considérer comme occupant le dernier degré de
'échelle sous le rapport de l'organisation et de la vie.
Je n'ai jamais surpris d'odeur gangréneuse dans la partie
de ce kyste complétement ou incomplétement séparée de
la masse gélatiniforme.

J'ai pu constater une fois de plus la vérité de tous ces
faits dans le cas de double kyste aréolaire et gélatiniforme ponctionné, dont je viens de tracer l'histoire.
Comme le tissu aréolaire et gélatiniforme est doué d'une
organisation et d'une vitalité extrémement restreintes
(j'oserais même dire qu'il occupe le degré le plus inférieur
de l'organisation et de la vie), ce tissu ne saurait suffire
aux frais d'un travail phlegmasique de restauration : voilà
pourquoi on voit si souvent ce tissu se désorganiser complétement à la suite d'une ponction, par le fait du travail
inflammatoire qui est la suite nécessaire de toute solution
de continuité. L'inflammation adhésive est-elle possible

dans ce tissu, à la suite d'une ponction? Je crois qu'elle
n'est pas impossible, car j'ai vu plusieurs fois la ponction
(toujours essentiellement contre-indiquée dans ce cas)
n'être suivie d'aucun accident consécutif. Mais la suppuration, la gangrène par déliquium sont la règle en pareille
occurrence : et si, par erreur, on avait eu le malheur de
pratiquer la ponction dans un cas de ce genre, il faudrait
condamner la malade au repos le plus absolu, couvrir le
ventre de cataplasmes émollients, pour maintenir, s'il
était possible, le travail inflammatoire dans les limites de
l'inflammation adhésive.

On trouve quelquefois réunis tous les degrés d'altération de la matière gélatiniforme dans les vastes géodes
formées par la désorganisation plus ou moins considérable du tissu aréolaire des kystes ponctionnés et quelquefois non ponctionnés : ainsi, dans le cas que je
viens de décrire, il y avait des masses de ce tissu qui
avaient échappé à la désorganisation, par la raison
qu'elles tenaient encore aux parois de la géode par un
pédicule plus ou moins épais; et même quelques-unes
de ces masses y adhéraient encore par une partie
considérable de leur surface : ces masses, plus ou moins
irrégulières, étaient comme taillées à pic par un travail
d'érosion qui les circonscrivait. La plupart de ces masses,
incomplétement séparées, avaient conservé leur transparence et tous leurs caractères normaux ; mais quelques-unes de ces masses étaient dures et blanches,
comme si elles avaient été imprégnées de suif concret
(c'était certainement du pus modifié, altéré) : nulle part
on ne trouvait de pus louable, mais souvent quelque
chose d'analogue au muco-pus : certaines masses pédiculées (à large pédicule) qui avaient échappé à la
désorganisation étaient recouvertes par une quantité
prodigieuse de vaisseaux d'aspect veineux, et ces masses
étaient véritablement organisées. Il y a donc dans ce tissu

morbide plus de vitalité qu'on ne le croirait au premier abord. Mais on peut dire que de tous les tissus vivants le tissu aréolaire et gélatiniforme est celui qui possède la vie en minimum de développement. C'est la vitalité réduite à sa plus simple expression. Le tissu aréolaire et gélatiniforme occupe donc le dernier degré de l'échelle morbide sous le rapport de l'organisation et de la vie. Il est, à cet égard, incomparablement au-dessous du tissu cancéreux proprement dit. Du reste l'affinité de la dégénération aréolaire et gélatiniforme et des kystes séreux est établie par les cas fréquents dans lesquels il y a coïncidence d'un kyste séreux ovarique plus ou moins considérable avec la dégénération aréolaire et gélatiniforme.

Dégénération aréolaire et gélatiniforme de la région parotidienne.

Il a été présenté à la Société anatomique (le 23 novembre 1860) une tumeur fort remarquable, du volume d'une petite orange, qui venait d'être extirpée et qui paraissait formée aux dépens de la glande parotide.

C'était pour la deuxième fois que cette opération était pratiquée sur le même sujet. La première opération avait été faite en 1857, et nous ignorons si la totalité de la tumeur avait été extirpée. Tout annonce que l'extirpation avait été incomplète.

Cette tumeur était bosselée : sa coupe offrait tous les caractères de la dégénération aréolaire et gélatiniforme. Le tissu morbide présentait deux dispositions bien distinctes : la partie centrale, qui constituait les deux tiers environ de la tumeur, présentait une charpente fibreuse parsemée de fragments cartilagineux qui lui donnaient une grande densité. La couche superficielle était constituée par une gélatine rougeâtre, molle, qui se lacérait facilement. Tout annonce que cette tumeur était formée aux dépens de la glande parotide elle-même. Il est probable que la première opération avait été incomplète.

Des altérations consécutives dans la dégénération gélatiniforme.

L'anatomie pathologique nous apprend que les tissus morbides de nouvelle formation restent rarement stationnaires et qu'ils sont sujets eux-mêmes à un certain nombre de lésions morbides consécutives qui ont quelquefois des conséquences plus graves que la lésion primitive elle-même. D'un autre côté, ces lésions consécutives peuvent dénaturer les lésions primitives, au point de les rendre méconnaissables.

Cette proposition, qui s'applique parfaitement à la dégénération gélatiniforme, trouvera sa démonstration dans le fait suivant.

Tumeur aréolaire et gélatiniforme sous-cutanée très considérable, siégeant à la région antérieure et interne de la cuisse gauche, à 7 centimètres au-dessus de la rotule, chez une femme âgée (1). *Altération tuberculiforme consécutive.*

La forme de la tumeur était celle d'un ovoïde très régulier, ayant 16 centimètres de longueur sur 9 centimètres de largeur et 6 centimètres d'épaisseur. Son enkystement était parfait (2). La section de la tumeur présentait tous les caractères de la dégénération aréolaire et gélatiniforme.

Son tissu aréolaire était à mailles fibreuses extrêmement minces, à peine visibles à l'œil nu; le contenu présentait tous les caractères physiques de la gélatine; il

(1) Pièce anatomique présentée à la Société anatomique, le 3o janvier 1863, au nom de M. le professeur Gosselin.

(2) Indépendamment de cette grosse tumeur, il y en avait une autre petite du volume d'une noix, juxtaposée, qui était comme accolée à la première. Le tissu de cette petite tumeur était altéré par suite d'un travail phlegmasique; son tissu était très dense, et la matière contenue avait une certaine opacité.

était remarquable par sa transparence avec diverses nuances de coloration, ici jaune orangé (c'était la couleur la plus générale), là semblable à de la gelée de groseille ; ailleurs se voyaient des extravasations sanguines. Le contenu n'était pas moins remarquable par sa viscosité, qui lui permettait de filer entre les doigts. Plusieurs larges coupes faites à la tumeur ne laissent échapper aucune parcelle du contenu, tant la viscosité est considérable.

La vascularisation de ce tissu est digne d'intérêt. Les vaisseaux artériels semblent manquer entièrement ; mais on voit çà et là des vaisseaux d'apparence veineuse aplatis, pleins de sang coagulé : ces vaisseaux, souvent repliés sur eux-mêmes, se terminent brusquement sans aucune ramification, comme s'ils avaient été jetés au hasard au milieu de cette gelée. Ailleurs, c'était comme des îlots de sang. Il était facile, à raison de leur cohérence, de retirer avec une pince à dissection les caillots sanguins qui remplissaient ces vaisseaux. L'existence des parois veineuses était indiquée par la direction du caillot sanguin, mais il m'a été impossible de séparer par la dissection les parois veineuses du tissu aréolaire ambiant.

La coupe de la tumeur m'a permis de voir qu'une petite partie de cette tumeur (la douzième partie environ), présentait, au voisinage d'une des extrémités, une altération qui contrastait avec la transparence du reste de la lésion : c'était une masse très irrégulière blanchâtre, concrète, d'apparence tuberculeuse, infiltrée dans les aréoles et comme combinée avec elles ; évidemment cette altération était la conséquence d'un travail morbide phlegmasique chronique : on ne pouvait comparer cette matière blanche qu'à une matière tuberculeuse, ou bien à une pseudo-membrane très dense infiltrée dans le tissu aréolaire et remplaçant la matière gélatiniforme ; non moins évidemment, il y avait eu là un travail morbide consécutif, et ce travail ne pouvait être qu'une phlegmasie chronique.

Quant à la membrane d'enkystement de la tumeur, elle était épaisse, très résistante, d'aspect fibreux, et néanmoins demi-transparente, excepté dans la région qui répondait à la masse blanche dont j'ai parlé.

J'avais cru d'abord qu'il n'y avait qu'une seule membrane d'enveloppe ; mais une incision très superficielle faite à la tumeur m'a permis de voir qu'il existait véritablement deux lames fibreuses dans cette enveloppe, à savoir, une membrane fibreuse très mince, et cependant résistante, qui se séparait avec facilité d'une seconde membrane un peu plus épaisse et également de nature fibreuse. Cette seconde membrane constituait la membrane propre, à la face interne de laquelle adhéraient intimement les lobules dont la réunion constituait la tumeur. C'était de cette surface interne que se détachaient toutes les lamelles et filaments fibreux dont l'entrecroisement constituait le tissu aréolaire.

Au niveau de la partie de la tumeur qui avait été le siége du travail morbide phlegmasique d'apparence tuberculeuse, la membrane propre était extrêmement épaisse : ce qui tenait à une couche de la matière concrète infiltrée qui lui adhérait intimement, et à laquelle j'ose à peine donner le nom de *tuberculeuse*.

Toute la partie de la tumeur infiltrée par cette matière tuberculeuse était très dense, très compacte, sans aucune vascularisation. C'était bien évidemment la conséquence d'un travail phlegmasique : il n'est donc pas un seul tissu sain et morbide qui ne puisse être affecté d'inflammation. Nous verrons plus tard le rôle important que joue l'inflammation dans les maladies cancéreuses.

DEUXIÈME SOUS-CLASSE.

Des dégénérations cancéreuses (cancers, carcinomes).

Le cancer (*carcinoma*) est une lésion organique de la plus mauvaise espèce, commune à tous les tissus, à tous les organes, identique dans tous, aussi générale que l'inflammation (1).

Le cancer est une maladie caractérisée par la production d'un *tissu morbide parasitaire*, sans analogue dans l'économie, commun à tous les organes, à tous les tissus, identique dans tous, vivant d'une vie propre ; tissu morbide qui naît spontanément dans l'organisme, survient au milieu de la santé la plus florissante ; tissu morbide spécial qu'on peut appeler *tissu cancéreux*, et qui ne peut pas se produire expérimentalement. C'est surtout pour le cancer qu'on a créé le mot de *dégénération organique*.

(1) Que signifie le mot *cancer*? Il est la traduction du mot grec καρκίνος, qui veut dire *cancer* ou *crabe*, dénomination d'abord appliquée au cancer de la mamelle, à cause d'une ressemblance grossière que les premiers observateurs grecs avaient trouvée entre le crabe et le cancer de la mamelle, dont les grosses veines superficielles leur avaient paru représenter les pattes du crabe ; peut-être aussi à cause de l'horreur que le cancer mammaire inspirait aux premiers observateurs. Le cancer mammaire est, en effet, le plus fréquent des cancers, celui qui présente les formes les plus variées, qui a été le premier connu, et qui, par conséquent, a servi de type à toutes les descriptions du cancer. (Voyez *Dictionnaire des sc. méd.*, 1812, t. III, p. 537, article CANCER, rédigé par Bayle et Cayol, qui résume parfaitement l'état de la science à cette époque.)

Dans mon premier ouvrage (a), j'avais, à l'exemple de Dupuytren, considéré le cancer comme une *dégénération* ; mais ce mot, qu'on ne peut prendre que dans le sens figuré, consacrerait une erreur. Ce n'est pas, en effet, le tissu normal qui a dégénéré en tissu cancéreux, mais bien au sein du tissu normal que s'opère une production morbide hétéromorphe, parasitaire.

(a) *Essai sur l'anatomie pathologique*, 1816, t. I, p. 75.

Le cancer est donc non un produit morbide, mais une production morbide, un tissu morbide implanté sur l'économie à la manière d'un parasite, tissu parasitaire ayant la propriété de s'assimiler et de transformer en sa propre substance tous les tissus, tous les organes qu'il a envahis.

Le cancer jouit d'une double propriété d'envahissement, envahissement par continuité de tissu, envahissement par infection générale de l'organisme, si bien qu'au summum de la généralisation du cancer, il n'est pas un seul tissu de l'économie qui ne puisse participer à cette lésion.

Le cancer est, dans l'état actuel de la science, la maladie la plus incurable de l'espèce humaine : maladie spécifique, elle ne pourra céder qu'à des moyens spécifiques. Heureux à qui il sera donné de les découvrir !

Le cancer n'est pas contagieux d'individu à individu : il ne se transmet pas nécessairement par hérédité, bien qu'il soit quelquefois héréditaire ; il ramène à l'homogénéité, à l'unité, les tissus les plus hétérogènes. Extirpé par l'instrument tranchant, détruit par le caustique ou par le fer incandescent, même dès le premier moment de son apparition, il se reproduit, soit dans la région qu'il occupait d'abord, soit dans d'autres régions.

Le cancer n'est donc pas une lésion purement locale, mais bien une maladie générale qu'on ne saurait expliquer que par une cause interne insaisissable, par un virus individuel qui se produit spontanément dans tel ou tel organe pour infecter de là toute l'économie : il est plus que probable que le suc cancéreux est l'agent de cette infection générale. Des expériences sur les animaux vivants pourront être faites soit en injectant le suc cancéreux dans les veines, soit en introduisant dans le tissu cellulaire du suc cancéreux ou des fragments de cancer.

Le cancer n'est donc pas un produit morbide de sécrétion, mais bien un tissu morbide jouissant d'une vie propre : et cette vie, à une certaine période du déve-

loppement du cancer et sous certaines formes, est extrêmement active. Il y a donc entre la tuberculisation strumeuse et la dégénération cancéreuse cette énorme différence, que les tubercules strumeux ne sont autre chose
qu'un produit de sécrétion solidifié ; tandis que le cancer
est une production morbide organisée, un tissu pathologique vivant d'une vie propre et parcourant une série
d'évolutions qui n'appartiennent à aucun autre tissu, à
aucune autre lésion.

J'ai dit que la dégénération cancéreuse était une lésion
aussi générale que l'inflammation : comme cette dernière,
elle est commune à tous les organes, à tous les tissus.
Aucune fibre vivante n'échappe à son action désorganisa-
trice ; et l'un des plus grands arguments que j'aie pu faire
valoir à l'appui de la non-vitalité des cartilages articulaires, c'est leur immunité dans le cas de cancer généralisé,
et même dans le cas de cancer des extrémités articulaires
des os. Bien que tous les organes puissent être envahis
par le cancer (car je ne connais aucun organe, aucun tissu
qui n'ait payé son tribut à cette maladie), cependant il est
des organes qui y sont prédisposés d'une manière toute
particulière : tels sont la mamelle chez la femme, le
testicule chez l'homme ; et parmi les organes intérieurs,
l'estomac, le foie, l'utérus, etc. : il y a, sous ce rapport,
une espèce d'hiérarchie qu'il serait facile d'établir.

Je disais, en 1816 (1) : « La dégénération cancéreuse
» est la plus grave, la plus incurable et l'une des maladies
» les plus fréquentes qui affligent l'espèce humaine. »
Quarante-six ans se sont écoulés depuis cette époque, et
il n'y a rien à changer à cette terrible sentence. L'incurabilité absolue du cancer dans l'état actuel de la thérapeutique, sa reproduction lorsqu'il a été extirpé par le fer,

---

(1) *Essai sur l'anatomie pathologique en général et sur les transformations et productions organiques en particulier*, 1816, t. I, p. 81.

détruit par le feu ou par le caustique, même dès les premiers moments de son apparition, sont des faits aussi
positifs qu'ils l'étaient au temps d'Hippocrate. Et pourtant
l'anatomie pathologique n'est pas restée stationnaire. Les
diverses formes anatomiques du cancer, sa marche, ses
périodes et ses terminaisons ont été incomparablement
mieux décrites. Fondé sur un grand nombre de faits, j'ai
signalé, en 1827, le *suc cancéreux* (1) comme le caractère
anatomique le plus positif du cancer et comme l'agent
probable de l'infection cancéreuse. Le microscope a été
appliqué avec beaucoup de persévérance et de talent à
l'étude histologique du cancer. Un moment la cellule
cancéreuse microscopique, découverte dans le suc cancéreux, a paru le mot de l'énigme ; mais une étude plus
approfondie n'a pas tardé à établir l'absence complète de
la cellule dite *cancéreuse* dans les tissus le plus positivement cancéreux, et l'on s'est réfugié dans les noyaux et
les nucléoles.

La chimie, appliquée à l'étude du tissu cancéreux, n'a
rien appris sur le cancer et encore moins sur sa spécificité
incontestable.

C'est donc dans l'étude de l'anatomie pathologique et
de la physiologie pathologique du cancer que nous devons
chercher les caractères spécifiques de cette maladie, l'un
des plus grands fléaux de l'espèce humaine.

L'origine inconnue, spontanée, tantôt héréditaire, tantôt
non héréditaire du cancer, sa propriété non contagieuse,
son développement primitif ou consécutif dans tous les
organes et dans tous les tissus, son extension illimitée, sa
généralisation dans l'économie par la double voie de la
continuité de tissu et de l'infection générale, sa récidive
après son ablation par le fer, ou même après sa destruction
par le caustique ou par le feu, la mort inévitable qui en

(1) *Bulletins de la Société anatomique*, n° 1, mars 1827.

est la conséquence; en un mot, la malignité par excellence du cancer et son incurabilité absolue dans l'état actuel de la science; voilà des caractères cliniques qui, sans appartenir exclusivement au cancer, n'appartiennent au même degré à aucune autre lésion. J'ajoute que la différence immense qui sépare les lésions cancéreuses des lésions phlegmasiques, c'est que les lésions phlegmasiques peuvent être produites expérimentalement, tandis que les lésions cancéreuses ne sont pas du domaine de l'expérimentation ; la nature seule a le secret de les produire. Vous soumettriez toute la vie un point de l'économie à une irritation phlegmasique ou autre, que jamais vous n'obtiendriez de cancer (ex. : les cautères, les ulcères chroniques des jambes), et l'argument le plus péremptoire qu'il m'ait été donné d'opposer à la doctrine de l'irritation (dite doctrine physiologique) de Broussais, qui avait la prétention d'exclure de la pathologie les lésions spéciales ou spécifiques, c'est la spécificité du cancer.

Caractères généraux de la dégénération cancéreuse.

Anatomiquement considéré, le cancer est constitué, non par un produit de sécrétion déposé comme le pus, comme la matière tuberculeuse, dans l'épaisseur des organes, mais bien par un tissu morbide parasitaire commun à tous les tissus, identique dans tous, vivant d'une vie propre et parcourant une série d'évolutions qui n'appartient à aucun autre tissu accidentel.

Ce tissu morbide mérite le nom de *tissu cancéreux ;* tissu cancéreux qui se substitue peu à peu au tissu propre de l'organe qu'il atrophie jusqu'à destruction complète, si bien que lorsque l'envahissement cancéreux est à son apogée, il ne reste plus vestige des tissus propres, et que si le cancer venait à disparaître complétement, on ne retrouverait d'autre trace de l'organe envahi que de la cellulosité ou du tissu fibreux.

Anatomiquement et cliniquement considéré, le cancer diffère donc essentiellement de toutes les autres lésions de l'économie, et constitue une famille pathologique toute spéciale et aussi nettement caractérisée que les familles zoologiques.

Le cancer se présente sous quatre formes principales :

1° Sous la forme de *tumeur* à laquelle se rattache la forme *tuberculeuse* (tumeurs et tubercules qui semblent déposés au sein des organes aux dépens desquels ils sont formés); 2° sous la forme d'*infiltration* dans laquelle le tissu cancéreux se substitue peu à peu au tissu normal ; 3° sous la forme *ulcérative ;* 4° sous la forme *végétative* ou *polypiforme.*

Quels que soient sa forme et son tissu, il y a dans tout cancer : 1° une charpente ou *substratum organique*, tissu morbide qui jouit d'une grande vitalité; 2° un suc particulier infiltré dans les mailles de la charpente, suc qui est caractéristique du cancer et que, pour cette raison, j'ai cru devoir appeler *suc cancéreux*.

La proportion entre la charpente, qui est en général celluloso-fibreuse et vasculaire, et le suc cancéreux varie dans les diverses espèces de cancer, d'où la différence de consistance du tissu cancéreux.

Les différences dans la densité de la charpente déterminent les différences dans la densité de la dégénération, qui peut être molle comme la substance cérébrale, d'où le nom de *cancer cérébriforme* ou *encéphaloïde*, ou bien dure, très dure, criant sous le scalpel à la manière d'un corps fibreux, d'où le nom de *squirrhe* (σκίρρος, *dur*), qu'on peut appeler *cancer squirrheux* ou *fibreux*, et même quelquefois d'une consistance fibro-cartilagineuse (*cancer chondro-fibreux* ou *chondroïde*).

Le *tissu encéphaloïde* et le *tissu squirrheux*, voilà les deux grandes espèces de tissu cancéreux, lesquelles peuvent se présenter sous quatre formes principales : 1° sous la forme tuberculeuse; 2° sous la forme de tumeurs plus ou moins considérables ; 3° sous la forme de végétations ; 4° sous la forme ulcéreuse.

Sous quelque forme qu'ils se produisent, les cancers ont pour caractère commun : 1° d'envahir successivement, couche par couche, sans distinction de tissus, par voie de continuité, toutes les parties qui les avoisinent ; 2° de se manifester successivement et comme par voie d'infection dans tous les tissus, dans tous les organes ; 3° de se reproduire avec une nouvelle intensité lorsqu'ils ont été détruits par le caustique ou extirpés par l'instrument tranchant. Or, cette reproduction a lieu, soit au voisinage de la partie détruite ou extirpée, soit au loin, dans les divers organes et les divers tissus ; et, à cet égard, il existe dans les tissus et les organes une sorte d'hiérarchie, soumise à des lois plus ou moins faciles à constater par l'observation.

On ne saurait assez le répéter, le cancer n'est pas un produit de sécrétion, mais bien un tissu accidentel qu'on peut appeler *tissu cancéreux*, tissu parasitaire spécial, ayant une structure propre, une vie propre, et qui est en communauté de circulation avec les parties au milieu desquelles il s'est développé.

J'ajoute que le cancer n'est pas seulement une lésion, une affection purement locale, mais bien une maladie générale, dont l'état local n'est qu'une manifestation : les choses se passent comme s'il se produisait dans l'économie un virus individuel qui infecte toute l'économie : les organes envahis par le cancer peuvent être enlevés par l'instrument tranchant, détruits par le cautère actuel ou par les caustiques ; mais la diathèse cancéreuse n'en subsiste pas moins ; et c'est cette diathèse qu'il faudrait atteindre par une médication spécifique pour prévenir le retour des manifestations locales : heureux celui à qui il sera donné de découvrir cette médication !

Les tissus cancéreux ont des vaisseaux artériels et veineux qu'on peut diviser en deux ordres : les uns sont en rapport avec la circulation générale, et peuvent s'injecter par les voies ordinaires de la circulation (artères et veines), les autres sont des vaisseaux de nouvelle formation, vaisseaux intrinsèques qui sont exclusivement veineux ; leur disposition m'a paru représenter celle des vaisseaux de la veine porte. Presque toujours on rencontre dans la même tumeur cancéreuse plusieurs petits systèmes de la veine porte. Le sang noir paraît suffire à leur nutrition. Ainsi à un petit tronc veineux aboutissent deux ordres de vaisseaux, dont l'un est constitué par des vaisseaux afférents et l'autre par des vaisseaux efférents ; et chaque petit système veineux paraît répondre à un centre de travail morbide cancéreux. Le travail morbide n'est donc pas uniforme dans toute la masse cancéreuse ; il se produit par centres ou foyers distincts. Le sang veineux me paraît jouer le principal rôle dans la nutrition et le développement du tissu cancéreux.

D'une autre part, les vaisseaux artériels qui aboutissent aux organes affectés de cancer ont subi un développement considérable qui est en rapport avec l'augmentation de volume de l'organe cancéreux et aussi avec le degré de vitalité morbide dont il est doué. Ces vaisseaux artériels sont remarquables non-seulement par leur calibre qui est doublé, quadruplé, mais encore par leurs nombreuses flexuosités, comme d'ailleurs cela se voit dans tous les cas d'hypertrophie vasculaire.

Les vaisseaux veineux qui émanent de l'organe cancéreux sont proportionnellement plus développés que les vaisseaux artériels, et c'est le développement quelquefois énorme des vaisseaux veineux sous-cutanés des mamelles cancéreuses qui avait fait comparer le cancer à un crabe dont ces vaisseaux veineux auraient représenté les pattes.

Il me paraît résulter d'un grand nombre de faits que la

membrane interne des veines que j'ai considérée comme
une membrane séreuse canaliculée, est l'organe sécréteur
du suc cancéreux, de même que nous avons vu qu'elle
était l'organe sécréteur du pus.

Il en est de même des vaisseaux et des ganglions lymphatiques que j'ai trouvés plusieurs fois pleins de suc
cancéreux au voisinage des dégénérations cancéreuses,
exactement comme on les trouve assez souvent remplis
de pus au voisinage et dans le champ des inflammations
phlegmoneuses.

Les filets nerveux du tissu cancéreux ont fixé mon
attention dans les maladies cancéreuses, d'autant plus que
j'avais entendu dire au professeur Antoine Dubois (dont
les leçons si éminemment pratiques de clinique chirurgicale ont laissé de si profonds souvenirs dans l'esprit de
ses anciens élèves), que, dans sa pensée, le siége primitif
du cancer était dans les filets nerveux; c'était, je crois,
d'après la nature des douleurs (par élancements vifs et
rapides comme l'éclair) que produit le cancer et non
d'après des faits anatomiques, que le célèbre clinicien
admettait ce siége du cancer (1).

L'observation démontre en effet que lorsque les nerfs
d'un organe prennent part à la dégénération cancéreuse,
c'est toujours consécutivement.

Quant au tissu propre des organes affectés de cancer,
il disparaît entièrement pour être remplacé par un tissu
nouveau, homogène, identique dans tous les organes, et
dont on peut suivre tous les degrés d'évolution. Or ce
tissu nouveau est constitué par une charpente fibreuse
ou celluloso-fibreuse plus ou moins dense, dont les mailles
sont remplies d'un suc particulier que j'ai cru devoir
appeler *suc cancéreux*, parce qu'il est commun à tous les

---

(1) J'ai mon sein traversé par des éclairs de douleur, disait à Dupuytren
une femme affectée de cancer mammaire.

cancers, suc cancéreux que j'ai dit constituer leur caractère spécifique.

La quantité de suc cancéreux varie beaucoup dans les tissus cancéreux : or c'est la différence de proportion entre la charpente fibreuse ou fibro-celluleuse aréolaire et la quantité de suc cancéreux qui me paraît établir les différences principales qui existent entre les diverses espèces de cancer et, en particulier, entre le cancer squirrheux et le cancer encéphaloïde.

Le suc cancéreux étant le caractère essentiel univoque du cancer, sous quelque forme qu'il se présente (squirrheuse ou encéphaloïde), je vais entrer dans quelques développements au sujet de cet élément si important de la dégénération cancéreuse.

Du suc cancéreux.

Je crois avoir le premier parlé du suc cancéreux, suc blanc, crémeux, galactiforme, miscible à l'eau, dont j'ai fait ressortir l'importance comme caractère essentiel, pathognomique du cancer. C'est à la Société anatomique, en 1827, que j'ai fait mes premières communications à cet égard (1).

En étudiant un cancer mammaire squirrheux qui m'avait été adressé par le professeur Richerand, je notai ce qui suit : « Le tissu de la peau, qui était lui-même envahi, » offrait au tact une disposition tuberculeuse. Cette peau » avait 4 lignes et demie d'épaisseur dans sa partie la plus » épaisse ; elle criait sous le scalpel ; à peine pouvait-on y » reconnaître les traces des vacuoles dont elle est criblée. » Malgré sa dureté, il était facile d'exprimer de sa sub- » stance un liquide trouble, gris blanchâtre, semblable à » celui que l'on retire de l'encéphaloïde : j'ajoutais, et » *l'expression d'un liquide semblable me paraît être le carac*

---

(1) *Bulletins de la Société anatomique*, deuxième année, n° 1, mars 1827, rédigés par M. Lenoir, secrétaire.

» tère univoque de l'affection cancéreuse, sous quelque forme
» qu'elle paraisse. »

(Or dans les indurations non-cancéreuses, on n'exprime
rien par la pression, ou si l'on exprime quelque chose,
c'est de la sérosité et non un liquide crémeux lactescent.)

J'avais fait la même observation sur le cancer de l'utérus (1). Dans d'autres cas, le *suc cancéreux*, devenu plus
concret, est contenu dans des loges ou cellules, au lieu
d'être infiltré comme dans le cancer dur et dans le cancer
mou.

« Sur le corps d'une vieille femme, destiné aux prépa-
» rations anatomiques, je trouvai, à la place de l'utérus, un
» tissu tellement ramolli, tellement désorganisé, que le
» moindre contact suffisait pour le déchirer. Une large
» perforation existait en avant, et néanmoins point de
» traces de péritonite. Cette perforation existait-elle pen-
» dant la vie? Je ne le pense pas, car, en rapprochant les
» parties, on voyait disparaître toute trace de perfora-
» tion (2).

» Je divise le corps mou qui tenait la place de l'utérus,
» et je ne reconnais en aucune manière la texture de cet
» organe ; et sans la forme de son fond, sans les trompes
» qui naissaient des deux extrémités, sans les ovaires et
» les ligaments ronds, j'aurais pu croire que ce n'était pas
» là l'utérus, mais bien quelque tumeur accidentelle qui
» en tenait la place.

» Ces premières notions acquises, je fis enlever large-
» ment la vessie, le rectum et le vagin, et je vis que la
» totalité de l'utérus (moins son bord supérieur) était
» convertie en une espèce de bouillie ; il n'existait plus
» vestige de son tissu, plus de col, plus de museau de
» tanche. La paroi antérieure du vagin et le bas-fond de

(1) Même travail, page 11.
(2) Évidemment cette perforation n'était qu'une lacération *post mortem*
de tissus fragiles maniés sans précaution.

» la vessie étaient couverts de végétations encéphaloïdes,
» remarquables par le grand nombre de veinules dilatées
» qu'elles contenaient.

» Je voulus savoir ce qu'était devenu le tissu propre de
» l'utérus au milieu de cette bouillie blanchâtre, je le
» divisai donc en plusieurs sens, et je vis que la surface
» de chaque section représentait des espèces de loges dans
» lesquelles était contenue une matière comme suifeuse.
» La compression exercée tout autour de la surface des
» coupes exprimait cette matière comme une pâte à
» travers une passoire, comme de la cire non coagulée
» contenue dans les vacuoles d'une éponge, ou mieux
» encore comme les bourbillons d'un anthrax. Cette
» matière, enlevée avec beaucoup de soin, je reconnus
» que les cellules qui la renfermaient étaient irrégulières,
» sous le rapport de la forme et des dimensions ; que
» leurs parois étaient très denses, comme fibreuses et
» qu'elles ne communiquaient nullement entre elles.

» Débarrassé de cette matière suifeuse, le tissu de
» l'utérus représentait assez bien la disposition cloison-
» née des vésicules séminales. »

On voit donc que le suc cancéreux présente divers
degrés de consistance, et c'est dans l'utérus que j'ai rencontré les exemples les plus fréquents du suc cancéreux
concret.

Cette forme concrète du suc cancéreux que je regarde
comme la conséquence d'un travail morbide consécutif n'est
pas moins fréquente dans le cancer du gland de l'homme.

J'ai étudié avec soin un gland cancéreux qui provenait
d'une amputation de la verge, pratiquée sur la partie saine
du corps caverneux.

La surface du gland était hérissée de très grosses
papilles, molles, parallèles, blanches, fragiles, pénétrées
de suc cancéreux concret. La dissection du gland m'a
montré un tissu aréolaire rempli de matière blanche qu'on

exprimait sous la forme de vermicelle, et qui était bien évidemment contenue dans des *vaisseaux dont les uns étaient contournés sur eux-mêmes et dont les autres étaient linéairement disposés*. Il ne pouvait pas rester le moindre doute sur le siége du suc cancéreux dans le réseau érectile et veineux du gland. C'est le cancer du tissu érectile qui me paraît le type du *tissu cancéreux réduit à sa plus simple expression*. Cette imprégnation du tissu propre du gland par le suc cancéreux était complète : elle s'étendait jusque dans l'épaisseur de la muqueuse uréthrale dont elle soulevait l'épithélium et dans la cavité de laquelle elle faisait saillie.

La ligne de démarcation entre la partie cancéreuse et la partie saine de la verge était nettement tranchée, excepté à la base du gland où l'infiltration cancéreuse n'était pas complète, et où le suc cancéreux concret était infiltré çà et là au milieu d'un tissu érectile encore reconnaissable (1).

Chez ce même sujet, le prépuce avait 1 centimètre au moins d'épaisseur. Il était sain dans sa couche cutanée, mais sa membrane muqueuse, devenue adhérente au gland, avait subi la dégénération cancéreuse par continuité de tissu. Elle était couverte de papilles semblables à celles de la surface du gland. Il est probable que c'était par les papilles du gland qu'avait débuté la dégénération cancéreuse, pour se propager ensuite au corps du gland et au canal de l'urèthre.

Un foyer purulent existait dans l'épaisseur de la base du gland. La partie voisine du tissu érectile du corps caverneux avait subi la transformation fibreuse.

(1) Je crois devoir rapprocher du cancer du tissu érectile de la verge, le cancer de certains *nævi* cutanés érectiles que j'ai eu occasion d'observer. La coupe de ces nævi, qui étaient complétement cancéreux, présentait des marbrures de blanc et de rouge. Les parties blanches étaient constituées par du suc cancéreux, infiltré dans les mailles du tissu érectile, et les parties rouges par du tissu érectile encore intact.

Dans le cancer de la verge, la lésion semble tenir à une cause purement locale ; mais le plus souvent, après l'amputation ou la destruction par le caustique, la lésion se reproduit dans la cicatrice. J'ai vu poursuivre inutilement par le caustique la répullulation du cancer de la verge jusqu'à la racine de cet organe : d'ailleurs, les ganglions inguinaux ne tardent pas à être envahis ; et tous les praticiens regardent, à juste titre, cette invasion des ganglions inguinaux comme une contre-indication de l'opération. Je ne sais s'il existe un seul exemple de guérison radicale sans récidive du cancer vrai de la verge.

Il est démontré, par les faits qui précèdent, que le suc cancéreux présente divers degrés de consistance, depuis celle de la crème de lait jusqu'à la consistance suifeuse.

Les considérations dont j'ai fait suivre ce travail (1) me paraissent devoir être reproduites ici :

« Toujours est-il qu'il ne paraît y avoir d'autre diffé-
» rence entre le squirrhe ou cancer dur, et l'encéphaloïde
» ou cancer mou, que dans la quantité de *suc lactescent*
» (suc cancéreux) qu'ils contiennent, et dans la rapidité
» avec laquelle il est sécrété. Infiltré lentement et en
» petite quantité, dans un tissu très dense, ce suc déter-
» mine l'état squirrheux ; infiltré rapidement et en grande
» quantité, dans un tissu moins dense, il constitue l'encé-
» phaloïde : des veinules sont développées dans l'un et
» l'autre cas ; mais, dans l'encéphaloïde, le travail local
» étant à la fois et plus rapide et plus intense, les vei-
» nules prennent un très grand développement, traversent
» la tumeur en tous sens, se déchirent même quelquefois
» spontanément, ce qui donne lieu à ces tumeurs san-
» guines et cancéreuses tout à la fois, dont la véritable
» nature a été si longtemps méconnue, et qui ont été dési-
» gnées sous le nom de *fongus hématode*. J'ai soumis à une

(1) *Réflexions sur les maladies cancéreuses en général* (*Bull. de la Soc. anat.*, mars 1827, p. 13).

» forte pression, d'abord avec une pince, puis avec un étau,
» une tumeur squirrheuse qui, par son poids, sa sécheresse,
» sa dureté, paraissait presque entièrement composée de
» parties solides. On aura peine à croire combien était
» grande la quantité de *suc lactescent* qui en a été exprimé,
» et combien peu il restait de parenchyme. Ce suc suintait
» de tous les points de la surface libre par gouttelettes dis-
» tinctes, comme s'il était contenu dans une éponge. Cela fut
» surtout sensible pour la peau dont le derme squirrheux
» avait acquis une épaisseur de cinq à six fois plus grande
» que de coutume, et qui présentait çà et là des tubercules.
» Avant la compression, on ne pouvait reconnaître les
» mailles du derme, tandis qu'après la compression, les
» espaces coniques devinrent très marqués : ne nous éton-
» nons donc pas des bons effets de la compression dans
» les cas de tumeurs squirrheuses les plus dures. Desault
» prétendait guérir par la pression exercée au moyen de
» mèches, dont il augmentait successivement la grosseur,
» des cancers bien caractérisés du rectum ; et peut-être
» n'a-t-on pas convenablement apprécié les effets de ces
» moyens compressifs, en disant qu'ils n'avaient d'autre
» avantage que de favoriser l'excrétion des matières fé-
» cales. M. Récamier vient d'obtenir, par une pression
» graduelle exercée sur des mamelles squirrheuses, des
» succès vraiment étonnants (1). Les bons effets de la
» compression sur le cancer dur et indolent n'ont pas de
» quoi surprendre, d'après les données que vient de nous
» fournir l'anatomie pathologique. Par la compression,

(1) Des faits ultérieurs m'ont démontré que cette compression n'obtient de bons résultats que dans le cas d'induration œdémateuse de la
mamelle.

Consulté plusieurs fois pour des œdèmes durs mammaires, qu'on
avait pris pour des squirrhes et pour lesquels on avait conseillé l'amputation de la mamelle, j'ai eu le bonheur de voir mes prévisions vérifiées,
et la mamelle prétendue squirrheuse ou cancéreuse revenir à son état
naturel.

» vous exprimez les sucs, vous les chassez des mailles
» qu'ils remplissent et où ils ne peuvent être soumis à la
» résorption, dans des mailles moins altérées et quelquefois
» tout à fait saines où ils sont résorbés. Vous prévenez
» l'afflux de nouveaux liquides ; vous engourdissez les
» propriétés vitales de la partie malade, et peut-être dé-
» terminerez-vous l'atrophie du cancer. Vous faites pour
» le cancer ce que vous faites pour des indurations ordi-
» naires autour des ulcères anciens des jambes. Dans
» ce dernier cas, c'est un liquide séreux que vous expri-
» mez ; dans le premier, c'est un liquide lactescent. Vous
» guéririez le cancer comme vous guérissez les callosités,
» si le cancer consistait uniquement dans le dépôt, la
» stase du suc lactescent, de même que l'induration con-
» siste dans le dépôt, la stase de la sérosité. Mais il y a
» cette énorme différence que le cancer survient le plus
» souvent sans cause externe appréciable, tandis que les
» callosités ont dans le lieu même la raison suffisante de
» leur existence. Il y a donc deux choses bien distinctes
» dans le cancer : le travail local et la cause qui le produit.
» Le travail local peut être apprécié, analysé. La cause
» interne a jusqu'à présent échappé à nos recherches ;
» mais quelle qu'elle soit, un de ses caractères les plus
» funestes, c'est d'attaquer soit successivement, soit simul-
» tanément, un grand nombre de parties ; c'est sa tendance
» à se généraliser dans tous les tissus, dans tous les
» organes, et à infester toute l'économie.

» L'homogénéité du suc cancéreux dans le squirrhe et
» dans l'encéphaloïde, quel que soit le tissu affecté, ne doit
» pas plus nous étonner que l'homogénéité du pus, du
» tubercule, de la pseudo-membrane dans tous les tissus.
» Le suc lactescent que nous pouvons appeler *suc cancé-*
» *reux*, est toujours identique avec lui-même ; donc il doit
» imprimer à tous les tissus dans lesquels il est sécrété,
» une forme identique. Déposé en petite quantité, il

» permet de distinguer encore les uns des autres les tissus
» qui ont pris part à l'altération ; mais à mesure qu'il
» devient prédominant, il dissocie les fibres, les parties
» constituantes des tissus ; il les pénètre et convertit les
» plus réfractaires en sa propre substance. Le tissu vas-
» culaire, le tissu nerveux, voilà les deux ordres de tissus
» qui résistent le plus à la dégénération cancéreuse.
» L'opinion des auteurs qui pensent que la maladie
» cancéreuse consiste essentiellement dans une altération
» des nerfs, est donc tout à fait dénuée de fondement. J'ai
» souvent pu suivre les nerfs intacts du plexus brachial à
» travers des masses cancéreuses axillaires qui les englo-
» baient de toutes parts. » C'est leur gaîne névrilématique
qui les protége.

Phlegmasie du tissu cancéreux.

Pour compléter ce que j'ai à dire sur le suc cancéreux,
je ferai remarquer que, primitivement, le suc cancéreux
est toujours identique avec lui-même, c'est-à-dire semblable à de la crème de lait, lorsqu'il n'a subi aucune
altération ; mais qu'il devient pultacé, caséiforme, lorsque
le tissu cancéreux a été le siége d'un travail phlegmasique. Or, le travail phlegmasique du tissu cancéreux
est caractérisé par une coloration rouge de ce tissu, par
sa fragilité et par conséquent par sa déchirure facile. Il
est surtout caractérisé par l'aspect de la coupe qui
présente, au milieu d'un tissu rougeâtre plus ou moins
fragile, une pulpe blanc jaunâtre qu'on exprime sous la
forme de petits vermisseaux. La structure aréolaire du
tissu cancéreux apparaît alors dans tout son jour : quelquefois il se produit dans l'épaisseur des tissus cancéreux
enflammés de véritables abcès à la fois phlegmasiques
et cancéreux, qui résultent de l'association de l'inflammation purulente ordinaire avec la dégénération cancéreuse, et presque toujours ces foyers mi-purulents,

mi-cancéreux s'ouvrent à l'extérieur. C'est la période de l'association de la phlegmasie au cancer qui devient, pour ainsi dire, le signal du travail désorganisateur, soit ulcéreux, soit gangréneux, de ce tissu morbide.

Le rôle si important que je fais jouer au suc cancéreux dans le cancer, semble, au premier abord, venir à l'appui de la pratique de Récamier qui croyait avoir guéri un certain nombre de cancers mammaires et autres par la compression méthodique. Les succès de Récamier dans le cancer mammaire doivent être rangés dans la même catégorie que les succès de Desault par des mèches graduellement grossissantes dans certains cas de prétendus cancers du rectum. Ces succès s'appliquaient non à des cancers proprement dits, mais à des indurations chroniques *œdémateuses*.

Les indurations mammaires chroniques guéries par la compression méthodique et graduelle que Récamier exerçait avec une si rare perfection, n'étaient autre chose que des indurations consécutives à des phlegmasies chroniques, à des œdèmes durs; et c'est là une pratique à conserver, au moins dans une certaine mesure, dans l'œdème chronique; car, en quelques jours, on obtient par cette compression régulière, méthodique, une réduction de la mamelle vraiment remarquable, et la guérison de l'œdème dur ne se fait pas longtemps attendre.

Il en est de même des prétendues guérisons de cancers du rectum, que Desault croyait obtenir par la compression exercée sur les parois du rectum rétréci à l'aide de mèches progressivement grossissantes. C'est bien évidemment à des œdèmes durs, suite de phlegmasie chronique de l'intestin rectum, que doivent être rapportées toutes les observations de guérison par la compression du cancer de cet organe. La dilatation de l'intestin avec diminution de l'épaisseur de ses parois, dans ce cas, et le soulagement rapide qui en est la conséquence se produisent par le même mécanisme que la diminution du volume des jambes, dans le cas d'ulcères calleux avec œdème dur, sous l'influence du repos horizontal et d'une compression méthodique.

Pour ce qui est de la compression exercée sur la mamelle ou sur tout autre organe affecté d'un véritable cancer, elle ne pourrait être que nuisible, à moins de complication de l'œdème avec le cancer. Dans ce dernier cas, la compression méthodique peut être exercée avec succès, si elle est maintenue dans de certaines limites, et si elle est supprimée aussitôt que la partie de l'induration qui appartient à l'œdème a été dissipée.

Encore quelques réflexions sur l'inflammation du tissu cancéreux.

Le cancer est constitué par un tissu pathologique qui jouit d'une grande vitalité et au sein duquel il s'opère tôt ou tard, soit spontanément, soit sous l'influence de causes accidentelles, un travail morbide considérable. Ce travail morbide, c'est l'inflammation qui peut se présenter sous trois formes : l'inflammation suppurative, l'inflammation ulcérative, l'inflammation gangréneuse.

Le rôle consécutif de l'inflammation dans le cancer ne saurait être contesté, mais l'inflammation joue-t-elle un rôle primitif dans la production du cancer? A cela je réponds que l'influence de l'inflammation sur la production du cancer ne me paraît démontrée par aucun fait positif : et c'est bien gratuitement que Broussais a soutenu cette doctrine avec toute la verve d'un talent digne d'une meilleure cause; on pourrait même lui substituer une doctrine tout opposée et soutenir qu'un tissu chroniquement enflammé est par cela même préservé du cancer. Ainsi, les cautères au bras, que quelques individus portent toute leur vie, ne deviennent jamais cancéreux (1). Il en est de même des ulcères chroniques des jambes.

(1) Je ne me rappelle pas d'avoir vu un seul cautère devenu cancéreux chez des individus non cancéreux; mais il serait très possible que,

Si l'inflammation aiguë ou chronique semble une immunité relativement au cancer, il s'en faut bien que la réciproque ait lieu, 'c'est-à-dire que le cancer soit incompatible avec l'inflammation. On peut même affirmer que la phlegmasie joue un rôle immense dans les phénomènes consécutifs du cancer, si bien que lorsqu'elle s'empare d'un tissu cancéreux, elle l'érode, l'ulcère, le gangrène, le détruit, soit molécule par molécule, soit par masses plus ou moins considérables. Le tissu morbide cancéreux étant trop mal organisé pour suffire aux frais d'un travail phlegmasique régulier, l'inflammation qui s'en empare produit dans quelques cas sur ce tissu les ravages du cautère actuel ou du cautère potentiel ; elle y détruit presque immédiatement l'organisation et la vie.

Il arrive même quelquefois que l'inflammation s'empare d'emblée de toute une masse cancéreuse jusqu'à ses dernières limites, de telle sorte que cette masse cancéreuse tombant en gangrène dans sa totalité, il ne reste aucun vestige du tissu morbide pour en révéler le véritable caractère, et que la cicatrisation se fait comme à la suite de l'application de la pâte arsenicale ou du caustique de Vienne. Mais à peine la cicatrisation est-elle terminée que l'apparition de tubercules cancéreux au voisinage de la cicatrice témoigne de l'infection générale de l'économie. Sous ce point de vue, on pourrait dire que le principe morbide du cancer est un virus individuel qui a la puissance d'infecter toute l'économie par une sorte de contagion individuelle, mais qui n'a pas celle de se transmettre d'un individu à un autre individu.

Ainsi, un des grands caractères du tissu morbide cancéreux, c'est d'être sujet à l'inflammation et à toutes ses conséquences, savoir : l'ulcération, la suppuration, la

dans un cas de cancer généralisé, un cautère pût devenir cancéreux. J'ai un souvenir confus d'avoir vu un cas de ce genre.

V. 12

gangrène; quant à la résolution, elle est incompatible avec la dégénération cancéreuse.

Le siége immédiat du cancer comme celui de l'inflammation, me paraît être dans le système capillaire veineux.

Propriété de généralisation. Mais le caractère le plus funeste du cancer, c'est la propriété qu'il a de *se généraliser dans l'économie tout entière*, sans respecter aucun organe, aucun tissu. Il y a, sous ce rapport, dans les tissus et dans les organes, une espèce de hiérarchie. Ce sont d'abord les ganglions lymphatiques qui correspondent à l'organe primitivement affecté qui deviennent cancéreux; puis des masses cancéreuses, des tubercules cancéreux se développent dans les organes qui n'ont aucun rapport direct ou fonctionnel avec l'organe malade, et dans les cas extrêmes on rencontre des tubercules cancéreux dans tous les tissus. L'appareil nerveux (centre cérébro-spinal, nerfs et ganglions nerveux) est certainement de tous les appareils celui qui résiste le plus à l'infection cancéreuse; par opposition, le foie et les ganglions lymphatiques sont ceux qui sont le plus promptement et le plus ordinairement envahis.

Or, sous le point de vue de la généralisation du cancer dans l'économie, on peut admettre deux modes d'infection ou d'intoxication cancéreuse : 1° une invasion générale d'emblée sans point de départ manifeste; 2° une invasion avec point de départ, d'où le cancer s'irradie dans toute l'économie. Ce dernier mode d'invasion est incomparablement plus fréquent que le premier mode, qu'on peut même révoquer en doute, car un point de départ latent peut échapper à l'observation.

Le *cancer n'est pas contagieux;* le virus qui le constitue est en quelque sorte individuel. Ainsi j'ai donné des soins à plusieurs femmes affectées de cancer utérin profondément ulcéré, avec lesquelles leurs maris avaient conservé des relations conjugales jusqu'au moment où j'ai été consulté, sans qu'il en soit résulté aucun accident local ou général pour ces derniers. Je me rappellerai toujours le cas d'une dame âgée de quarante-cinq ans, dont le mari vint me consulter pour sa femme affectée de flueurs blanches très abondantes, de mauvaise odeur et comme purulentes, et de pertes de sang qu'elle éprouvait toutes les fois qu'il s'approchait d'elle. L'exploration par le toucher (1) me permit de reconnaître un ulcère cancéreux très considérable, qui, d'une part, avait détruit le museau de tanche et en quelque sorte excavé l'utérus, et, d'une autre part, avait envahi la partie supérieure du vagin. C'était un vaste cratère à parois érodées. Le liquide qui en découlait avait une horrible fétidité.

Une autre question non moins importante que la détermination du suc cancéreux m'a occupé dans le même travail (2), c'est celle-ci : *Quel est l'élément organique qui est plus spécialement le siége de la dégénération cancéreuse ?*

Il est résulté de mes recherches à cet égard que les tissus propres ne sont jamais le siége primitif du cancer ; que l'élément organique qui est primitivement et essentiellement envahi est la charpente celluleuse, et plus particulièrement la charpente fibro-celluleuse et aréolaire des organes, et que lorsque les tissus propres sont envahis, c'est toujours secondairement et par l'intermédiaire

(1) Le mari de cette femme était et est resté parfaitement sain. C'est à l'année 1817 que remonte cette observation. A cette époque, commencément de ma pratique, il n'était pas une femme qui ne répugnât horriblement à l'exploration par le *toucher.* Le spéculum n'avait pas encore été inventé, ou plutôt il ne figurait que dans les planches du *Traité de chirurgie* de Dionis, ou dans quelques collections d'instruments de chirurgie. Quelle différence de nos jours ! *O tempora, ó mores !*

(2) *Bulletins de la Société anatomique,* nº 1, p. 4, mars 1827, sous ce titre : *Description anatomique des cancers de l'intestin grêle, de l'estomac et de la mamelle. Quel est l'élément organique qui est le plus spécialement le siége de la dégénération cancéreuse ?*

du tissu cellulaire ou du tissu fibreux aréolaire qui entre dans leur composition.

J'ajouterai que, dans ma pensée, les tissus propres, les trois grands tissus propres de l'économie, à savoir, le tissu musculaire, le tissu nerveux et le tissu glanduleux, sont incapables de la dégénération cancéreuse, et que la charpente fibro-cellulaire et le réseau capillaire des organes sont seuls envahis. C'est sur l'estomac, sur le canal intestinal et sur la mamelle que j'ai fait pour la première fois cette observation, qui a été confirmée par un très grand nombre de faits.

Il m'est démontré : 1° que le cancer est constitué par un tissu morbide qui jouit d'une grande vitalité ; 2° que ce tissu morbide est susceptible d'inflammation avec toutes ses conséquences : suppuration, ulcération, gangrène ; 3° qu'il n'est pas moins susceptible d'hémorrhagie ; 4° qu'il peut envahir primitivement ou secondairement tous les tissus, tous les organes ; 5° qu'il est susceptible de se généraliser dans l'économie tout entière.

Si l'on m'objecte, relativement au siége immédiat du cancer dans le tissu fibro-celluleux, que ce tissu n'existe pas dans tous les organes et dans tous les tissus, et que cependant le cancer ne respecte aucun organe, je répondrai que le domaine des tissus fibreux et fibro-celluleux est beaucoup plus étendu qu'on ne le croit communément ; que, de même que les os et les cartilages forment la charpente du corps, le tissu cellulaire et le tissu fibreux, constituent la charpente des organes mous ; que, d'ailleurs, la transformation du tissu cellulaire séreux en tissu cellulaire fibreux est une des plus fréquentes de l'économie ; qu'il suffit d'une fluxion quelque temps continuée pour que cette transformation ait lieu : aussi voit-on le cancer se prolonger comme par autant de bras ou de racines le long des lamelles fibro-celluleuses anciennes ou de nouvelle formation des organes, c'est ce

qu'on peut facilement observer dans le cancer de la mamelle et dans celui de l'estomac et des intestins.

L'estomac cancéreux est certainement de tous les organes le plus favorable à la détermination du siége primitif du cancer.

Ainsi, sur un estomac squirrheux qui m'avait été remis
par Bérard aîné (1), la dégénération occupait principalement la petite courbure de l'estomac et de ce point comme
d'un centre s'étendait sur l'une et sur l'autre paroi de cet
organe. La grosse tubérosité et la région pylorique étaient
parfaitement saines. La tunique musculaire était remarquable par la coloration rouge de ses fibres, qui rappelait
celle des muscles de la vie de relation : elle n'était pas
moins remarquable par son épaisseur, trois ou quatre fois
plus considérable que dans l'état naturel. La tunique
péritonéale était saine; la membrane muqueuse ne l'était
pas moins : restait donc la tunique fibreuse, ou tunique
albuginée, véritable charpente de l'estomac, pour siége
essentiel ou primitif de la lésion cancéreuse.

Sur d'autres estomacs, la dégénération cancéreuse plus
avancée n'était pas limitée à la tunique fibreuse (2), mais
elle s'étendait, d'une part, du côté de la membrane muqueuse, d'une autre part, du côté du péritoine, à la faveur des
prolongements fibreux qui traversent les faisceaux de la
tunique musculaire. Ceux-ci, d'abord distincts, deviennent
blancs, demi-transparents, et sont bientôt confondus avec
les autres tuniques dans une masse cancéreuse uniforme.

(1) Alors prosecteur de la Faculté et depuis l'un de ses professeurs les
plus distingués, trop tôt enlevé à la science.

(2) Dans mon *Anatomie descriptive*, j'ai beaucoup insisté sur cette
tunique fibreuse ou albuginée du canal alimentaire, qui avait été trop
longtemps confondue avec le tissu cellulaire sous-muqueux. Je dois
dire que c'est surtout l'anatomie pathologique de l'estomac qui m'a
conduit à apprécier l'importance de cette tunique, qui est véritablement la charpente de l'estomac et du canal intestinal.

Je ne parle pas ici des végétations carcinomateuses encéphaloïdes qui naissent de la membrane muqueuse toute seule et qui appartiennent au derme muqueux.

Dans un cas de cancer intestinal, situé à un pied et demi au-dessous du duodénum, il était facile de suivre tous les degrés de la dégénération. Ainsi, dans la portion la moins altérée, la membrane muqueuse était intacte, les valvules conniventes bien dessinées, la membrane péritonéale très saine, ainsi que la tunique musculeuse dont je pus distinguer parfaitement et les fibres longitudinales et les fibres circulaires; il ne restait donc que la tunique fibreuse aréolaire qui sert de charpente à l'intestin comme unique siége de l'altération. Dans la portion d'intestin la plus dégénérée, il n'y avait plus de valvules conniventes : la muqueuse, soulevée, mais encore intacte dans sa texture, était adhérente à la tunique fibreuse aréolaire dégénérée. La membrane péritonéale était également saine; mais la couche musculaire la plus profonde, à savoir les fibres circulaires avaient plus ou moins participé à la dégénération, tout en conservant la disposition circulaire.

Enfin, dans les parties le plus profondément altérées, la transformation des parois du canal digestif (estomac, intestin) en tissu cancéreux était complète, et les quatre couches péritonéale, musculaire, fibreuse et muqueuse constituaient un tissu homogène lardacé, dont il aurait été impossible de déterminer la provenance si l'on n'avait pas été prévenu : la dégénération cancéreuse s'était assimilée tous les tissus en les convertissant en un seul et même tissu morbide, le tissu cancéreux.

J'ajoute que la dégénération cancéreuse affecte une fâcheuse prédilection pour les organes, dans la composition desquels il entre une grande quantité de tissu fibreux aréolaire, et que ce tissu paraît plus particulièrement affecté au milieu de tous les autres éléments organiques.

Pourquoi l'utérus est-il si communément affecté de maladie cancéreuse? N'est-ce pas, au moins en partie, parce
que, en dehors de l'état de grossesse, cet organe si
dense et pourtant si vasculaire affecte les caractères
du tissu fibreux le plus résistant? Pourquoi la mamelle, parmi toutes les autres glandes, est-elle si fréquemment affectée de cancer? N'est-ce pas parce qu'aucune autre glande ne contient une plus grande quantité
de tissu fibreux aréolaire. Si l'on étudie avec attention
un cancer mammaire à son début, ou mieux la partie
de la glande mammaire qui occupe la circonférence
d'un cancer, on verra que les granulations glanduleuses,
bien loin d'avoir été envahies les premières, sont encore
intactes au milieu d'un tissu dégénéré, lequel n'est autre
chose que le tissu fibreux aréolaire qui sert de charpente
à la glande mammaire. De toutes les glandes salivaires,
celle qui est le plus souvent affectée de cancer, c'est la
glande parotide, peut-être parce qu'elle est la plus riche
en tissu fibreux aréolaire.

Y a-t-il des cancers fibreux qui résultent de la dégénération cancéreuse des corps fibreux? Je ne le pense pas :
la tumeur fibreuse n'est pas la première période du cancer; elle ne me paraît même pas susceptible de dégénération cancéreuse, car elle constitue une unité pathologique
bien distincte, et elle ne peut subir que les transformations analogues à celles qu'éprouve le tissu fibreux normal,
savoir la transformation cartilagineuse, la transformation
osseuse ou crétacée.

J'ai dit ailleurs que les tumeurs fibreuses n'étaient
et ne pouvaient jamais être la première période du cancer ; car par leur nature, elles ne sont pas susceptibles
de dégénération, elles restent fibreuses tout le temps de
la vie.

Les tissus hypertrophiés ou atrophiés peuvent-ils
devenir cancéreux? Rien ne s'y oppose, car ces tissus

hypertrophiés et atrophiés n'ont pas changé de nature.
L'hypertrophie peut favoriser le développement du cancer, mais ne peut pas être considérée comme sa première
période ou son prodrome organique.

Des diverses formes de la dégénération cancéreuse.

Quel que soit l'organe qu'elle ait envahi, la dégénération
cancéreuse se présente sous quatre formes bien distinctes :
1° sous la forme tuberculeuse; 2° sous la forme d'infiltration; 3° sous la forme ulcéreuse; 4° sous la forme de
végétations polypiformes.

Première forme. — Forme tuberculeuse du cancer. La
forme tuberculeuse est, sans contredit, une des formes
les plus fréquentes du cancer et plus particulièrement
de l'infection cancéreuse généralisée. Quelquefois primitive, le plus ordinairement consécutive, elle est l'écueil
le plus redoutable des opérations chirurgicales, pratiquées pour des cancers extérieurs. Il n'est pas douteux
que, dans un certain nombre de cas, la tuberculisation
cancéreuse n'existe à l'état latent dans les organes profondément placés, alors que la lésion extérieure peu
avancée semble promettre au chirurgien un résultat satisfaisant. Je dois même dire que la forme tuberculeuse
du cancer est celle qui semble le plus habituellement
provoquée ou accélérée dans son développement par les
opérations chirurgicales.

Nombre, siége des tubercules cancéreux. Tandis que les
tubercules strumeux affectent primitivement des siéges
spéciaux, et qu'il est un certain nombre de tissus dans
lesquels on ne les observe que très rarement, les tuber
cules cancéreux peuvent se rencontrer dans tous les
organes, dans tous les tissus.

Il n'est pas sans intérêt de faire observer que les affi-
nités des organes pour la tuberculisation cancéreuse ne

sont pas régies par les mêmes lois que dans la tuberculisation strumeuse. Ainsi, à la tête des organes prédisposés aux tubercules strumeux, se place bien évidemment le poumon : eh bien ! le poumon n'occupe qu'un rang très inférieur dans la hiérarchie des organes, sous le rapport de son aptitude à devenir le siége de tubercules cancéreux, primitifs ou consécutifs. Rien de plus rare que les tubercules strumeux du tissu musculaire et de la peau. Or, le tissu musculaire et la peau sont fréquemment affectés de cancer.

La tuberculisation cancéreuse, à son summum de développement, est peut-être plus générale encore que la tuberculisation strumeuse. L'hôpital de la Salpétrière m'a fourni de fréquentes occasions de voir la cachexie cancéreuse sous forme tuberculeuse dans tous ou presque tous les tissus chez le même sujet : foie, rate, péritoine pariétal, péritoine viscéral, épiploon, mésentères, viscères abdominaux, poumons, muscles, os, cœur, cerveau, nerfs. Dupuytren nous racontait qu'il avait vu des tubercules si multipliés dans le cœur d'un individu mort de cachexie cancéreuse, que l'élève chargé de les compter s'arréta à six cents. J'ai fait représenter (1) un exemple de cancer cutané dont les tubercules étaient innombrables.

Dans les cas d'infection cancéreuse, les tubercules cancéreux se produisent quelquefois au voisinage et comme dans l'atmosphère de l'organe primitivement affecté ; d'autres fois ils se déclarent dans les organes les plus éloignés ; et, chose remarquable, les organes et les tissus qui sont le siége principal de la cachexie cancéreuse, sont les mêmes que ceux qui sont le siége principal de la cachexie purulente et de la cachexie tuberculeuse, et

(1) *Anatomie pathologique du corps humain*, avec planches. Paris, 1830-1842.

semblent suivre les mêmes lois, la même hiérarchie de développement, fait important qui établit une sorte d'analogie sous le rapport de la généralisation entre l'infection cancéreuse et les infections purulente et tuberculeuse.

Les tubercules cancéreux, de même que les tubercules strumeux, peuvent se diviser en enkystés et en non enkystés. Les tubercules enkystés sont isolés des parties voisines par une membrane d'enveloppe ou kyste. Les tubercules non enkystés sont comme déposés au sein des organes sans kyste d'isolement : tels sont les tubercules cancéreux et autres du cerveau qu'on ne saurait énucléer sans lacération de la substance cérébrale. Dans cette forme (la forme tuberculeuse), le tissu propre des organes semble étranger à la dégénération. Il n'en est pas de même dans le cas de cancer infiltré ou de dégénération cancéreuse des organes, dans lesquels on dirait qu'il y a substitution du tissu cancéreux au tissu propre de ces organes.

Deuxième forme. — *Infiltration ou dégénération cancéreuse.* Dans cette forme, le suc cancéreux n'est pas seulement déposé çà et là au sein et comme dans les interstices des tissus intacts, mais il est infiltré dans l'épaisseur de ces tissus qu'il semble transformer par degrés en tissu cancéreux, d'où le nom de *dégénération cancéreuse.* Il se passe ici quelque chose d'analogue à ce que nous avons vu dans la classe des métamorphoses organiques, et plus particulièrement à l'occasion de la métamorphose graisseuse des muscles. Dans l'un comme dans l'autre cas, ce ne sont pas les fibres musculaires elles-mêmes qui sont le siége immédiat de la métamorphose. Je l'ai déjà dit, la fibre musculaire, de même que tous les tissus propres, est inaltérable ; mais c'est autour de la fibre musculaire ou dans le tissu cellulaire, ou plutôt, d'après ma manière de voir, dans le réseau capillaire des faisceaux charnus que se dépose le suc cancéreux. La fibre musculaire, longtemps reconnaissable, finit par s'atrophier et par disparaître complétement.

Le cancer du foie donne encore une très bonne idée de la manière dont s'opère l'envahissement cancéreux des organes. Chaque granulation hépatique se transforme en granulation cancéreuse. Le tissu propre de la granulation disparaît peu à peu pour être remplacé par du tissu cancéreux. La petite cellule qui circonscrit chaque granulation s'épaissit et prend un caractère fibreux plus ou moins prononcé, de telle sorte que la granulation hépatique, complétement atrophiée, est remplacée par une granulation cancéreuse.

Je ne crois pas qu'il y ait de différence fondamentale entre la forme tuberculeuse ou granuleuse et la forme infiltrée du cancer, pas plus qu'il n'y en a entre le pus et le tubercule strumeux infiltrés d'une part, et le pus et le tubercule strumeux par points isolés d'une autre part. Supposez la juxtaposition des tubercules cancéreux isolés et vous aurez le cancer infiltré.

Troisième forme. — *Forme ulcéreuse.* La forme ulcéreuse que nous avons étudiée avec beaucoup de développement, à l'occasion des phlegmasies purulentes et des phlegmasies tuberculeuses, la forme ulcéreuse, dis-je, est extrêmement fréquente dans le cancer. Elle peut être *primitive*, elle peut être *consécutive*. L'ulcération primitive ne s'observe que sur les surfaces tégumentaires (la peau et les membranes muqueuses). La forme ulcéreuse consécutive est la terminaison commune de tous les cancers qui, après avoir envahi primitivement ou consécutivement soit la peau, soit les membranes muqueuses, viennent s'ouvrir à leur surface libre.

La question de savoir si un ulcère chronique simple peut devenir cancéreux ne me paraît devoir être résolue d'une manière affirmative que pour les individus affectés de la diathèse cancéreuse (1).

Quatrième forme. — *Forme végétative.* La forme végétative est fréquente dans le cancer ; elle appartient d'ailleurs exclusivement aux surfaces membraneuses.

Les surfaces tégumentaires et plus particulièrement les membranes muqueuses occupent le premier rang, sous le rapport de la fréquence des végétations cancéreuses.

Les végétations ou productions cancéreuses des membranes muqueuses sont généralement décrites sous le nom de *polypes cancéreux,* qu'il faut bien distinguer des polypes fibreux et des polypes muqueux (ex. : polypes cancéreux des fosses nasales, du sinus maxillaire, de l'utérus). Souvent aussi on les désigne sous le nom de *fongus* (ex. : fongus de la vessie). Les fongus de la dure-mère appartiennent quelquefois à cette catégorie.

Il ne me paraît nullement démontré que les polypes fibreux des membranes muqueuses puissent dégénérer en cancer. Fondé sur un certain nombre de faits, je crois pouvoir affirmer l'immunité des corps fibreux de l'utérus même dans le cas de cancer de cet organe.

Les polypes cancéreux ou fongus des fosses nasales et de leurs sinus, de même que les polypes cancéreux de l'utérus, de la vessie, de l'estomac et des intestins, seront l'objet d'une description particulière.

Cela posé sur les formes générales du cancer, nous allons étudier les espèces ou variétés de tissu qui constituent les dégénérations cancéreuses.

Des espèces de dégénération cancéreuse.

La première question qui se présente, quand on étudie

---

(1) Le cancer était appelé *occulte* par les anciens, tout le temps qu'il n'était pas ulcéré. Ils admettaient que le cancer *ulcéré* ou *manifeste* était toujours précédé par le cancer occulte.

le cancer, est celle-ci : Y a-t-il unité du tissu cancéreux ? Les formes diverses sous lesquelles se présente le cancer ne sont-elles autre chose que de simples variétés du même tissu morbide ?

Avant d'avoir séparé définitivement la dégénération gélatiniforme de la dégénération cancéreuse, j'admettais deux espèces de cancer bien distinctes : la dégénération cancéreuse à suc gélatiniforme et la dégénération cancéreuse à suc galactiforme (suc cancéreux proprement dit). Une étude comparative plus complète de ces deux lésions m'a montré que leurs caractères différentiels établissaient entre ces deux lésions non-seulement une différence d'espèce, mais une différence de genre et j'oserai dire de nature.

La dégénération à suc cancéreux, ou cancer proprement dit, présente deux espèces bien distinctes : 1° le cancer dur ou squirrheux; 2° le cancer mou ou encéphaloïde. Ces deux espèces ont pour caractère commun l'identité du suc cancéreux qui les pénètre, et pour caractère propre ou différentiel la différence de proportion entre leur charpente respective et le suc cancéreux : l'encéphaloïde est constitué par une trame celluleuse à larges mailles remplies par une grande quantité de suc cancéreux, ce qui lui donne l'aspect du cerveau d'un enfant nouveau-né, d'où le nom de *cancer encéphaloïde* ou *cérébriforme,* tandis que le cancer dur ou squirrheux (σκίρρος, *dur*) est constitué par une trame fibreuse extrêmement serrée qui lui donne la consistance des corps fibreux avec lesquels le cancer squirrheux a longtemps été confondu : mais ce cancer squirrheux, quelque dense qu'il soit, contient toujours une quantité de suc cancéreux beaucoup plus considérable que ne semble l'indiquer sa densité, et pour la démonstration duquel il faut quelquefois recourir à une très forte pression.

Il y a unité anatomique aussi bien qu'unité pathologique entre le cancer squirrheux et le cancer encéphaloïde : cette unité est constituée par la présence d'un suc cancéreux identique dans les deux espèces de cancer, toute la différence porte sur la charpente ou trame organique qui est très dense et très peu vasculaire dans le *cancer squirrheux*, celluleuse et très vasculaire dans le *cancer encéphaloïde*.

Cela posé sur les formes générales du cancer et sur les deux aspects principaux sous lesquels il se présente à l'observateur, nous allons étudier successivement les deux espèces de cancer, à savoir : 1° le cancer squirrheux; 2° le cancer encéphaloïde.

Ire ESPÈCE DE CANCER. Cancer squirrheux.

Les anciens, et à leur tête Hippocrate, Galien dont les doctrines ont régné jusqu'à l'époque où l'anatomie pathologique a été appelée à régénérer et à perfectionner la science, les anciens distinguaient le squirrhe du cancer : le mot *squirrhe*, σκίρρος; (mot qui veut dire *dur*), s'appliquait à toutes les *tumeurs dures et sans douleur indistinctement*, aussi bien aux indurations phlegmasiques et aux corps fibreux qu'au cancer dur.

La distinction du squirrhe en *benin* et en *malin*, distinction déjà faite par les anciens, était un véritable progrès, un fait pratique du plus haut intérêt, qui prouve qu'ils avaient parfaitement reconnu que certaines tumeurs dures ou squirrheuses avaient un caractère inoffensif, et que d'autres pouvaient dégénérer en cancer : en outre, ils admettaient comme parfaitement acquis à la science ce fait que l'apparition de douleurs lancinantes dans une tumeur dure, jusque-là indolente, était le signal de la transformation du squirrhe en cancer : or, la manifestation de douleurs lancinantes est encore de nos jours considérée sinon comme signe positif, au moins comme un des caractères les plus importants pour le diagnostic du cancer.

La question de savoir comment s'effectuait le passage du squirrhe en cancer avait aussi beaucoup occupé les anciens ; et à côté de l'idée humorale et purement imaginaire de la matière atrabilaire du sang comme cause du squirrhe et même du cancer, par une augmentation d'âcreté, se trouvait cette autre manière de voir qui n'est pas sans valeur, à savoir que le passage du squirrhe en cancer était la conséquence de l'inflammation du tissu squirrheux, idée développée par van Swieten.

Aujourd'hui encore le mot squirrhe n'a pas d'acception bien déterminée. Pour un certain nombre, c'est une induration pure et simple qui a de la tendance à dégénérer en cancer, mais qui est néanmoins susceptible de résolution (telle était l'opinion de l'Académie de chirurgie et de Boyer) ; pour d'autres, le squirrhe dégénère nécessairement en cancer et par conséquent peut être considéré comme la première période du cancer. Pour nous, le vrai squirrhe bien distinct de l'induration phlegmasique, c'est un cancer. Or, pour éviter toute confusion à cet égard, ma première idée avait été de supprimer le mot squirrhe ; mais, toutes choses bien considérées, j'ai préféré lui donner une acception bien déterminée, en associant le mot squirrhe au mot cancer. J'appellerai donc le vrai squirrhe *cancer dur* ou *squirrheux* (1) : au cancer squirrheux comme au cancer encéphaloïde, s'appliquent 1° le caractère d'incurabilité, 2° la propriété d'envahissement par voie de continuité de tissu, 3° la propriété d'infection générale de l'économie portée à sa plus haute puissance, 4° le caractère de répullulation lorsqu'il a

(1) Quand on trouve un mot usité dans une science, il me paraît y avoir plus d'avantage à le bien définir, à bien délimiter son acception qu'à le supprimer. La médecine n'est pas comme la chimie une science née d'hier. En chimie, on a pu supprimer avec avantage les mots anciens et les remplacer par des mots nouveaux : mais la médecine se compose de faits anciens et de faits nouveaux, et les livres de l'antiquité médicale ne sont pas à dédaigner.

été brûlé par le feu, dévoré par le caustique, extirpé par le fer, et même lorsqu'il a été détruit spontanément par la gangrène.

Toute tumeur dure extérieure réputée squirrhe ou cancer squirrheux, qui a guéri sans récidive par l'extirpation, par le feu ou par le caustique ; toute tumeur intérieure qualifiée de cancer et qui a guéri par le régime et par des moyens pharmaceutiques, comme aussi toute tumeur dure qui est restée stationnaire, indolente, ou qui a pris de l'accroissement sans produire d'accidents autres que ceux qui résultent de son volume, tout cela n'est pas un cancer, mais bien une induration chronique, un corps fibreux, une tumeur inoffensive, etc. Une bonne détermination des espèces morbides est le vrai fondement de la médecine et de la chirurgie pratiques.

Établissons bien les titres du squirrhe comme espèce de cancer :

1° Le squirrhe n'est pas la première période du cancer encéphaloïde ni de la dégénération gélatiniforme ; il reste à l'état dur ou squirrheux tout le temps de sa durée. Il s'enflamme, il s'ulcère, il se gangrène, mais il ne se transforme jamais en tissu encéphaloïde, encore moins en tissu aréolaire et gélatiniforme. Lorsqu'il se propage par voie de continuité aux tissus ambiants, il conserve les mêmes caractères ; bien plus, lorsqu'il se généralise par voie d'infection, c'est encore à l'état squirrheux que se produit cette généralisation.

Chose bien remarquable, tandis que le mot squirrhe est pour beaucoup d'auteurs le synonyme du mot induration, pour d'autres (Wardrop, Scarpa, Lobstein), le cancer dur ou squirrheux est la seule espèce de cancer.

Bayle, Laennec, Récamier admettent deux espèces de cancer, le squirrhe et l'encéphaloïde ; d'autres considèrent le squirrhe et l'encéphaloïde comme deux périodes, deux états d'une seule et même altération.

Il résulte de mes observations que le squirrhe (cancer dur ou squirrheux) et le cancer mou, cérébriforme (encéphaloïde) sont deux formes de cancer bien distinctes qui existent presque toujours isolément, mais entre lesquelles il n'y a aucune incompatibilité ; car elles peuvent exister simultanément, non-seulement chez le même individu, mais encore dans le même organe, dans la même tumeur. Je dois dire cependant que la coexistence du tissu squirrheux et du tissu encéphaloïde dans la même tumeur est fort rare.

Le cancer squirrheux est un tissu morbide caractérisé par sa densité, qui représente celle d'un corps fibreux (cancer fibreux) et quelquefois celle d'un fibro-cartilage (cancer fibro-chondroïde ou chondroïde). Quand on le divise, il crie sous le scalpel à la manière du corps fibreux le plus dense, et même d'un fibro-cartilage. La surface de la coupe de ce tissu représente assez bien celle de la couenne de lard à laquelle il a été aussi comparé à raison de sa consistance, d'où l'épithète d'*aspect lardacé* qu'on donne comme caractéristique du cancer. C'est un tissu gris blanc, demi-transparent, plus ou moins dense, constitué par une trame aréolaire fibreuse, dans les mailles de laquelle est déposé un suc crémeux galactiforme, miscible à l'eau, qu'on fait sourdre par une pression latérale de toute la surface de la coupe.

La proportion entre la charpente du tissu cancéreux et le suc galactiforme est variable, et il m'a fallu quelquefois une pression très forte pour en exprimer le suc cancéreux. Dans un cas, je n'ai pu reconnaître le caractère cancéreux d'une peau singulièrement indurée et hypertrophiée, qu'en ayant recours à la pression d'un étau. Je fus surpris de la quantité de suc cancéreux que recélaient dans ce cas les aréoles du derme.

V.   13

La surface de la coupe d'un tissu cancéreux se présente sous l'aspect d'un tissu réticulé ou aréolaire, constitué par du tissu fibreux au milieu duquel on ne voit, au premier abord, aucun vaisseau appréciable; si bien qu'on a fait de l'absence de vaisseaux un des caractères du squirrhe. Mais si l'on examine avec soin la coupe, on verra des points rouges qui correspondent à autant de petits vaisseaux, et si l'on déchire le tissu, on rencontre çà et là des fragments de très petits vaisseaux qui sont tous d'apparence veineuse.

La coupe du cancer squirrheux présente, en outre, un grand nombre de tractus blancs plus ou moins prononcés, tantôt disposés en aréoles, tantôt disposés en bandes plus ou moins épaisses, lesquels tractus sont constitués par du tissu fibreux : en effet, ces tractus blancs ne sont autre chose que du tissu fibreux criant sous le scalpel, et opposant une certaine résistance à la lacération et à la section. Cette disposition explique pourquoi on a confondu si souvent le squirrhe avec les corps fibreux.

Les diverses dispositions du tissu fibreux dans le cancer squirrheux ont été étudiées avec beaucoup de soin par les observateurs. Ch. Bell a noté une disposition de ce tissu en bandes irrégulières, qui se prolongent au delà de la tumeur sous la forme de rayons, et qu'il recommande au chirurgien d'enlever avec soin, dans la crainte d'une répullulation dont chacun de ces prolongements serait le noyau.

La disposition des bandes fibreuses du cancer à la manière de rayons divergents, du centre à la circonférence, donne à la coupe du tissu squirrheux quelque analogie avec celle d'une rave ou d'un navet, d'où le nom de *squirrhe napiforme*, donné à cette variété par Récamier qui avait également admis un squirrhe pancréatiforme, c'est-à-dire un squirrhe dont les parties constituantes, disposées en granulations, présentaient au premier abord l'aspect glanduleux du pancréas.

Le tissu fibreux constitue la trame du squirrhe ou cancer dur, trame aréolaire plus ou moins dense, dans les mailles de laquelle est déposée une matière lactescente, analogue à la crème de lait ou à la laitance de carpe, suc galactiforme qu'on fait sourdre en plus ou moins grande quantité par une pression qui doit être quelquefois considérable. J'ai déjà parlé d'un tissu squirrheux tellement dur qu'il paraissait n'être constitué que par des parties solides, tissu squirrheux qui fournit, lorsqu'il fut soumis à la pression d'un étau, un suc très abondant, si bien qu'il ne resta dans l'étau qu'une trame fibreuse.

C'est ce suc lactescent, miscible à l'eau, semblable à de la crème de lait, entrevu par Monro qui ne l'appliquait qu'au cancer encéphaloïde, et qui le comparait à la laitance de poisson; également entrevu par Lobstein qui le comparait au liquide du thymus pendant la vie fœtale, c'est, dis-je, ce suc que j'ai cru devoir désigner sous le nom de *suc cancéreux*, et que j'ai bien certainement signalé le premier aux observateurs comme le caractère spécifique du cancer.

Les observateurs micrographes modernes ont compris tout de suite l'importance de ce suc dans lequel ils ont cherché avec une persévérance digne des plus grands éloges les caractères microscopiques du cancer. C'est à la Société anatomique qu'ont eu lieu, je crois, sinon les premières recherches, au moins les recherches les plus sérieuses et les plus multipliées. M. Lebert, l'un de ses membres, a donné à l'étude microscopique de ce suc une impulsion aussi vive que persévérante (1).

_____

(1) *Physiologie pathologique, ou Recherches cliniques, expérimentales et microscopiques.* Paris, 1845, t. II, p. 241 et suiv. — *Traité pratique des maladies cancéreuses.* Paris, 1851, p. 15 et suiv. — *Traité d'anatomie pathologique générale et spéciale.* Paris, 1855, t. I, p. 272 et suiv., et planches XLI à XLVI.

Un moment le problème a semblé résolu par la détermination de la fameuse cellule cancéreuse, qui n'a pas tardé à être détrônée par les noyaux et nucléoles ; et, en fin de compte, le suc cancéreux, sur lequel j'ai bien certainement appelé le premier l'attention des observateurs, est resté maître du champ de bataille et est encore aujourd'hui considéré comme le caractère spécifique du cancer (1).

(1) Consultez à cet égard les *Bulletins de la Société anatomique*, le *Traité d'anatomie pathologique générale et spéciale* de M. Lebert, et les travaux de M. Ch. Robin, dont le résumé succinct est consigné dans le *Dictionnaire de médecine, de chirurgie*, etc., de Nysten, 10ᵉ édition, 1855.

Voici ce résumé, que je transcris textuellement :

« On donne en micrographie, d'après M. le professeur Robin, le nom d'*éléments anatomiques du cancer* à une espèce d'élément anatomique caractérisée par un état de *cellules ou de noyaux différents des espèces de cellules ou de noyaux que l'on rencontre dans les tissus normaux.*

» Ces différences portent sur la forme qui est beaucoup plus variable des cellules, sur un volume plus considérable de leur noyau et souvent de leur nucléole, qui est plus jaune et plus brillant.

» L'élément anatomique cancéreux offre en outre des granulations plus abondantes et autrement distribuées que dans les cellules normales, d'où résulte pour cet élément un aspect spécial qui est tout à fait étranger aux éléments normaux de l'économie.

» L'élément anatomique cancéreux offre six variétés que l'on trouve souvent réunies au nombre de deux, de trois, de quatre. Ce sont : 1° les *noyaux cancéreux* qui sont ovoïdes, quelquefois sphéroïdes, de forme et de volume beaucoup moins variables que les cellules; 2° les *cellules types,* qui comprennent les cellules les plus régulières; 3° les *cellules en raquette (cellulæ caudatæ)*, qui diffèrent des autres cellules par un ou même par plusieurs prolongements ou queues; 4° les *cellules fusiformes,* remarquables par leur longueur, cellules à un noyau ou à plusieurs noyaux, qu'on rencontre 𝑢𝑒 souvent dans le cancer des os que dans le cancer des autres organes; 5° les *cellules excavées,* dont l'excavation ou les excavations renferment des amas granuleux ou même une autre cellule ou des noyaux (d'où le nom de *cellules mères* ou *cellules concentriques* qu'on leur a donné quelquefois) ; 6° les *plaques* ou *lamelles à noyaux multiples,* blastème demi-solide, abondant au sein du tissu cancéreux, de forme et de volume très variables contenant beaucoup de noyaux (cette variété est la plus rare).

» En micrographie, on donne le nom de *tumeur cancéreuse, de tissu*

Presque étranger moi-même aux études microscopiques, que la fatigue de ma vue et mon âge ne m'ont

cancéreux à tout tissu qui renferme au nombre de ses éléments les cellules et noyaux hétéromorphes appelés cancéreux. Tout tissu qui les présente est cancéreux (car la nature d'un tissu se détermine d'après celle de son élément anatomique). Tout tissu qui ne les renferme pas n'est pas du cancer, quels que soient du reste ses caractères extérieurs.

» Le tissu cancéreux contient toujours des éléments accessoires qui forment une partie de la tumeur plus considérable que celle qui est représentée par les cellules et noyaux cancéreux caractéristiques de la nature du produit mordide. Ce sont :

» 1° Une matière amorphe (blastème) granuleuse, dure ou diffluente, interposée aux autres éléments.

» 2° Presque toujours des *granulations graisseuses* en quantité assez notable pour qu'elles aient été appelées par M. Lebert *éléments gras du cancer* : ces granulations graisseuses sont quelquefois accompagnées de courtes aiguilles ou bâtonnets de stéarine cristallisée.

» 3° Des fibres de tissu cellulaire plus ou moins abondantes.

» 4° Quelquefois des éléments fibro-plastiques, noyaux libres et fibres fusiformes.

» 5° Des vaisseaux artériels et veineux, surtout à l'état de capillaires, ayant la structure ordinaire, sauf dans quelques cas, la présence de granulations graisseuses dans leur épaisseur.

» Lorsque les capillaires se développent outre mesure dans toute la masse ou dans une partie du cancer, avec ou sans caillots sanguins, il en résulte ce qu'on appelle *cancer fongueux, hématode,* d'un rouge noirâtre, qui n'est qu'un accident de texture.

» 6° Dans la peau, dans l'œil et dans quelques autres parties, le tissu cancéreux s'accompagne accidentellement, dans une partie ou dans la totalité de sa masse, de granulations pigmentaires ou mélaniques, noires, brunes ou rougeâtres interposées aux autres éléments ou déposées dans l'épaisseur même des cellules cancéreuses. Leur quantité est quelquefois assez grande pour que le noyau soit masqué et la cellule colorée en brun noirâtre. Lorsque ce *pigmentum* existe, c'est un cas accidentel qui peut se rencontrer dans toutes les variétés du cancer.

» C'est à tort qu'on a considéré la *mélanose* comme constituant une variété particulière de cancer sous le nom de *cancer mélanique*, équivalente aux variétés squirrheuse et encéphaloïde. Celles-ci sont en effet (dans l'espèce) les deux seules variétés de tissus offrant comme élément constituant les cellules et les noyaux cancéreux.

» *Le caractère le plus constant du cancer est de laisser écouler à la pression un suc cancéreux particulier dit* SUC CANCÉREUX, etc. »

pas permis de poursuivre avec persévérance, je suis loin
de dédaigner ce genre de recherches ; bien au contraire,
je les encourage de toutes mes forces, bien persuadé
que si, dans les études microscopiques surtout, un peu
de science peut conduire à l'erreur, beaucoup de science
peut nous révéler des vérités importantes. N'oublions
jamais ce mot profond de Pline le Jeune : *In minimis tota
latet natura.*

La première question qui s'est présentée à mon esprit
après avoir déterminé la présence du suc galactiforme
dans tous les cancers, c'est celle du rôle que doit jouer
ce suc dans la généralisation de la maladie cancéreuse.
Ce rôle est-il le même que celui du pus dans l'infection
purulente?

Cette question mérite d'être discutée.

Dans la diathèse purulente succédant à des plaies ou à
des opérations chirurgicales, on a cru d'abord, sans trop
s'inquiéter des voies et moyens, que le pus des abcès
viscéraux, si souvent observés dans ce cas, avait été transporté en nature de la surface de la plaie dans l'épaisseur
des viscères.

La doctrine de la phlébite purulente viscérale succédant à la phlébite purulente traumatique, doctrine
que je crois avoir établie le premier sur des faits
irrécusables (1), a bientôt fait justice de la théorie de la
métastase.

En serait-il de même dans la dégénération cancéreuse,
laquelle est limitée dans le principe à un seul point de
l'économie et qui n'est pas moins susceptible de générali
sation que l'inflammation purulente?

Cela est infiniment probable : mais quelle différence
entre ces deux infections, à savoir l'infection purulente et
l'infection cancéreuse ; la plus radicale de toutes est

(1) Voyez mon article PHLÉBITE du *Dictionnaire de médecine et de chirurgie pratiques.*

celle-ci. L'infection purulente consiste dans la série des phénomènes suivants : 1° phlébite purulente capillaire, succédant à une phlébite purulente traumatique ; 2° mélange en nature du pus avec le sang ; 3° transport de ce pus dans les veines capillaires où il est retenu et où il fait l'office d'un corps étranger qui a pour conséquence un dernier fait ; 4° la phlébite capillaire purulente.

Mais le cancer n'est pas un produit de sécrétion ; c'est un tissu infiltré de suc cancéreux : or ce ne peut pas être le tissu ou la trame organique qui est transporté d'un lieu dans un autre, mais bien le suc ou les globules cancéreux, ou, si l'on aime mieux, les cellules cancéreuses. Ces cellules cancéreuses sont souvent douées de la faculté de se reproduire indéfiniment. Déposées dans une partie du système capillaire et en vertu de leur faculté proligère, elles se reproduisent incessamment, chaque cellule pouvant devenir un point central de proligération ; et c'est ainsi que se développent par milliers ces foyers cancéreux dont chacun devient à son tour une source d'infection générale. L'infection ou proligération cancéreuse se fait donc par le même mécanisme que l'infection purulente, les cellules cancéreuses microscopiques se comportant comme les cellules purulentes. On me pardonnera cette interprétation microscopique un peu hasardée, mais qui seule peut rendre compte des faits. Ce qu'il y a de positif, c'est que les choses se passent comme s'il en était ainsi.

Étudions maintenant la charpente ou trame du tissu cancéreux.

La charpente ou trame du cancer n'a absolument rien de spécifique : elle est constituée par du tissu fibreux aréolaire plus ou moins dense, dans les mailles duquel est déposé un suc lactescent, semblable à la crème de lait (suc galactiforme), qu'on en fait sourdre par une pression plus ou moins considérable : en effet, ce suc lactescent

ne se trouve pas seulement dans le cancer encéphaloïde
où il saute pour ainsi dire aux yeux, mais bien dans
tous les cancers sans exception : ainsi, le tissu squirrheux
le plus dur, le plus dense, tellement dense qu'il paraît
n'être constitué que par des parties solides, soumis à une
forte pression dans un étau, fournit un suc cancéreux
beaucoup plus abondant qu'on ne l'aurait imaginé, si bien
qu'il ne reste entre les mors de l'étau qu'une trame
fibreuse très résistante, qui est la charpente du cancer.

Or, le suc du tissu squirrheux le plus dur, ainsi obtenu
par expression, présente les mêmes caractères que le suc
de l'encéphaloïde que Monro avait comparé à la laitance de
poisson et Lobstein au liquide du thymus. Mais ces deux
observateurs n'avaient pas eu la pensée de chercher le suc
cancéreux dans le cancer squirrheux, et encore moins de
considérer ce suc comme le caractère spécifique du cancer. Or, c'est dans ce suc et non dans la trame organique
qui le recèle que les observateurs micrographes ont eu
l'heureuse idée de chercher les caractères spécifiques
du cancer. C'est avec ce même suc qu'il faudrait faire
des expériences sur les animaux vivants, si l'on voulait
déterminer par l'expérimentation la nature contagieuse
ou non contagieuse du cancer. Mais les faits cliniques
sur ce point ont une valeur bien autremèut importante
que les expériences sur les animaux. Or, j'ai dit ailleurs
que j'avais été appelé plusieurs fois auprès de femmes
sur l'âge du retour qui, croyant n'avoir que des pertes
blanches, continuaient à avoir des relations avec leurs
maris, et chez lesquelles j'ai reconnu un ulcère cancéreux
avec écoulement horriblement fétide, lequel ulcère cancéreux avait détruit le museau de tanche et comme évidé
une grande partie du col de l'utérus. Or leurs maris
n'avaient jamais éprouvé le moindre accident local, bien
qu'ils eussent continué à avoir des relations avec elles
jusqu'au moment où j'ai été consulté.

C'est en étudiant sous ce point de vue le cancer squirrheux le plus dur que je me suis rendu compte des bons
effets (je ne dis pas des succès) obtenus temporairement
par Desault à l'aide de la compression dans certains cas
de cancer squirrheux du rectum, et de ceux de Récamier
dans certains cas de cancer mammaire.

Lisez le *Journal de chirurgie* de Desault, et vous y trou-
verez un certain nombre de faits relatifs à des cancers
du rectum guéris par des mèches progressivement grossissantes. Il est vrai que ces cas de guérison portent en
général sur des malades de l'hôpital, qu'on avait perdus
de vue après leur sortie ; mais le fait est que ces malades
sortaient de l'hôpital tellement soulagés, qu'ils se croyaient
guéris. Or, que faisait Desault par la compression exercée
sur le rectum rétréci, à l'aide de mèches dont il augmentait chaque jour le volume ? Il dilatait l'intestin et favo-
risait ainsi par la compression la résorption de la sérosité
qui infiltrait ses parois ; il guérissait parfaitement s'il
n'avait affaire qu'à un œdème dur ou à une induration
phlegmasique chronique du rectum ; il ne guérissait qu'incomplétement si l'induration était à la fois cancéreuse
et œdémateuse ; il ne guérissait pas du tout, et bien certainement il aggravait les indurations exclusivement cancéreuses. Tout le bénéfice de ce traitement c'était de dila-
ter l'intestin et de permettre aux matières fécales de sortir
librement, et c'était déjà un beau résultat.

De même, que faisait Récamier en soumettant à une
compression méthodique et graduellement croissante les
mamelles indurées ? S'il n'avait affaire qu'à une simple
induration œdémateuse (œdème dur de la mamelle), il
obtenait des résultats admirables par la compression graduelle qu'il exerçait d'ailleurs avec beaucoup d'habileté à
l'aide de couches successives d'amadou. Or, comme Desault pour le cancer du rectum, Récamier croyait sincère-
ment avoir radicalement guéri un assez grand nombre de

cancers squirrheux de la mamelle par cette compression
méthodique. Si ces deux grands praticiens avaient affaire
à une induration mixte, c'est-à-dire à une induration en
partie squirrheuse et en partie œdémateuse, ils rédui-
saient par la compression la tumeur à sa partie squirrheuse ou cancéreuse; et par cette réduction, d'une
part, les malades affectés de cancer du rectum, notablement soulagés, pouvaient rendre plus facilement leurs
matières fécales, et, d'une autre part, la diminution du
volume de la mamelle ranimait pour quelque temps
l'espérance des femmes affectées de cancer mammaire.
Mais n'oublions pas que pour peu que la compression
du tissu cancéreux dépassât une certaine limite, elle
pourrait accélérer les progrès de la dégénération cancéreuse en y introduisant un élément inflammatoire. On
peut encore se demander si la compression d'un tissu
cancéreux, en favorisant l'absorption du suc cancéreux,
n'exercerait pas une certaine influence sur l'infection
cancéreuse générale.

Ainsi la grande différence qui existe entre l'œdème dur
et le cancer dur ou squirrheux, c'est que dans le premier
les parties indurées sont pénétrées de sérosité, et que
dans le second elles sont pénétrées de suc cancéreux.
N'oublions pas que l'œdème des corps fibreux donne à ces
corps un aspect demi-transparent qui en impose quelquefois et qui les fait prendre au premier abord pour du tissu
cancéreux : le véritable critérium des tumeurs ou indurations à caractère douteux est donc dans les effets
de la compression qui n'exprime que de la sérosité dans
les tissus infiltrés, tandis qu'elle exprime du suc cancéreux dans les tumeurs carcinomateuses. N'oublions pas
que l'œdème dur était très souvent confondu avec le
cancer avant la détermination du suc cancéreux; n'oublions pas non plus que le cancer dur est souvent compliqué d'œdème dur, lequel prédomine même quelquefois

au point de donner à la tumeur un volume double ou
triple de celui qu'elle aurait réellement en l'absence de
cette complication. C'est dans ces cas que la compression
méthodique fait merveille, en réduisant la tumeur à sa
plus simple expression. Mais la compression devient nuisible aussitôt qu'elle s'exerce sur la partie de la tumeur
qui est constituée par du tissu cancéreux.

Une question importante se présente ici :

Y a-t-il des vaisseaux dans le squirrhe ou cancer dur ? Il
y a quelque chose de pire que de ne pas observer, c'est
d'observer superficiellement, c'est de déduire des conséquences pratiques de faits douteux, d'observations incomplètes ; c'est d'abuser de notions aussi positives que celles
qui ressortent de l'anatomie pathologique.

Scarpa (1), ayant essayé d'injecter les artères des
tumeurs squirrheuses, a observé que la matière de l'injection, quelque ténue qu'elle fût, ne remplissait que les
artères environnantes sans pénétrer en aucune façon
dans la tumeur. Travers et Lobstein ont fait la même
observation. Ce qu'il y a de certain, c'est que dans les
cancers durs de la mamelle les vaisseaux contenus dans
l'épaisseur de la tumeur sont d'un très petit calibre,
si bien qu'au premier abord, en examinant la coupe du
squirrhe, on ne découvre pas de vaisseaux sanguins,
ou que si l'on en découvre ils sont extrêmement petits
et d'apparence veineuse. Cette absence ou cette pénu-
rie, au moins apparente de vaisseaux, est surtout remarquable dans le cancer dur atrophique qui est toujours
accompagné du rétrécissement des vaisseaux en raison
directe de la rétraction ou corrugation dont il est le
siége.

Mais je n'ai jamais étudié les cancers durs sous le
rapport de leur vascularité (et pour cela il faut faire

(1) *Archives de médecine,* t. X, p. 277 et suiv.

injecter les artères du sujet) sans reconnaître un développement très remarquable des vaisseaux artériels des quatrième et cinquième ordres, lesquels décrivent de nombreuses flexuosités, preuve bien évidente de leur hypertrophie, toujours caractérisée non-seulement par la dilatation des artères, mais encore par leur développement en longueur, qui se traduit par des flexuosités. Or, ce développement artériel est toujours en raison directe du développement morbide de l'organe et de la vitalité dont il jouit.

Le système capillaire et les dernières ramifications du système veineux m'ont paru toujours présenter un développement plus remarquable encore que les artères. Ils constituent un plexus veineux considérable tout autour de la tumeur, plexus veineux qui démontre qu'il se produit dans l'organe correspondant un travail morbide plus ou moins actif. Il m'a paru que le développement du système veineux de l'organe envahi par le cancer était relativement beaucoup plus considérable que le développement du système artériel.

Le cancer dur ou squirrheux est essentiellement caractérisé par un tissu dur, qui représente la dureté des corps fibreux avec lesquels nous verrons qu'il a été souvent confondu. La densité du cancer squirrheux est à peu près toujours la même, quelle que soit d'ailleurs la densité normale du tissu qu'il a envahi. Ainsi, la dégénération cancéro-squirrheuse élève la densité des tissus mous et abaisse celle des tissus durs. Ainsi, le squirrhe du tissu cellulaire acquiert la même densité que le squirrhe de la peau et du tissu fibreux; et lorsqu'un os est envahi par le cancer squirrheux, le phosphate calcaire est résorbé, et la densité du tissu osseux descend au niveau de la densité du tissu squirrheux.

Chose bien remarquable, le cancer squirrheux ramène à l'homogénéité d'aspect, de couleur, de structure, de densité, les tissus les plus hétérogènes, tels que le tissu cellulaire, la peau, les muscles et les glandes, etc.

Le cancer squirrheux s'assimile en quelque sorte tous les tissus, et cette assimilation est commune à toutes les dégénérations, à la dégénération gélatiniforme aussi bien qu'à la dégénération cancéreuse. Le tissu cancéreux se substitue aux tissus après les avoir atrophiés sans vestige, comme ces plantes parasites qui enveloppent et pénètrent de toutes parts un végétal vigoureux, et qui finissent par le détruire en se substituant complétement à lui; ou plus exactement comme ces liquides chargés de sels en dissolution, au sein desquels on plonge une portion de végétal, laquelle s'infiltre fibre par fibre et qui est bientôt remplacée par le sel cristallisé, si bien qu'on ne trouve plus de vestige du tissu organique; la forme de la cristallisation rappelant seule son existence antérieure.

Volume de l'organe envahi augmenté ou diminué. Le cancer, et plus particulièrement le cancer dur ou squirrheux, se présente sous deux variétés bien distinctes : tantôt il diminue le volume de l'organe aux dépens duquel il est développé : c'est le cancer *dur* ou *squirrheux atrophique;* tantôt, au contraire, l'organe envahi par le cancer éprouve un développement considérable : c'est le cancer *dur* ou *squirrheux hypertrophique.*

Dans le cas de cancer dur atrophique, il semble qu'il y ait racornissement ou ratatinement de l'organe. La dureté pierreuse que le cancer squirrheux imprime aux parties envahies semble la conséquence de ce ratatinement, lequel intercepte plus ou moins la circulation par la constriction qu'il exerce sur les vaisseaux nourriciers. La gangrène partielle ou générale de la masse cancéreuse est quelquefois la conséquence de cette interception de la circulation artérielle. La gangrène par interception de la circulation veineuse s'observe aussi dans d'autres cas.

Le resserrement, le racornissement atrophique est surtout manifeste dans le cancer dur ou squirrheux de la mamelle. J'ai vu des femmes dont la mamelle naturellement très volumineuse était assez promptement réduite à la moitié, au tiers, au quart du volume ordinaire. Il est même des cas dans lesquels la mamelle est complétement atrophiée, si bien que la poitrine représente de ce côté une poitrine d'homme, la présence de la mamelle n'étant accusée que par le mamelon; j'ai même vu un cas où le mamelon avait été détruit par l'atrophie et par l'ulcération, on aurait dit que la mamelle avait été extirpée en totalité. Mais pour que l'atrophie soit aussi complète, il faut que non-seulement la mamelle, mais encore le tissu cellulaire et la peau aient été entièrement envahis par le cancer atrophique.

Il s'en faut bien que cette terminaison atrophique soit un mode de guérison du cancer; bien loin de là, car l'observation démontre que l'infection générale de l'économie est quelquefois en raison directe du refoulement du suc cancéreux par le resserrement de l'organe, et qu'en même temps que l'atrophie il se produit des tubercules cancéreux non-seulement à la peau, mais dans tous les autres tissus.

On conçoit que pour que l'atrophie mammaire soit aussi complète, il faut que non-seulement la glande mammaire soit envahie, mais encore le tissu cellulaire sous-cutané : les muscles, les côtes et la plèvre costale peuvent aussi participer à cette dégénération.

Non-seulement le cancer dur atrophique n'est pas un mode de guérison, comme il le semblerait au premier abord, mais l'observation démontre qu'il est constamment accompagné d'une infection générale : il semble que l'économie s'infecte en proportion du refoulement du suc cancéreux. Et il est des cas dans lesquels des tubercules cancéreux se produisent par tout, à la peau, dans le tissu cellulaire libre et dans l'épaisseur de tous les organes.

Le cancer atrophique mammaire qui envahit ordinairement la mamelle tout entière peut être partiel : quelquefois il est limité à une portion de la peau et du tissu cellulaire subjacent; alors la peau racornie se déprime en forme de godet ou de cul-de-sac infundibuliforme. Dans d'autres cas, la mamelle est envahie en masse et s'atrophie en masse. La tendance au racornissement dans cette espèce de cancer atrophique est telle, qu'un envahissement très limité de la peau et du tissu cellulaire souscutané a pour conséquence un ratatinement prodigieux de la mamelle.

Le cancer dur atrophique se combine quelquefois avec l'œdème dur dont il est facile de le distinguer.

Laennec a admis, dans le cancer dur comme dans le cancer encéphaloïde, deux périodes, savoir la période de *crudité* et la période de *ramollissement*. Mais cette distinction me paraît un emprunt malheureux fait aux tubercules strumeux : aucun rapprochement autre que celui de la forme ne me paraît devoir être fait entre ces deux lésions, le tubercule strumeux étant un produit de sécrétion, une sorte de pus concret, et le tubercule cancéreux étant un tissu morbide doué d'une énergique vitalité.

Le *cancer dur* ou *squirrheux* peut-il se transformer en *cancer encéphaloïde* et réciproquement ?

Il me paraît démontré que le cancer encéphaloïde ne se transforme jamais en cancer squirrheux ; mais il n'est pas certain que le cancer squirrheux ne puisse pas se transformer en tissu encéphaloïde. La vérité est que, dans le plus grand nombre des cas, le cancer squirrheux et le cancer encéphaloïde suivent une marche indépendante. Toute la différence entre ces deux lésions consiste dans la proportion qui existe entre la quantité de suc cancéreux et le développement vasculaire d'une part, et le développement de la charpente fibreuse d'une autre part. Tous les cancers peuvent prendre la forme ulcéreuse. Le cancer dur ou squirrheux est le cancer chronique; le cancer encéphaloïde est le cancer aigu.

Il n'y a aucun rapprochement à établir entre la dégénération gélatiniforme et la dégénération à suc cancéreux, et c'est à tort qu'on a admis qu'à une période donnée de leur existence certains cancers squirrheux s'infiltraient d'une matière transparente ayant tous les caractères de la gelée ou d'un sirop épais, et se convertissaient en un tissu spongieux dont la coupe ressemblait à celle d'une grenade.

La dégénération aréolaire et gélatiniforme et la dégération à suc cancéreux sont deux modes de lésions tout à fait distinctes et qui ne peuvent en aucun cas se transformer l'une dans l'autre. Il n'y a aucun rapprochement à établir entre ces deux dégénérations qui sont parfaitement indépendantes.

La question de savoir si ces deux dégénérations peuvent coexister chez le même sujet ou dans la même tumeur, ne me paraît pas complétement résolue, mais elle ne saurait manquer de l'être sous peu : il suffit de l'avoir posée.

Il n'y a d'autre différence entre le cancer dur ou squirrheux et le cancer mou ou encéphaloïde que dans la proportion qui existe entre la charpente du cancer et la quantité de suc cancéreux. Ainsi, on appelle *squirrheuses* les tumeurs cancéreuses pourvues d'un tissu fibreux abondant, qui leur donne une certaine solidité; et on appelle *encéphaloïdes* les tumeurs cancéreuses dans lesquelles le tissu fibreux disséminé est moins dense, le suc cancéreux plus abondant, le système vasculaire plus considérable, et par conséquent les cancers dont la densité est moindre.

Le tissu fibreux dans le cancer squirrheux se présente le plus ordinairement sous la forme de lignes blanches, aréolaires, tantôt irrégulières, tantôt rayonnant du centre à la circonférence.

La présence du tissu fibreux explique pourquoi on a si souvent confondu et l'on confond encore tous les jours les corps fibreux mammaires avec des cancers squirrheux. Mais, je le répète, le caractère différentiel entre la tumeur cancéreuse et la tumeur fibreuse consiste dans la présence du suc cancéreux dans la tumeur cancéreuse, et dans son absence dans la tumeur fibreuse.

Une fois pour toutes, disons s'il y a une différence radicale entre le cancer dur ou squirrheux et le cancer encéphaloïde, ou si le cancer dur ou squirrheux mérite le nom d'*encéphaloïde cru* que lui donnent encore quelques auteurs.

C'est arbitrairement qu'on a donné le nom d'*encéphaloïde cru* au *squirrhe*. Le cancer encéphaloïde est encéphaloïde dès le premier moment de son apparition et conserve toujours le même caractère, de même que le cancer squirrheux ou squirrhe naît squirrheux, se développe squirrheux, s'ulcère, se gangrène squirrheux, se complique d'œdème mou ou dur, s'infiltre d'un liquide filant, albumineux comme le blanc d'œuf ou la synovie, et se creuse de cavités remplies du même liquide : il peut s'enflammer, s'ulcérer, se gangrener ; mais le tissu squirrheux ne deviendra jamais un tissu encéphaloïde.

La présence d'une plus ou moins grande quantité de tissu fibreux dans le squirrhe ou cancer dur explique pourquoi on a si souvent confondu des corps fibreux des productions fibreuses avec des dégénérations cancéreuses. Le tissu fibreux est la charpente du cancer dur ou squirrheux : le caractère différentiel entre ces deux productions organiques si essentiellement différentes, c'est la présence du suc cancéreux dans le cancer, son absence dans le corps fibreux.

La doctrine du ramollissement du squirrhe me paraît une grave erreur. A la période de ramollissement, généralement admise depuis Laennec, on pourrait, à plus juste titre, substituer la *période d'endurcissement*, au moins dans un certain nombre de cas; car le cancer dur ou squirrheux tend quelquefois à s'indurer de plus en plus, et cette induration progressive s'observe surtout dans le *cancer atrophique*.

Cet état d'endurcissement s'observe surtout à la peau dans le cancer mammaire. Or, la peau qui a subi cette induration squirrheuse tend sans cesse à revenir sur elle-même; elle s'épaissit, devient inextensible, dure comme le cuir d'une semelle de botte : elle étreint les parties subjacentes à la manière d'un bandage fortement serré; et quand le cancer atrophique occupe le mamelon, ce mamelon est attiré vers le centre de la mamelle par une sorte d'invagination; lorsque, au contraire, l'induration atrophique occupe le pourtour du mamelon, ce mamelon intact est étranglé par la corrugation des parties voisines, devient très saillant, volumineux, violacé, et peut tomber en gangrène.

L'*ulcération* et la *gangrène*, voilà les deux terminaisons du cancer squirrheux : l'une et l'autre sont la conséquence de l'inflammation qui s'empare des parties indurées; car on ne saurait assez le répéter, l'inflammation n'est pas seulement l'apanage des tissus sains, elle envahit aussi les tissus morbides, tandis que le cancer me paraît envahir essentiellement les tissus sains et respecter les tissus morbides. J'oserais même dire que le cancer n'envahit que les tissus sains, qu'il respecte les tissus qui sont le siége du travail morbide de l'inflammation; en un mot, que l'inflammation est en quelque sorte une immunité par rapport au cancer : et chose remarquable, bien loin

d'être une immunité contre l'inflammation, la dégénération cancéreuse se complique constamment plus tôt
ou plus tard avec l'inflammation, et c'est cette complication qui constitue presque toujours la période ultime du
cancer.

L'inflammation qui s'empare d'un tissu cancéreux, le
détruit plus ou moins rapidement, soit par suppuration,
soit par gangrène.

C'est tantôt par ulcération ou par gangrène moléculaire, et tantôt par eschare plus ou moins considérable
que se produit la solution de continuité du cancer. Or le
mécanisme de l'ulcération cancéreuse est exactement le
même que celui de l'ulcération inflammatoire ordinaire.
L'odeur dite *spécifique* de l'ichor cancéreux n'a rien de
bien caractéristique, et les caractères de l'ulcère cancéreux ne sont pas toujours tellement tranchés, qu'il ne
puisse rester des doutes dans l'esprit de l'observateur sur
sa véritable nature. C'est ainsi que l'ulcère simple de l'estomac a été si longtemps confondu avec l'ulcère cancéreux de cet organe.

Une base dure, squirrheuse, des alentours squirrheux,
bosselés, et surtout la présence du suc cancéreux dans
l'épaisseur des parties indurées qui supportent et entourent l'ulcère, sont des caractères bien plus positifs du
cancer qu'un liquide sanieux et fétide, que des bords
coupés à pic et que des fongosités.

On distingue à juste titre les ulcères cancéreux en
primitifs et en consécutifs : l'ulcère cancéreux primitif
succède presque immédiatement à l'induration cancéreuse. L'ulcération se produit par gangrène moléculaire ;
d'autres fois elle procède par eschares plus ou moins
considérables, par couches superposées, par cercles
ou zones concentriques, comme dans la pourriture d'hôpital.

Le rôle important que joue l'inflammation dans les

phénomènes consécutifs du cancer ne saurait donc être contesté. Le gonflement inflammatoire survenant dans le cancer induré a pour conséquence l'interception de la circulation veineuse et artérielle. Il y a gangrène par étranglement.

L'ulcération cancéreuse tend sans cesse à s'accroître en profondeur : elle dévore tous les tissus ; et bien que le tissu artériel résiste beaucoup plus que les autres tissus au travail ulcératif, comme aussi à la dégénération cancéreuse, il arrive assez souvent que les parois artérielles envahies donnent lieu à des hémorrhagies, quelquefois même foudroyantes.

Je dois dire cependant que je n'ai pas vu d'exemple de cancer des parois artérielles, et il m'a paru que l'ulcération par eschare était la source habituelle des hémorrhagies consécutives du cancer.

La gangrène joue donc un grand rôle dans la dégénération cancéreuse. Quelquefois elle est insensible et comme moléculaire, et alors la gangrène se produit sous la forme d'ulcération : tantôt elle procède par eschares plus ou moins considérables.

Ordinairement consécutif, l'ulcère cancéreux est quelquefois primitif et survient presque en même temps que l'induration cancéreuse : c'est ce qu'on voit pour le cancer des lèvres, pour le cancer de toutes les surfaces libres ; mais l'induration cancéreuse précède toujours l'ulcération.

Telle est la marche ordinaire du cancer dur ou squirrheux ; telle est l'influence qu'exerce sur le tissu squirrheux l'inflammation qui s'empare consécutivement de ce tissu.

Cette influence consécutive de l'inflammation sur la marche du cancer ne saurait être contestée. Il n'en est pas de même de l'influence que, suivant une doctrine célèbre (celle de Broussais), l'inflammation exercerait primitivement sur la production du cancer. Or, les faits démon-

trent de la manière la plus positive qu'il n'y a aucune affinité pathologique entre l'induration phlegmasique et la
dégénération cancéreuse.

Du reste, le cancer dur ou squirrheux se développe dans
tous les tissus : et c'est bien à tort que Scarpa a divisé les
organes en deux catégories, dont la première comprendrait les organes dans lesquels le cancer se développerait
primitivement, et dont la seconde comprendrait les organes dans lesquels le cancer dur ou squirrheux, qui est
pour lui le seul cancer, ne peut se manifester que secondairement.

Il est besoin d'une anatomie pathologique du cancer
squirrheux plus complète que celle qui existe ; et la preuve
de cette nécessité se trouve dans une doctrine contre
laquelle je dois m'élever ici avec d'autant plus d'insis-
tance, qu'elle a été appuyée par un savant dont les opinions
toujours sages et remarquables par une judicieuse réserve
n'en ont que plus d'autorité; c'est que souvent le *squirrhe
ne lui semble être autre chose qu'une hypertrophie, une induration du tissu cellulaire.* Mais l'hypertrophie n'est et ne peut
être que l'hypertrophie et rien de plus ; l'induration ne peut
être autre chose que l'induration. Dans le cancer squirrheux il y a toute autre chose que de l'hypertrophie et de
l'induration, il y a du suc cancéreux. Le cancer squirrheux et l'induration diffèrent entre eux *toto cœlo*, pour me
servir d'une expression qui rend parfaitement ma pensée.

Les corps fibreux sont encore confondus tous les jours
avec le cancer, cliniquement et anatomiquement.

Les corps fibreux, dit-on, s'ils ne sont pas extirpés,
peuvent dégénérer en cancer : c'est une erreur grave
contre laquelle je ne saurais trop protester; il n'y a entre
le cancer squirrheux et les corps fibreux rien de commun
que la dureté.

La nécessité d'une bonne anatomie pathologique du
cancer dur ou squirrheux, ou fibreux, se fait encore sentir

de nos jours. L'étude comparative des corps fibreux et du cancer squirrheux ne sera donc pas ici déplacée.

Étude comparative des corps fibreux et du cancer squirrheux. La consistance du corps fibreux est la même que celle du cancer squirrheux. Tous deux crient sous le scalpel lorsqu'on les divise; tous deux se présentent sous l'aspect d'un tissu homogène, blanchâtre, demi-transparent; tous deux ont la densité du cartilage ou plutôt du fibro-cartilage.

Leur caractère différentiel positif est le suivant: le corps fibreux n'a pas de suc particulier, la pression la plus forte ne peut en faire suinter aucun ; le doigt, promené sur la surface de la coupe, est à peine humecté par un liquide gluant, visqueux, synoviforme; dans le cancer le plus dur, au contraire, la pression fait toujours suinter une quantité plus ou moins considérable de suc semblable à la crème de lait, à la laitance de carpe, en un mot, de suc cancéreux.

Si donc en clinique les cas sont fréquents où l'on est embarrassé de décider si une tumeur qu'on observe est décidément bénigne ou maligne, fibreuse ou cancéreuse, la distinction est facile en anatomie pathologique. La tumeur est bénigne s'il y a absence de suc cancéreux; elle est maligne quand la présence de ce suc est bien constatée (1).

Les corps fibreux restent libres d'adhérences toute la vie, bien qu'ils puissent acquérir un très grand développement.

Les tumeurs cancéreuses, si elles sont le plus ordinairement libres et parfaitement délimitées dans le prin-

(1) L'audace chirurgicale ira-t-elle, dans les cas de tumeur extérieure, mammaire ou autre, d'un caractère douteux, jusqu'à enlever un petit fragment de cette tumeur pour le soumettre à l'épreuve de la compression, et déterminer par la présence ou par l'absence du suc cancéreux le caractère de la lésion ? Je sais positivement que cette épreuve a été faite par un jeune chirurgien dont je dois taire le nom. L'épreuve fut négative, il n'y avait pas de suc cancéreux. L'extirpation n'a pas été pratiquée.

cipe, deviennent bientôt adhérentes aux parties voisines qu'elles ne tardent pas à envahir.

Les corps fibreux conservent, en général, leur dureté primitive. Cependant ils sont susceptibles de s'infiltrer de sérosité, et par conséquent de se ramollir, de se diviser en lobules. Dans ce dernier cas, le diagnostic différentiel est plus difficile sur le vivant, mais il devient très facile après l'extirpation, et ce diagnostic posthume n'est certainement pas à dédaigner.

Les corps fibreux, dit-on, s'ils ne sont pas extirpés peuvent dégénérer en cancer. C'est une grave erreur. Un corps fibreux sera toujours un corps fibreux, comme un cancer sera toujours un cancer. Le tissu fibreux n'est que a charpente du cancer, tandis qu'il constitue l'essence du corps fibreux proprement dit.

2ᵉ ESPÈCE. Cancer encéphaloïde.

Le nom de *cancer encéphaloïde* ou *cérébriforme* a été donné par Laennec à une espèce de cancer dont la ressemblance avec la substance cérébrale quant à l'aspect et quant à la consistance, avait déjà frappé tous les observateurs.

Le cancer encéphaloïde de Laennec n'est pas une espèce nouvelle, c'est le *fongus médullaire* de Maunoir, le *sarcome pulpeux médullaire* d'Abernethy, le *sarcome vasculaire* d'autres observateurs. Dupuytren lui appliquait plus particulièrement le nom de *carcinome*, réservant celui de cancer pour le cancer dur ou squirrheux. Le nom d'encéphaloïde me paraît devoir être conservé.

Ainsi Wardrop, en décrivant son fongus médullaire, dit que « l'excroissance morbifique présente l'apparence » de la substance médullaire; qu'elle est principalement » formée par une matière opaque, blanche, homogène, » offrant la consistance du cerveau. » Le nom de *sarcome médullaire*, de *fongus médullaire*, donné au cancer encéphaloïde par d'autres praticiens, atteste encore cette identité d'aspect généralement reconnue. Le cancer encéphaloïde, ou fongus médullaire, est de toutes les espèces de cancer celle qui peut acquérir le volume le plus considérable : ce volume est quelquefois monstrueux, il est en quelque sorte illimité. On a vu des encéphaloïdes qui avaient deux fois le volume de la tête du fœtus et même de la tête de l'adulte.

Un autre caractère de l'encéphaloïde, c'est sa *consistance* qui est tantôt celle du cerveau d'un adulte, tantôt celle du cerveau d'un jeune enfant et même du fœtus. C'est bien souvent une sorte de bouillie, de pulpe qu'on croirait au premier abord sans organisation.

Cette mollesse, qui est un des traits principaux du tissu de l'encéphaloïde, est telle, qu'il en résulte quelquefois une fluctuation mensongère, si bien que dans un assez grand nombre de cas on a plongé le trocart ou la pointe du bistouri dans une tumeur de ce genre, en croyant avoir affaire à une collection de liquide : cette erreur a été commise un grand nombre de fois dans l'encéphaloïde du testicule, si bien que plusieurs hommes de l'art, aussi habiles que prudents, dans l'impossibilité où ils se trouvent de déterminer à priori s'ils ont affaire à une collection de liquide ou à une tumeur encéphaloïde, se mettent en mesure d'emporter le testicule immédiatement après une ponction exploratrice. La même incertitude de diagnostic peut exister pour les tumeurs de la mamelle. Le cancer encéphaloïde de la mamelle peut être pris pour un kyste, et réciproquement. J'ai vu plusieurs fois prendre pour des abcès et ouvrir des encéphaloïdes du sternum et des côtes, et je dois dire que la connaissance de ce fait m'a fait commettre, dans un cas, une erreur opposée, c'est-à-dire que dans un cas d'abcès chronique situé à la partie latérale droite du sternum, je crus d'abord à un encéphaloïde.

Il faut bien apprendre à distinguer la fluctuation molle de la fluctuation liquide.

On serait tenté d'appeler abcès cancéreux un certain nombre de tumeurs encéphaloïdes, tant le suc cancéreux est abondant; et dans plusieurs cas, même à l'autopsie, la trame aréolaire du tissu encéphaloïde est si peu considérable, qu'au premier abord on croirait à une collection de liquide un peu épaissi; erreur qui est démontrée par les vaisseaux plus ou moins nombreux et les quelques filaments fibreux ou celluleux qui traversent le foyer.

La même erreur peut être commise pour les encéphaloïdes du foie. Je me rappellerai toujours avec douleur un cas malheureux de ce genre : un de nos confrères avait un foie énorme, pour la détermination de la nature duquel je fus appelé avec trois autres confrères. La fluctuation parut si évidente aux trois consultants, l'anhélation était si considérable, le malade demandait avec tant d'instance à être soulagé, et d'ailleurs mes confrères étaient tellement persuadés que nous avions affaire à un kyste, que, malgré mon opposition, la ponction fut pratiquée; mais, hélas ! il ne sortit que du sang par la canule, et le malade était mort quelques jours après. A l'autopsie, nous trouvâmes le foie farci de masses encéphaloïdes, d'une moyenne grosseur, et pourtant la fluctuation observée du vivant du malade semblait indiquer une tumeur très volumineuse. Or, il est bon de savoir que la sensation de fluctuation dans le foie peut se produire non-seulement lorsqu'il y a une tumeur encéphaloïde considérable, mais encore lorsqu'il existe un grand nombre de petites tumeurs encéphaloïdes rapprochées.

La même erreur de diagnostic a été commise dans un cas de cancer encéphaloïde énorme du rein. Cette tumeur fut prise pour un kyste du rein. Une ponction fut pratiquée; il ne sortit que du sang, et le malade ne tarda pas à succomber.

On ne saurait assez le répéter, rien ne ressemble plus à un kyste contenant un produit liquide qu'une volumineuse tumeur encéphaloïde enkystée. Disons cependant que dans ce cas, l'exploration attentive de la tumeur ne donne jamais une sensation bien nette de fluctuation, mais bien celle d'un déplacement pâteux, comme le ferait une poche remplie d'une bouillie plus ou moins épaisse : il n'y a ni fluctuation proprement dite, ni transmission rapide d'un choc sec appliqué sur le point opposé de la tumeur.

Des formes diverses du cancer.

Il résulte de ce qui précède, 1° qu'il n'existe qu'une seule espèce de cancer, à savoir le cancer à suc cancéreux, 2° que la dégénération à suc gélatiniforme constitue une dégénération toute spéciale qui ne saurait être classée parmi les dégénérations cancéreuses.

Or, le cancer proprement dit se présente sous plusieurs formes bien distinctes, qu'on peut réduire au nombre de quatre :

1° Forme de tumeur plus ou moins volumineuse ;

2° Forme de tubercules disséminés au milieu d'un tissu sain ;

3° Forme ulcéreuse ;

4° Forme de fongus plus ou moins considérable naissant d'une surface libre.

Des quatre formes du cancer, deux affectent une prédilection remarquable pour l'encéphaloïde, à savoir celle de fongus ou végétations, et celle de tubercules disséminés. C'est au cancer encéphaloïde bien plus qu'au cancer squirrheux ou fibreux qu'appartiennent ces milliers de tubercules ou de masses cancéreuses qu'on rencontre si souvent dans le foie, la rate, les poumons, et qui semblent étrangers au tissu propre de l'organe, lequel est parfaitement sain tout autour.

Le volume des tubercules cancéreux (qu'on a aussi appelé *sarcome tuberculeux*) varie depuis celui d'un grain de mil jusqu'à celui de la tête d'un adulte. On trouve souvent réunis dans le même organe (et nommément dans le foie) des tubercules de divers volumes, et il est naturel de penser que les plus petits sont la première période des tumeurs plus volumineuses. Cependant il est des cas dans lesquels les tubercules cancéreux semblent destinés à ne jamais dépasser un certain volume : ainsi, dans certaines variétés de cancer, le progrès de la dégénération cancéreuse se manifeste non par le développement des tubercules déjà existants, mais par l'apparition successive de tubercules innombrables, lesquels semblent tous construits sur le même modèle, sans pouvoir jamais dépasser un certain volume. Or, cette multiplication prodigieuse s'opère à la fois et dans des organes différents et dans l'organe primitivement envahi par le cancer.

Les tubercules encéphaloïdes sont tantôt enkystés, comme déposés au sein des organes intacts, et alors susceptibles d'une énucléation facile, tantôt non enkystés et comme formés aux dépens du tissu de l'organe dont on ne peut le séparer sans lacération.

La forme enkystée des tubercules cancéreux est bien plus générale que ne l'admettait Laennec, qui disait n'avoir rencontré cette forme que dans le médiastin, le foie et le poumon. La forme enkystée des tubercules cancéreux a été observée partout.

Le nombre des tubercules cancéreux des organes varie depuis un jusqu'à plusieurs milliers. Un seul tubercule ou une seule tumeur cancéreuse enkystée peut exister dans l'épaisseur d'un organe, tout le reste de l'économie étant intact : c'est un fait parfaitement démontré par l'anatomie pathologique; et dans ce cas n'aurait-on pas droit d'espérer que l'extirpation de cette tumeur aurait pour conséquence la guérison sans récidive? Mais l'observation démontre qu'il n'en est pas ainsi.

La *forme tuberculeuse* de l'encéphaloïde est tantôt primitive, tantôt consécutive. C'est la forme la plus ordinaire de l'*infection cancéreuse* qu'on ne saurait mieux faire que de comparer à l'infection purulente avec laquelle elle a de si nombreux points de ressemblance.

Je ne sais si l'on peut concevoir le tubercule cancéreux sans membrane d'enkystement, d'isolement ; mais il y a cette différence que, dans certains cas, la membrane d'enkystement est *fournie* par le tissu propre de l'organe, tandis que dans d'autres cas l'enkystement est constitué par une membrane propre au tubercule. C'est dans ce dernier cas que le kyste, parfaitement isolé, n'adhère aux parties voisines que par du tissu cellulaire, d'où la facilité de son énucléation. L'extirpation d'un tubercule cancéreux enkysté ou d'une masse cancéreuse enkystée est-elle susceptible d'une guérison définitive ? A côté de quelques faits qui semblent en faveur de la non-récidive de la maladie, il en est un nombre immense qui établissent la récidive et la généralisation.

C'est surtout dans l'étude du cancer du foie par tuberculisation, par masses disséminées, qu'on peut bien étudier le mode de développement des tubercules et des tumeurs ou masses cancéreuses.

Ainsi les granulations et tubercules carcinomateux du foie sont formés par du suc cancéreux déposé dans tel ou tel grain glanduleux, dans telle ou telle masse de granulations hépatiques, en laissant intactes les parties intermédiaires ; et cela se conçoit, car l'anatomie normale nous montre que les grains glanduleux du foie sont indépendants, parfaitement indépendants les uns des autres, entourés qu'ils sont par une capsule fibreuse particulière à chacun d'eux.

Il n'y a donc entre la forme tuberculeuse et la forme infiltrée du cancer d'autre différence que celle-ci : dans la forme tuberculeuse, le suc cancéreux ne se produirait que çà et là dans quelques granulations éparses du foie, tandis que dans l'infiltration proprement dite, des masses de granulations glanduleuses plus ou moins considérables auraient été envahies simultanément.

En examinant avec attention des masses cancéreuses du foie à divers degrés de développement, il m'a été facile de voir que ces masses étaient constituées par l'infiltration du suc cancéreux dans un groupe régulier ou irrégulier de granulations hépatiques. J'ai fait la même observation sur des muscles farcis de granulations miliaires tantôt encéphaloïdes, tantôt dures ou squirrheuses, lesquelles granulations sont toujours disposées suivant la direction des faisceaux; et comme ces muscles présentaient l'infiltration cancéreuse à divers degrés de développement, j'ai pu assister pour ainsi dire aux diverses phases de cette transformation progressive.

Il me paraît démontré qu'il n'y a aucune différence fondamentale entre la forme par infiltration et la forme par tuberculisation du cancer, les tubercules cancéreux étant également le résultat d'une infiltration du suc cancéreux dans le tissu propre de l'organe. Il suit de là que la forme infiltrée et la forme par tuberculisation du cancer ne diffèrent qu'en ce que dans la première le cancer occupe des groupes de granulations contiguës, tandis que dans la deuxième le cancer n'occupe que des granulations isolées.

La forme de végétation *polypeuse* est propre au cancer encéphaloïde, d'où les noms de *fongus*, *fongus hematodes*, *fongus médullaire*, sous lesquels il a été désigné. Cette forme appartient non-seulement à toutes les surfaces libres naturelles, aux surfaces muqueuses en particulier, mais encore à toutes les surfaces libres accidentelles. Ainsi, dans le cas de cancer de la mamelle (ou d'un organe sous-cutané quelconque), il arrive que lorsque la peau de la mamelle a été envahie, ulcérée, le cancer mammaire se présente sous la forme d'un énorme fongus.

Le cancer encéphaloïde polypiforme s'observe fréquem
ment aux membranes muqueuses. Les fosses nasales et
leurs sinus, l'utérus, l'estomac, le rectum présentent assez
souvent des cancers polypiformes pédiculés ou non pédiculés. On en voit aussi quelquefois sur les membranes
fibreuses (ex. : fongus de la dure-mère).

Les membranes séreuses elles-mêmes, et en particulier
le péritoine et la plèvre, ne sont pas exemptes de végétations cancéreuses sous forme polypeuse. La membrane
interne du cœur et des veines en présente quelquefois.
Je ne sache pas qu'on en ait observé sur la membrane
interne des artères.

Des vaisseaux de l'encéphaloïde.

Si la présence des vaisseaux intrinsèques a pu être niée
pour le cancer squirrheux, et si leur absence a été considérée (assurément bien à tort) comme un de ses caractères, il n'est pas possible de les révoquer en doute pour
le cancer mou ou encéphaloïde : aussi la présence d'une
grande quantité de vaisseaux sanguins a-t-elle été signalée comme un caractère de cette lésion trop souvent
confondue avec les tumeurs érectiles. La dénomination
de *fongus hematodes*, qui a été donnée à certaines variétés
de cancer encéphaloïde, atteste la présence de ces vaisseaux. Or le développement du réseau veineux et des
grosses veines qui en émanent est en rapport avec le
volume de la tumeur et la rapidité de son évolution.

Les artères qui aboutissent à l'organe malade ont
acquis un développement extrêmement considérable : on
les trouve quelquefois doublées, triplées de volume. La
moindre division artérielle s'hypertrophie d'une manière
notable, et cette hypertrophie se révèle non-seulement par
l'augmentation de calibre de ces vaisseaux, mais encore
par leurs flexuosités qui annoncent une augmentation notable dans leur longueur non moins que dans leur cali-

bre. Pareillement, les veines qui partent de l'organe malade sont extrêmement développées et même relativement
beaucoup plus développées que les artères. Les veines
superficielles qui entourent la tumeur cancéreuse sont
vraiment énormes : j'en ai vu qui étaient presque aussi
volumineuses que la veine sous-clavière à la surface
d'une énorme tumeur encéphaloïde : indépendamment
des grosses veines, il existe tout autour de la tumeur carcinomateuse un plexus veineux très considérable, dont
elles émanent en grande partie. Si la tumeur est sillon-
née, lobuleuse, c'est entre les lobules que sont reçues les
grosses veines.

Lorsqu'on examine des coupes faites à la tumeur encéphaloïde, ou lorsqu'on la divise par lacération, on voit qu'elle
est parcourue par des vaisseaux veineux considérables :
quelquefois au lieu de vaisseaux considérables, ce sont de
petits vaisseaux très nombreux qui donnent au tissu de
la tumeur une couleur rosée ou amaranthe, à la manière
du cerveau du fœtus.

Tous ces vaisseaux ont des parois extrêmement minces
eu égard à leur volume ; aussi se rompent-ils avec la plus
grande facilité. Les parois vasculaires sont quelquefois si
minces qu'on a de la peine à les isoler par la dissection ;
on dirait que des vaisseaux sans parois ont été creusés
dans l'épaisseur de la masse encéphaloïde. La ténuité,
la fragilité de ces parois vasculaires rendent parfaitement
compte de la présence des foyers sanguins, quelquefois
considérables, qui se produisent si souvent dans l'épaisseur de ces tumeurs.

J'ai souvent étudié ces vaisseaux sanguins intrinsèques, et il m'a été facile de voir qu'ils communiquaient
plus ou moins largement avec les vaisseaux superficiels,
et qu'ils présentaient des dispositions de circulation
analogues à celles des vaisseaux de nouvelle formation,
c'est-à-dire celles d'un petit système de la veine porte.

Ainsi ce sont des vaisseaux multiples contournés, abou-
tissant à un vaisseau principal duquel partent des vaisseaux également contournés; et il m'a paru que ces petits
systèmes vasculaires étaient indépendants de la grande
circulation. Récamier (1) a vu également « des gerbes de
» vaisseaux plus ou moins convergents, isolés des vais-
» seaux sanguins qui entourent l'engorgement. »

C'est en l'absence de toute injection qu'ont été faites
les observations de Récamier aussi bien que les miennes.
C'est également sans injection préalable que Laennec a
vu des vaisseaux sanguins pénétrer dans l'intérieur de la
matière cérébriforme et s'y diviser en ramuscules déliés.

J'ai spécifié le caractère veineux de ces vaisseaux.
Récamier et Laennec n'avaient pas spécifié leur nature.
Ils disent seulement que ce sont des vaisseaux. La
présence de vaisseaux veineux aplatis, à parois très
minces, toujours injectés après la mort, est aussi évidente
dans ces tissus que le sont les veines du cerveau. Ces
veines extrinsèques et intrinsèques du cancer pourraient-
elles être remplies par des injections faites dans les
veines normales du sujet, soit superficielles, soit profondes, ou mieux encore directement dans les veines
normales qui avoisinent la tumeur? C'est pour moi une
question que, à priori, je serais tenté de résoudre négativement. Il résulte, en effet, de mes observations, que
ces petits systèmes veineux de veine porte morbi-
dement développés sont de nouvelle formation, et ne
communiquent avec les vaisseaux de la circulation générale que par les capillaires. Pour bien les étudier, il faudrait les injecter directement, car il n'est pas probable
qu'ils puissent être injectés par les voies de la circulation
générale.

Voilà ce que je disais à mes leçons de la Faculté, lors-

_____

(1) *Traité du cancer*, t. II, p. 175.

qu'est survenue une injection faite par Bérard aîné sur un homme âgé de quarante-cinq ans, lequel portait de chaque côté de la région cervicale une tumeur encéphaloïde. Les artères du col furent injectées en rouge et les veines en noir; la pièce fut présentée à la Société anatomique. Voici le résultat de la dissection :

Chaque tumeur était enveloppée d'une capsule fibrocelluleuse dans l'épaisseur de laquelle des artères de volume médiocre, mais fréquemment anastomosées, formaient un réseau assez compliqué.

Or, la présence des artères, de même que la présence des nerfs dans les dégénérations, attestait que le suc can céreux était infiltré dans les tissus normaux : la structure des artères, de même que celle des nerfs, est trop compliquée pour que ces organes soient la conséquence d'un développement morbide.

Les veines injectées en noir présentaient un plexus veineux abondant dans les membranes d'enveloppe de la dégénération. Ce plexus veineux s'entrelaçait avec les ramifications artérielles.

La masse cancéreuse, divisée en plusieurs sens, présentait à peine quelques points rosés, c'est-à-dire quelques petits vaisseaux artériels capillaires dans la partie dure de la tumeur, partie dure qui était en quelque sorte à l'état de crudité; dans la partie de la tumeur qui était à l'état de ramollissement, les vaisseaux artériels, excessivement nombreux et ténus, formaient un réseau fort élégant qui semblait contenir dans ses mailles du suc encéphaloïde: enfin, dans les points complétement ramollis, la matière de l'injection épanchée formait des masses analogues à celles que forme le sang dans les foyers apoplectiques ou hémorrhagiques.

Chose bien remarquable, les sections pratiquées dans la masse ramollie ne présentaient pas une seule veine ou veinule, pas un seul point noir, et cependant tous les capillaires veineux des organes voisins (non cancéreux) étaient pleins d'injection.

Ce résultat, qui semblait exclure le système veineux du tissu cancéreux, était en opposition avec toutes mes observations antérieures; qui établissaient que les veines prenaient dans le cancer un développement considérable, relativement bien plus considérable que les artères; mais il s'explique parfaitement par ce fait que, de même que l'inflammation, le cancer a son siége immédiat dans le système capillaire veineux, et que c'est dans le système capillaire veineux que se produit le suc cancéreux. Or, du moment que l'injection artificielle porte sur des parties dont le système capillaire veineux est plein de suc cancéreux, l'injection ne doit plus y pénétrer; et c'est en effet ce que Bérard aîné finit par reconnaître sur mes observations, mais en donnant à ce fait une autre interprétation que voici : « Pendant que je cherchais, dit-il, l'explication » de cette singulière anomalie, je fis la découverte d'une » autre propriété non moins singulière du tissu encé- » phaloïde ; c'est que ce tissu pénètre avec la plus grande » facilité les parois des veines des parties affectées, et » envoie dans leur intérieur des prolongements qui les » oblitèrent et qui les font disparaître complétement. »

Assurément, je suis loin de nier que le cancer développé autour des veines ne puisse, dans quelques cas, user les parois de ces vaisseaux et communiquer avec leur cavité : j'en ai observé plusieurs exemples; mais, dans le plus grand nombre des cas, la présence de la matière cancéreuse dans le système capillaire et dans les veines qui y aboutissent est due à la même cause que la présence du pus dans ces mêmes veines, à la phlegmasie suppurée des veines dans le second cas, et à la dégénération cancéreuse des veines dans le premier.

La non-pénétration absolue des matières injectées dans le système capillaire veineux des tumeurs cancéreuses

est donc la démonstration positive de la doctrine que
je soutiens depuis 1826, à savoir que le siége de la
sécrétion purulente, de même que le siége de la sécrétion du suc cancéreux est dans le système veineux
capillaire. L'injection ne pénètre que dans la partie de
ce système, qui n'a pas été préalablement envahie par le
cancer.

Dans mes idées, les artères ne doivent se rencontrer
dans l'épaisseur des tumeurs cancéreuses que lorsque le
cancer est infiltré dans les organes. Mais lorsque le cancer
est une production accidentelle, un tissu cancéreux au
sein de nos organes, lorsque les vaisseaux du cancer
sont des vaisseaux de nouvelle formation, il ne peut pas
y avoir d'artères ; car les artères ne se forment pas de
toutes pièces, les veines sont les seuls vaisseaux de nouvelle formation. Il se passe dans l'organisation du suc
cancéreux sécrété ce qui se passe dans l'organisation de
la fausse membrane ; il apparaît au milieu de ce suc de
même qu'au sein de la fausse membrane, d'abord du
sang, puis des veinules : il se produit un petit système
veineux particulier analogue au système veineux de la
veine porte, lequel ne paraît pas communiquer dans le
principe avec le système veineux général. A cette première
période d'organisation, les veines du tissu encéphaloïde
sont ininjectables. Ce n'est que plus tard qu'une communication s'établit entre le système veineux de nouvelle
formation et le système veineux général, et une fois
que cette communication existe, on conçoit qu'il soit
possible d'injecter le système veineux de nouvelle formation par les artères. Mais de ce qu'on injecte des vaisseaux par les artères, s'ensuit-il que tous les vaisseaux
injectés soient des artères ? Non certainement : il est très
possible qu'une partie de l'injection passe des artères dans
les veines. Pour éviter l'erreur, il faudrait commencer par
injecter le système veineux : au reste, il n'est pas impos-

sible que le suc cancéreux se produise dans les veines de nouvelle formation. L'observation microscopique peut être d'un grand secours pour déterminer ce qui se passe dans cette organisation nouvelle. Il serait curieux d'établir un parallèle entre les vaisseaux du cancer squirrheux, les vaisseaux du cancer encéphaloïde et ceux de la dégénération gélatiniforme. C'est dans la dégénération gélatiniforme que la vascularisation est réduite à sa plus simple expression. C'est à peine si les artères ont augmenté de volume : le système veineux est relativement beaucoup plus développé. Les vaisseaux capillaires forment des réseaux très déliés sur les parois des cellules du tissu dégénéré.

Dans le cancer squirrheux et dans le cancer encéphaloïde les artères ont pris un développement considérable, ainsi que le système veineux. Ce dernier, le système veineux, semble jouer un plus grand rôle dans le cancer encéphaloïde que dans le cancer squirrheux.

Beaucoup de vaisseaux capillaires dans les diverses dégénérations ne sont visibles qu'à l'aide d'une forte loupe. Ils sont disséminés dans l'épaisseur du tissu morbide auquel ils donnent une couleur rosée.

Il y a des vaisseaux disséminés, des vaisseaux en pinceaux, des vaisseaux réticulés. Le développement des vaisseaux est en général plus considérable à la circonférence qu'au centre.

Dans certains cancers encéphaloïdes, on trouve des foyers sanguins tellement considérables, qu'on croirait, au premier abord, avoir affaire à de vastes foyers hémorrhagiques : mais, avec un peu d'attention, on retrouve du tissu encéphaloïde dans l'épaisseur des parois du foyer ou au milieu du foyer. La présence d'autres tumeurs encéphaloïdes, dans le plus grand nombre des cas, préviendra toute erreur.

Dans ces foyers sanguins encéphaloïdes, on trouve

souvent tous les degrés du travail de résorption du sang. On a commis une grave erreur en disant qu'on trouvait également dans ces foyers tous les degrés de la transformation encéphaloïde du sang épanché. Le sang versé hors de ses réservoirs est incapable d'organisation et de vie.

Il est des *encéphaloïdes* qu'on pourrait appeler *hémorrhagiques*, tant ils sont sujets aux épanchements de sang. Ce sont les encéphaloïdes les plus mous, les plus vasculaires, les plus pénétrés de suc cancéreux. C'est dans des cas de cette espèce qu'on a cru avoir affaire non à un tissu morbide, mais à un foyer hémorrhagique. L'hémorrhagie se produit alors avec une très grande rapidité : les encéphaloïdes du foie sont surtout sujets à ces hémorrhagies. La tumeur hépatique qui est le siége d'un foyer hémorrhagique, augmente alors avec une rapidité prodigieuse; il y a même quelquefois rupture du tissu du foie et épanchement dans l'abdomen. Cette hémorrhagie peut être mortelle. Il n'est pas rare de rencontrer dans des masses carcinomateuses les vestiges des foyers sanguins qui ont été résorbés. L'encéphaloïde hémorrhagique est l'encéphaloïde le plus mou, le plus vasculaire, le plus pénétré de suc cancéreux qui existe.

Le cancer encéphaloïde mammaire donne lieu aux mêmes considérations. Il peut y avoir rupture de la peau énormément distendue, et hémorrhagie considérable. Ces hémorrhagies cancéreuses sont beaucoup plus fréquentes qu'on ne le croit communément, comme le prouvent les traces de foyers sanguins, en partie résorbés, qu'on rencontre au centre de ces tumeurs.

Le cancer encéphaloïde se développe dans la cavité des veines. Depuis longtemps, les observateurs avaient signalé la présence de l'encéphaloïde dans les grosses veines et surtout dans les veines caves ; et comme dans plusieurs de ces cas, les ganglions lymphatiques qui entourent la veine cave inférieure étaient cancéreux, on a pu croire à la pénétration du cancer extérieur dans la cavité de la veine par l'intermédiaire des parois veineuses dégénérées. Mais plusieurs faits de ce genre, que j'ai étudiés avec le plus grand soin, m'autorisent à admettre que dans ces cas il n'existe aucun rapport de continuité entre l'encéphaloïde extérieur et l'encéphaloïde intérieur, et que l'encéphaloïde de la cavité veineuse naît de la surface interne de cette veine à laquelle elle adhère par un pédicule plus ou moins considérable.

Mes observations sur le siége immédiat de l'inflammation dans le réseau capillaire veineux des tissus m'ont conduit à rechercher si le siége immédiat du cancer encéphaloïde n'était pas dans les veines capillaires. Or, il est résulté de mes observations que le cancer comme l'inflammation avait son siége immédiat dans le réseau capillaire veineux, mais que ce siége, difficile à déterminer lorsqu'il était limité au réseau capillaire, devenait évident lorsque les veines qui émanent du réseau capillaire étaient remplies par le suc cancéreux plus ou moins concret.

Diathèse cancéreuse.

Le cancer reconnaît, dit-on, pour cause, un état particulier qu'on appelle *diathèse cancéreuse*. Mais qu'est-ce que la diathèse cancéreuse ? Je dirai volontiers, avec M. Vogel, que ce mot sert à désigner une chose indéterminée, que la diathèse en général et la diathèse cancéreuse en particulier sont l'x algébrique d'une équation dans laquelle il n'y a pas assez de données pour dégager l'inconnue.

Infection cancéreuse. Mode de propagation du cancer dans l'économie.

Le cancer se propage dans l'économie de deux manières : 1° par continuité de tissu ; 2° par infection géné-

râle. 1° La propagation du cancer par continuité de tissu
est aussi complète que possible : le cancer dévore tout
ce qu'il rencontre sur son passage, même les os ; 2° par
infection générale, le cancer ne se propage jamais par
simple contiguïté de tissu, mais la continuité par adhésion suffit pour cette propagation.

Il n'existe aucun état morbide de l'économie qui offre
une puissance d'infection plus générale que le cancer, je
n'en excepte pas même la diathèse purulente et la diathèse tuberculeuse ; aucun organe, aucun tissu n'échappe
à cet envahissement qui a lieu et par continuité de tissu
et par infection du sang. Le suc cancéreux est l'agent de
cette propagation, de même que le pus est l'agent de la
diathèse purulente. Entrons dans quelques détails au sujet
du suc cancéreux.

Suc cancéreux.

Tous les cancers, sauf de rares exceptions (1), sont
pourvus d'un suc particulier que j'ai cru devoir appeler
suc cancéreux, parce qu'il me paraît le caractère pathognomonique du cancer.

Le suc cancéreux n'est pas toujours identique avec lui-
même. Ordinairement crémeux, il est quelquefois pultacé et s'échappe, par la pression des tissus cancéreux
incisés, sous la forme de petits vers. Les différences dans
les conditions physiques du suc cancéreux tiennent moins
à une différence de nature qu'à des altérations consécutives. Le tissu aréolaire dans lequel le suc cancéreux est
infiltré présente un grand nombre de variétés, depuis la
densité fibreuse ou chondroïde jusqu'à un tissu aréolaire
fragile qui cède à la moindre pression.

(1) L'exception appartient aux cancers sans suc cancéreux manifeste,
dans lesquels le suc cancéreux est dans une sorte de combinaison avec
es tissus. Ces cas sont des cas douteux.

Ces différences d'aspect et de structure des cancers tiennent non à une différence de nature, mais à des variétés dans la densité du tissu qui sert de charpente au cancer, et dans les *altérations consécutives* que subissent le tissu et le suc cancéreux.

Existe-t-il des cancers entièrement dépourvus de suc cancéreux? Oui, il y a des cancers bien caractérisés par leurs propriétés d'envahissement, de reproduction et d'infection, dans lesquels on ne peut pas démontrer la présence du suc cancéreux proprement dit. Il semble que dans ces cas, qui sont d'ailleurs fort rares, le suc cancéreux soit dans une sorte de combinaison avec les tissus qui sont devenus fragiles et qui s'écrasent et se morcellent sans fournir de suc. Nous avons vu qu'il en était de même par rapport au pus dans certaines phlegmasies purulentes, dans lesquelles le pus infiltré entre dans une sorte de combinaison avec les tissus.

Dans toutes les autres espèces de cancer, lorsque la charpente est assez résistante, le suc cancéreux peut être exprimé comme d'une éponge; on le voit sourdre par une multitude de points ou de pores, comme s'il sortait par autant d'orifices vasculaires. Or, ce suc cancéreux présente différents degrés de consistance, depuis le lait crémeux jusqu'à la laitance de poisson cuit. C'est surtout dans l'état de suc cancéreux concret ou demi-concret qu'il m'a été possible de disséquer les veines flexueuses et contournées sur elles-mêmes dans lesquelles ce suc est contenu.

Ce suc cancéreux a été soumis à l'analyse des chimistes; mais la chimie des produits pathologiques est encore bien peu avancée, surtout en ce qui touche le cancer, car elle n'a découvert dans ces produits morbides d'autres éléments chimiques que ceux qu'elle rencontre dans les produits normaux. Les recherches chimiques de Müller sont peut-être les plus complètes à cet égard; mais que nous apprend la chimie lorsqu'elle nous a dit qu'une tumeur cancéreuse est formée par l'*albumine*, et que la *gélatine* indiquée par quelques auteurs pourrait bien provenir de la trame organique qui contient le suc cancéreux ? Je n'ai vu nulle part que le suc cancéreux isolé ait été soumis à une analyse chimique rigoureuse. Je crois que jusqu'à présent les pathologistes ont donné aux chimistes des portions d'organes cancéreux, et que ces portions d'organes ont été analysées purement et simplement, en sorte que l'analyse chimique a porté non-seulement sur le suc cancéreux, c'est-à-dire sur l'élément propre du cancer, mais encore sur le tissu cellulaire, les vaisseaux et tous les débris plus ou moins dénaturés des tissus normaux.

Müller signale de la caséine, non-seulement dans le cancer des mamelles, mais encore dans le cancer des autres organes. Il indique, en outre, une assez forte proportion de matière grasse et en particulier une graisse phosphatée et de la cholestérine.

Quant à l'état du sang des cancéreux (certes le sang d'un cancéreux dont toute l'économie s'infecte successivement, doit être différent du sang d'un tuberculeux), eh bien ! MM. Andral et Gavarret, dans leur important travail sur l'hématologie, ont trouvé le sang d'un individu affecté de cancer fort analogue au sang d'un tuberculeux. Au début, diminution notable du chiffre de la fibrine : ce chiffre augmente lorsque survient la période d'inflammation ou de ramollissement, suivant la loi établie par ces auteurs pour le sang inflammatoire.

Pauvre chimie organique ! Aucun élément spécial dans le cancer ! Serons-nous plus heureux par l'étude microscopique ? J'aime encore à l'espérer.

Des diverses formes et espèces de tissu cancéreux.

Le tissu cancéreux, tissu parasitaire, doué d'une grande activité morbide et d'une immense propriété d'envahissement, est essentiellement constitué par une charpente aréolaire, en général fibreuse ou fibro-celluleuse, pénétrée d'une plus ou moins grande quantité de suc cancéreux, tissu parasitaire susceptible de s'étendre d'une manière indéfinie et d'infester toute l'économie et par voie de continuité de tissu et par voie d'infection générale.

La différence de proportion, d'une part, entre la densité de la charpente du tissu cancéreux (charpente qui peut être non-seulement fibreuse ou fibro-celluleuse, mais encore cartilagineuse et osseuse); et, d'une autre part, le développement du système vasculaire et la quantité de suc cancéreux établissent dans le tissu du cancer des différences de densité et d'aspect qui ont été caractérisées par la dénomination de *squirrhe* ou *cancer dur* (que j'appellerai *cancer squirrheux* ou *fibreux*), et de *cancer encéphaloïde*, ainsi nommé à cause de sa ressemblance de couleur et de consistance avec le cerveau d'un jeune enfant.

Le cancer squirrheux et le cancer encéphaloïde peuvent d'ailleurs se présenter sous plusieurs formes : 1° sous forme d'*infiltration*, 2° sous forme de *végétations*, 3° sous forme de *tubercules*, 4° sous forme de *tumeurs* ou masses plus ou moins considérables.

Je crois devoir mentionner d'une manière toute particulière une forme de cancer des parties molles qui est caractérisée : 1° par la fragilité de son tissu qui s'écrase aisément par la pression entre deux doigts; 2° par l'absence apparente de suc cancéreux; mais il est évident que le *cancer fragile* (c'est ainsi que j'ai coutume de le désigner) est le résultat d'une sorte de combinaison du suc cancéreux avec la trame du tissu dégénéré. Ce suc cancéreux, étudié au microscope, est remarquable par la quantité d'épithélium qu'il contient. Sous ce point de vue, cette forme de cancer mérite l'épithète de *cancer épithélial* qui lui a été donnée. J'ai observé surtout cette forme dans les cas de cancer de l'utérus, du rectum, des lèvres, de la langue, de la parotide

Voici la description d'un cancer lingual qui peut servir de type pour cette forme de cancer (le cancer fragile) (1).

Ce cancer lingual avait débuté par le bord droit de la langue dont la moitié correspondante avait été presque entièrement détruite par une ulcération irrégulière : la pointe de la langue, bien qu'elle eût été respectée par l'ulcération, avait été enlevée avec la partie malade, à raison de son induration considérable. Eh bien! elle était entièrement infiltrée de suc cancéreux concret. Ce suc cancéreux concret, au lieu de s'échapper par la pression sous forme de vermicelle, était dans un état de combinaison avec le tissu lingual qui s'écrasait sous le doigt à l'aide d'une forte pression. Le suc cancéreux était donc dans une sorte de combinaison avec le tissu propre de la langue.

Cancer mélanique. Comme variété importante du cancer, je ne puis passer sous silence le *cancer mélanique*, caractérisé par la couleur noire (couleur de bistre ou encre de sèche) de son tissu. Le cancer mélanique, dont les variétés de couleur présentent toutes les nuances de l'encre de sèche, depuis la plus faible jusqu'à la couleur de suie la plus prononcée, le cancer mélanique est à juste titre considéré, par les observateurs, comme ayant un caractère de malignité en quelque sorte supérieur aux autres formes de cancer, et cependant il semble, quant à ses caractères anatomiques, qu'il ne diffère des autres formes de cancer que par la présence de la matière colorante du sang diversement modifiée.

Telles sont les principales formes et variétés du tissu cancéreux.

Propriété d'envahissement du cancer.

Aucune lésion ne jouit à un aussi haut degré que le

(1) Pièce anatomique présentée à la Société anatomique par M. Parmentier, au nom de M. Demarquay (séance du 17 avril 1863).

cancer de la propriété d'*envahissement* : envahissement par continuité de tissu, envahissement par les lymphatiques, envahissement par les vaisseaux veineux, envahissement par *infection générale*.

Parmi les exemples d'envahissement par continuité de tissu, je citerai un exemple bien remarquable communiqué par M. Parmentier à la Société anatomique, le 27 juin 1862.

Un cancer cutané se produit sur le dos de la main (on assure que c'est par les glandules *sudoripares* et par les follicules sébacés qu'avait débuté l'altération de la peau). On brûle la peau avec le caustique; la maladie se reproduit; elle envahit les os métacarpiens et les muscles interosseux et pénètre jusqu'à la face antérieure de ces muscles et de ces os; tout le reste était intact.

Règle générale, *le cancer ne respecte que dans des proportions très restreintes les tissus qu'il avoisine.*

Mais pour compléter l'anatomie pathologique du cancer, nous avons à étudier : 1° les associations morbides du tissu cancéreux avec les autres lésions organiques et avec l'inflammation en particulier; 2° les diverses formes sous lesquelles il se produit; 3° sa texture qui comprend la charpente du cancer, le suc qui l'infiltre, les vaisseaux qui le pénètrent et qu'on peut diviser en vaisseaux d'ancienne formation, lesquels sont tous plus ou moins hypertrophiés, et en vaisseaux de nouvelle formation (il n'est pas rare de voir des vaisseaux remplis de suc cancéreux); 4° l'état des nerfs qui pénètrent les organes devenus cancéreux.

Il résulte de cette étude que les artères, à raison de leur structure spéciale, et plus particulièrement à raison de la présence de leur tunique jaune, ne sauraient être des vaisseaux de nouvelle formation, qu'on ne les rencontre au sein des tumeurs cancéreuses que lorsque le suc cancéreux est infiltré dans les tissus normaux; que les vaisseaux artériels appartiennent par conséquent aux tissus normaux et non au tissu cancéreux proprement dit ; d'un autre côté, il n'est peut-être aucune lésion morbide qui, plus que le cancer et surtout que le cancer encéphaloïde, s'accompagne d'un développement relatif aussi considérable des artères correspondantes jusqu'à leurs dernières ramifications. Or, ces dernières ramifications s'hypertrophient et en longueur, d'où les flexuosités si remarquables qu'elles décrivent, et en calibre quelquefois double, triple, quadruple de l'état naturel, et toujours en proportion avec la vitalité des tissus morbides et leur augmentation de volume et de densité. Le développement des veines qui correspondent aux tissus cancéreux est relativement plus considérable encore que celui des artères ; et j'ai constaté qu'il existait au sein des tissus cancéreux un nombre plus ou moins considérable de petits systèmes veineux de veine porte, points centraux de développement qui suffisent à la nutrition de ce tissu accidentel.

Nous avons jusqu'à ce jour vainement demandé à la chimie des caractères propres au tissu cancéreux en général, et au tissu encéphaloïde en particulier, ou plutôt au suc cancéreux ; et nous constatons que, jusqu'à ce jour, ses efforts ont été impuissants dans l'analyse de ce suc aussi bien que dans l'analyse du sang des individus affectés de cancer ; et cependant il n'est pas douteux que le sang doit jouer le principal rôle dans la production et dans la généralisation du cancer.

On a admis deux périodes dans le cancer squirrheux : 1° la période d'induration ou squirrheuse ; 2° la période de ramollissement ou encéphaloïde : mais cette distinction repose sur une erreur d'observation ou plutôt sur une idée préconçue, d'après laquelle on avait fait du squirrhe la première période obligée de l'encéphaloïde. Or, il résulte de l'universalité des faits que les principaux

changements consécutifs qui s'opèrent dans le squirrhe
et dans l'encéphaloïde sont le résultat soit d'une hémorrhagie, soit d'une inflammation qui se produisent au sein
du tissu morbide : or, l'inflammation du tissu cancéreux
a pour conséquence inévitable l'ulcération ou la désorganisation par gangrène de ce tissu.

Le *cancer mélanique* ne saurait être considéré que
comme une simple variété du cancer soit squirrheux, soit
encéphaloïde, la couleur mélanique n'étant autre chose
qu'une modification de la matière colorante du sang. Cette
variété du cancer, bien distincte de la mélanose proprement dite, doit être maintenue sous le titre de *cancer mélanique* que les praticiens considèrent à juste titre comme la
forme la plus maligne de toutes les espèces de cancer.

Mais pour connaître à fond le cancer sous toutes ses
formes et dans toutes ses variétés, il faut faire une étude
approfondie non-seulement du cancer considéré en lui-
même, mais encore des associations morbides dont il est
susceptible. Or, parmi ces associations morbides, je
signalerai d'une manière toute particulière l'association
morbide de l'espèce cancer : 1° avec l'espèce *inflammation*
qui peut être pseudo-membraneuse, purulente, tuberculeuse ; 2° avec l'espèce *solution de continuité*, et nous verrons que le cancer affecte souvent la forme ulcéreuse soit
primitivement, soit consécutivement. On croit assez généralement que les ulcères chroniques ordinaires peuvent
devenir cancéreux ; or, les faits me paraissent en opposition formelle avec cette manière de voir, car je ne connais
aucun exemple positif d'ulcère chronique simple qui ait
dégénéré en cancer. Voyez les ulcères chroniques simples des membres inférieurs, ulcères soumis à tant
de causes d'irritation ; eh bien ! je ne crois pas qu'il existe
dans les annales de la science un seul fait d'ulcère
chronique simple des jambes qui soit devenu cancéreux,
quelque multipliées que soient les causes d'irritation

auxquelles il est exposé. C'etait là la grande objection que j'adressais à la doctrine de Broussais sur le cancer, qu'il considérait comme une des formes de la phlegmasie chronique. Je lui objectais les ulcères chroniques des jambes qui sont soumis à un si grand nombre de causes d'irritation aiguës et chroniques, et auxquels je n'ai jamais vu revêtir le caractère cancéreux; et toutefois je suis loin d'en contester la possibilité. La diathèse cancéreuse existant dans toute l'économie, les solutions de continuité peuvent évidemment revêtir le caractère cancéreux.

Le tissu cancéreux, sous toutes ses formes, peut s'enflammer, suppurer, s'ulcérer, se gangrener. Devenu fragile par le fait de l'inflammation, il s'ulcère, se gangrène par le même mécanisme que les tissus phlegmasiés.

Les ulcères cancéreux sont tantôt primitifs, tantôt consécutifs. Ils se produisent par le même mécanisme que les ulcères des tissus enflammés. Mais une induration véritablement squirrhoso-cancéreuse précède l'envahissement et accompagne toujours le développement de l'ulcère.

La plupart des fractures dites *spontanées* sont la conséquence la plus ordinaire du cancer des os. J'aurai occasion de rapporter plusieurs cas de fracture spontanée du col du fémur qui ne reconnaissaient pas d'autre cause.

Des deux espèces de tissu cancéreux.

Il me paraît résulter de tous les faits d'anatomie pathologique relatifs au cancer :

1° Qu'il n'existe que deux espèces ou plutôt deux formes bien distinctes de tissu cancéreux auxquelles tous les cancers peuvent être ramenés, à savoir : le *cancer dur* ou *squirrheux*, le *cancer mou* ou *encéphaloïde*.

2° Que ces deux espèces de cancer ne diffèrent l'une de

l'autre que par leur consistance, qui est molle dans l'encéphaloïde (à tel point que cette mollesse en a quelquefois imposé pour de la fluctuation), qui est dure dans le cancer squirrheux, si bien qu'on a pu le confondre soit avec un corps fibreux, soit avec une induration phlegmasique chronique.

3° Que ces deux espèces de cancer peuvent se présenter sous plusieurs formes : 1° sous forme de tubercules ; 2° sous forme de masses ou tumeurs plus ou moins considérables ; 3° sous forme de végétations, de fongus (cette dernière forme appartient exclusivement aux surfaces libres, naturelles ou accidentelles); 4° sous forme d'infiltration dans les tissus normaux qu'ils finissent par atrophier complétement par une sorte de substitution.

4° Qu'il n'existe d'autres caractères pathognomoniques du tissu cancéreux que la présence d'un suc particulier, suc lactescent analogue à la crème de lait, ou mieux encore à la laitance de poisson, suc cancéreux qu'on fait suinter par une pression plus ou moins forte proportionnée à la densité du tissu. Je dois faire remarquer que le suc cancéreux est en bien plus grande quantité qu'on ne le croirait au premier abord, même dans les cancers squirrheux les plus durs.

5° Que l'absence du suc cancéreux me paraît exclure, dans un tissu morbide quelconque, l'existence du cancer dont le suc cancéreux constitue le seul caractère spécifique (1).

6° Que la compression méthodique, de quelque manière qu'elle soit appliquée, ne saurait guérir le cancer dont tout au plus elle pourrait réduire le volume dans le

(1) C'est d'après cette règle que j'ai considéré comme une tumeur fibreuse et non comme une *tumeur cancéreuse* une tumeur (a) du volume et de la forme d'un œuf de poule, située au-dessus de la clavicule et qui s'enfonçait derrière cet os où elle adhérait à la veine sous-clavière,

(a) Pièce présentée à la Société anatomique par M. Houël au nom de M. Nélaton,

cas de complication d'œdème ; que c'est à des cas d'œdème mammaire chronique, d'induration hypertrophique et œdémateuse, et non à des cancers que s'appliquent les prétendues guérisons du cancer squirrheux par la compression.

7° Que le cancer ramène à l'homogénéité les tissus les plus hétérogènes, os, muscles, glandes, tissu cellulaire, tissu musculaire, etc.

8° Que le cancer paraît avoir pour siége essentiel la charpente celluleuse, et plus particulièrement le système capillaire des organes, en respectant les tissus propres qui s'atrophient graduellement et finissent par disparaître avec ou sans vestiges.

9° Que la grande différence qui existe entre le cancer squirrheux et le cancer encéphaloïde tient, non à une différence de nature, car on voit souvent ces deux formes réunies chez le même sujet, mais à des différences : 1° dans la densité des tissus qui sont le siége du cancer ; 2° dans la marche plus ou moins rapide de la maladie, aiguë ou chronique ; 3° dans une différence de proportion entre la charpente et le suc cancéreux ; 4° dans une vascularisation plus ou moins développée. Sous ce dernier point de vue, le cancer encéphaloïde, ainsi nommé à cause de son aspect, de sa couleur et de sa mollesse, est extrêmement sujet à des hémorrhagies qui peuvent en imposer, au premier abord, sur le caractère de la maladie et faire croire à un foyer hémorrhagique apoplectiforme. Il m'est arrivé plusieurs fois de reconnaître l'origine encéphaloïde de certains foyers hémorrhagiques dans des débris de tissu

circonstance qui exigea une grande prudence de la part de l'opérateur. Eh bien ! cette tumeur avait la consistance et l'aspect d'un corps fibreux ; mais comme le tissu fibreux est souvent la charpente du cancer, j'ai soumis la tumeur incisée à une forte pression, sans pouvoir en extraire une seule goutte de suc cancéreux. J'en ai conclu que cette tumeur était fibreuse et non cancéreuse.

V.   16

encéphaloïde qui occupaient la circonférence du foyer.
N'oublions pas que la forme encéphaloïde du cancer
dénote une très grande gravité dans la maladie et une
infection générale plus profonde que la forme squirrheuse.

Cela posé, étudions successivement les caractères anatomiques des deux grandes espèces de cancer.

1ʳᵉ ESPÈCE. Cancer dur ou squirrheux (squirrhe).

Le cancer dur ou squirrheux est caractérisé : 1° par sa
densité qui le rapproche des corps fibreux avec lesquels
il a été longtemps et bien souvent confondu (1). On peut
même dire que le squirrhe ne diffère du corps fibreux, de
l'induration ou de la transformation fibreuse, que par la
présence du suc cancéreux qui infiltre son tissu en quantité plus ou moins considérable.

De même que les autres espèces de cancer, le cancer
fibreux se présente sous quatre formes bien distinctes :

1° Sous la forme *granuleuse* ou *tuberculeuse*, laquelle est
extrêmement fréquente : à cette forme se rattache la forme
par plaques, ou forme pustuleuse, qu'on observe sur
toutes les surfaces libres (membranes muqueuses, membranes séreuses, membrane cutanée).

2° Sous la forme de tumeurs plus ou moins considérables : dans cette forme, le suc cancéreux est infiltré
dans une charpente fibreuse plus ou moins dense. Cette
forme est ordinairement bosselée. Le cancer squirrheux
n'acquiert presque jamais le volume du cancer encéphaloïde.

3° La forme de végétations est beaucoup moins fréquente dans le cancer squirrheux que dans le cancer
encéphaloïde.

4° Le cancer squirrheux, soit sous forme de tubercules, soit sous forme de tumeur, présente souvent une

_____
(1) Voy. *Corps fibreux mammaires*, t. III de cet ouvrage, p. 710.

couleur noire ou mélanique avec diverses nuances de coloration, d'où le nom de *cancer mélanique*. Or, la couleur mélanique s'observe dans le cancer encéphaloïde aussi bien que dans le cancer squirrheux ; on l'observe encore dans toutes les formes du cancer, dans la forme ulcéreuse, comme dans la forme de tumeur ou de tubercules. Le cancer mélanique dénote une très grande gravité dans la maladie, et, par-dessus toutes choses, une infection générale de l'économie.

Il y a dans le cancer squirrheux deux éléments bien distincts : 1° une trame ou charpente fibreuse extrêmement dense ; 2° du suc cancéreux qui en remplit les mailles. La trame fibreuse contient des vaisseaux artériels et veineux ; je ne sache pas que des vaisseaux lymphatiques y aient été démontrés. Les nerfs n'y ont peut-être pas été assez étudiés ; on les suit jusqu'à la circonférence de la tumeur ; mais dans le cancer parvenu à son apogée de développement ils se confondent avec le tissu cancéreux ; cependant il m'a été possible de les suivre à une assez grande profondeur dans l'épaisseur du tissu cancéreux, préservés qu'ils étaient de la dégénération par leur névrilème ; mais lorsque la dégénération est complète, les nerfs disparaissent comme les autres tissus. L'atrophie du tissu nerveux précède leur disparition. Le névrilème, vide de substance nerveuse, se reconnaît encore à une période très avancée de la maladie.

Dans la première période du cancer infiltré, on reconnaît encore les vestiges des tissus propres qui en sont le siége ; et l'on peut suivre tous les progrès de la dégénération, depuis le premier degré de la lésion jusqu'à ce degré ultime où il n'existe plus aucune trace de l'organisation primitive, tous les tissus étant confondus dans une dégénération cancéreuse commune.

Il me paraît bien démontré que, dans la dégénération cancéreuse, il n'y a nullement métamorphose proprement dite des tissus normaux en tissu cancéreux, mais bien formation pathologique nouvelle dans les mailles du tissu cellulaire de l'organe, et atrophie complète par absorption des tissus propres, lesquels s'étaient hypertrophiés au début de la maladie pour se transformer définitivement en tissu fibreux ou fibro-celluleux, dernier terme de l'atrophie.

Le squirrhe, ou cancer squirrheux, n'est-il, comme l'ont dit plusieurs observateurs, que la première période (et même la période obligée, suivant quelques-uns) du cancer encéphaloïde? Non assurément; car le cancer squirrheux ne se ramollit que très rarement; il s'infiltre, il s'enflamme, il se gangrène par ulcération ou par masses plus ou moins considérables, soit dans ses couches superficielles, soit dans ses couches profondes. Le cancer squirrheux est squirrheux, de même que le cancer encéphaloïde est encéphaloïde dès le premier moment de son apparition, et l'un et l'autre conservent leur caractère jusqu'à ce qu'ils aient été détruits par l'ulcération ou par la gangrène.

Le cancer squirrheux peut être divisé en *hypertrophique* et en *atrophique*. Le cancer mammaire en fournit de fréquents exemples. Ainsi, il est des cas dans lesquels la glande mammaire, en même temps qu'elle subit une induration ou en masse ou partielle, augmente considérablement de volume. Il en est d'autres dans lesquels elle diminue de volume et se ratatine en proportion de son endurcissement. Ainsi, dans certains squirrhes mammaires atrophiques, on dirait que la glande a été partiellement ou complétement résorbée. Il ne reste à sa place qu'une peau épaisse accolée aux parois thoraciques, souvent tuberculeuse et d'une excessive dureté.

C'est à tort qu'on a admis dans le cancer squirrheux une période ultime de ramollissement; on peut dire, en toute vérité, que le cancer squirrheux ne se ramollit jamais; qu'indépendamment de l'hypertrophie et de

l'atrophie, les deux seules altérations dont il soit susceptible sont l'ulcération (1) et la gangrène, et que cette
double terminaison est la conséquence d'une inflammation plus ou moins intense, plus ou moins profonde, qui
s'empare de ce tissu morbide. Mais comme l'inflammation
ne s'empare en général du cancer squirrheux que partiellement, après un grand nombre d'années à dater de
l'invasion, la maladie peut rester longtemps stationnaire,
ainsi que j'ai eu occasion de le constater un très grand
nombre de fois à l'hospice de la Salpêtrière (2). Or, cette
longévité du cancer s'observe souvent chez les personnes
avancées en âge, si bien que j'ai vu mourir de maladies
intercurrentes un certain nombre de vieilles femmes affectées de cancer.

La complication de l'œdème avec le cancer squirrheux
et surtout avec le cancer squirrheux mammaire, mérite
d'être prise en grande considération. Cet œdème s'observe dans le cancer squirrheux mammaire, lorsque le
tissu cellulaire sous-cutané n'est pas envahi. J'ai vu un
cas dans lequel la mamelle squirrheuse et œdémateuse
avait de trois à quatre fois son volume naturel. La peau,
violacée, semblait sur le point de tomber en gangrène par
distension. L'œdème s'étant complétement dissipé en
quinze jours par suite d'une compression méthodique,
la mamelle nous a paru affectée de cancer squirrheux
atrophique.

L'hypertrophie, l'atrophie, l'œdème, l'inflammation, la
gangrène, l'hémorrhagie, voilà les lésions qui s'associent
le plus ordinairement au cancer squirrheux.

On ne saurait assez insister sur la différence qui existe,
d'une part, entre l'induration œdémateuse et le cancer

(1) L'ulcération qu'on peut considérer comme conséquence d'une
gangrène moléculaire.
(2) Où j'ai rempli les fonctions de médecin pendant plusieurs années.

squirrheux, et, d'une autre part, entre le cancer squirrheux et les corps fibreux.

Il ne faut pas confondre l'*ichor cancéreux* avec le *suc
cancéreux* : ce sont deux choses bien distinctes. L'ichor
cancéreux est un mélange de pus ordinaire et de tissu
cancéreux gangrené, mélange qui est le produit de la
désorganisation du tissu cancéreux par l'inflammation.
C'est avec cet ichor cancéreux qu'on a fait quelques expériences sur les animaux vivants, et ces expériences ont
été complétement négatives quant à la contagion. Cet
ichor n'a agi et ne pouvait agir que comme corps étranger. Je ne sache pas que le suc cancéreux proprement dit
ait été expérimenté, soit en injection dans les veines et les
vaisseaux lymphatiques, soit par introduction dans le
tissu cellulaire des animaux vivants. Il est plus que probable que les résultats seraient complétement négatifs.

2° ESPÈCE. Cancer encéphaloïde.

Ainsi nommé par Lænnec à raison de son aspect et de
sa consistance qui représentent assez bien l'aspect et la
consistance du cerveau d'un jeune enfant, le cancer encéphaloïde a quelquefois une si grande mollesse, que certaines tumeurs encéphaloïdes situées sous la peau ou au
voisinage de la peau, ont pu être prises pour des abcès et
ouvertes comme telles, tant la sensation de déplacement
qu'elles font éprouver par la palpation, offre d'analogie
avec la fluctuation d'un liquide. Je dois dire cependant
que l'erreur, même dans ce cas, suppose toujours un
examen incomplet ; car il est impossible que quelques
doutes ne s'élèvent pas dans l'esprit d'un observateur
attentif : il y a en effet plutôt déplacement en masse que
choc de fluctuation, et en pareil cas le plus léger doute
doit arrêter la main de l'opérateur.

Des diverses formes sous lesquelles se présente le cancer encéphaloïde.

Tumeurs d'un volume plus ou moins considérable, quelquefois énorme; tubercules; végétations ou fongus; ulcères; telles sont les diverses formes sous lesquelles se présente le cancer encéphaloïde. La forme de végétation ou fongus lui appartient presque exclusivement. Ses caractères distinctifs sont : 1° l'abondance du suc cancéreux qui le pénètre, suc cancéreux dont la chimie ne nous a pas encore révélé le caractère spécifique, et sur lequel le microscope nous a fourni des données importantes, en nous faisant connaître la cellule cancéreuse; 2° la délicatesse de sa trame, le développement de ses vaisseaux et plus particulièrement de ses veines, si bien que le tissu encéphaloïde a pu être quelquefois confondu avec le tissu érectile. C'est à l'abondance de ses veines, à la fragilité de son tissu et surtout à la fragilité des parois des veines de nouvelle formation qui le pénètrent de toutes parts, qu'il faut rapporter la fréquence des foyers sanguins dans l'épaisseur de l'encéphaloïde, foyers sanguins quelquefois considérables qui ont été pris pour des apoplexies.

Une grande forme des cancers encéphaloïdes, forme propre aux surfaces libres, naturelles ou accidentelles, est celle de *fongus*, d'où la dénomination de *fongus hématodes* qui a été donnée aux végétations cancéreuses encéphaloïdes qui naissent de la peau ou des membranes muqueuses.

Le cancer encéphaloïde est de toutes les formes du cancer celle qui est pénétrée de la plus grande quantité de suc cancéreux, celle qui infecte le plus rapidement et le plus complétement l'économie tout entière, celle qui se reproduit le plus facilement après l'extirpation. Dans aucune autre maladie, l'inutilité de toutes les méthodes thérapeutiques, en même temps que la nécessité d'un spécifique, ne sont mieux démontrées.

On considère à l'encéphaloïde comme au squirrhe deux périodes : 1° la période de crudité ; 2° la période de ramol·lissement. On dit que dans la période de crudité le tissu encéphaloïde n'a aucune ressemblance avec la pulpe cérébrale ; qu'il est dense, semblable à du lard ; qu'il est constitué par une trame fibreuse très serrée ; qu'il crie sous le scalpel comme le squirrhe avec lequel il est bien difficile de ne pas le confondre : mais 'je suis encore à trouver ce qu'on appelle *encéphaloïde cru*. Je connais des encéphaloïdes avec divers degrés de consistance ; je connais le cancer squirrheux, mais voilà tout.

Je répéterai ici ce que j'ai dit au sujet du cancer squirrheux, c'est qu'on a considéré comme deux périodes de la même lésion deux altérations tout à fait distinctes : on a fait du squirrhe ou de certaines variétés du squirrhe, et peut-être même de certaines variétés de l'encéphaloïde, la première période de l'encéphaloïde : mieux vaudrait dire nettement que le cancer squirrheux et le cancer encéphaloïde sont deux périodes de la même lésion.

Mais il n'en est pas ainsi : il est parfaitement établi que le squirrhe reste toujours squirrhe, de même que l'encéphaloïde est encéphaloïde dès le premier moment de son apparition, et restera toujours encéphaloïde. Ainsi, j'ai vu bien souvent dans le foie l'encéphaloïde à son état rudimentaire ; c'étaient de très petites granulations miliaires, demi-transparentes : eh bien ! elles avaient la même mollesse que les tumeurs encéphaloïdes les plus considérables, celles que l'on considère comme des types de l'encéphaloïde à l'état de ramollissement.

La seule différence qui existe entre les encéphaloïdes me paraît une différence primitive, originelle, si je puis m'exprimer ainsi, qui consiste dans une vascularisation plus ou moins grande ; et cette vascularisation est remarquable : 1° par l'énorme prépondérance des veines sur les artères, dont j'ai quelquefois été tenté de révoquer en doute l'existence dans l'épaisseur de l'encéphaloïde ; 2° par les ampoules nombreuses, quelquefois énormes, que présentent ces veines ; 3° par l'extrême ténuité des parois des veines intrinsèques qu'on ne peut laisser intactes dans l'encéphaloïde mou qu'en se servant pour les isoler de l'extrémité obtuse du manche d'un scalpel ; 4° une autre différence tient à l'abondance plus ou moins considérable du suc cancéreux. Quant à la charpente du tissu encéphaloïde, elle se lacère souvent à la plus légère pression et même au plus léger contact ; et ce n'est qu'à l'aide d'un filet d'eau extrêmement faible qu'on laisse tomber goutte à goutte, qu'il est possible d'en constater l'existence.

Ces différences de cohérence et de vascularisation qui me paraissent originelles, peuvent-elles être acquises ? ou bien sont-elles la période ultime de l'évolution d'un cancer primitivement beaucoup plus cohérent et beaucoup plus vasculaire ? Cela est possible ; mais les différences de cohérence que présentent les diverses tumeurs cancéreuses ne me paraissent pas autoriser suffisamment, dans la forme encéphaloïde du cancer, la distinction établie entre la période de crudité et la période de ramollissement.

Chaque masse ou tumeur encéphaloïde peut être considérée comme un parasite doué d'une vie propre, ayant en lui une force plus ou moins considérable de développement : de ces tumeurs parasitaires, les unes s'arrêtent au volume d'un pois et même au-dessous ; d'autres acquièrent le volume d'une pomme, plusieurs un volume beaucoup plus considérable encore ; il en est peu qui restent stationnaires.

La véritable période de ramollissement du cancer encéphaloïde, c'est celle dans laquelle il est le siége de foyers sanguins, ou celle dans laquelle il est le siége d'une inflammation.

L'hémorrhagie et l'inflammation, voilà les deux grandes

sources des altérations consécutives du tissu morbide encéphaloïde.

L'hémorrhagie joue un très grand rôle dans ce genre de lésion. Elle peut être capillaire, elle peut avoir lieu par petits foyers, elle peut être extrêmement considérable et comme foudroyante.

J'ai vu des tumeurs encéphaloïdes doubler, tripler de volume en vingt-quatre heures. Il est des tumeurs encéphaloïdes qu'on peut appeler *hémorrhagiques (cancer encéphaloïde hématode)*, tant les hémorrhagies y sont répétées.

Lorsque le foyer hémorrhagique cancéreux est situé au voisinage de la peau ou au voisinage d'une membrane muqueuse, la distension qui en résulte peut avoir pour conséquence l'inflammation de la peau, sa gangrène, une hémorrhagie plus ou moins considérable et quelquefois si considérable, qu'on a pu croire à la rupture d'un anévrysme.

J'ai vu un foyer hémorrhagique encéphaloïde du cerveau en imposer pour un foyer apoplectique. Partout enfin où se produisent ces foyers hémorrhagiques cancéreux, on a pu croire n'avoir affaire qu'à des foyers sanguins idiopathiques. C'est aux végétations encéphaloïdes hémorrhagiques qu'a été appliquée la dénomination de *fongus hématodes*.

Mais la source la plus féconde des altérations consécutives de l'encéphaloïde, c'est l'inflammation dont le domaine s'étend sur les tissus morbides comme sur les tissus normaux. Cette inflammation a pour conséquence presque immédiate la gangrène de l'encéphaloïde : dans le cas de tumeur encéphaloïde superficielle, cette gangrène peut être suivie d'une guérison temporaire, si la totalité du tissu cancéreux a été détruite. L'inflammation du tissu cancéreux peut avoir pour conséquence la suppuration de ce tissu, suppuration de mauvaise nature qui s'associe presque toujours à la gangrène partielle ou à la gangrène en masse.

J'ai vu plusieurs individus qui ont été guéris temporairement de tumeurs cancéreuses par la gangrène complète spontanée ou provoquée de ces tumeurs, si bien qu'une cicatrisation de bonne nature s'était produite à la manière des cicatrices des plaies qui suppurent (1).

Le cancer squirrheux et le cancer encéphaloïde peuvent-ils coexister chez le même individu, dans différentes régions et dans le même organe? Ces cas de coïncidence me paraissent bien positifs, mais ils sont assez rares.

Peut-il y avoir coexistence du cancer encéphaloïde ou du cancer squirrheux avec la dégénération gélatiniforme? On a dit que la dégénération gélatiniforme n'était que la première période du cancer encéphaloïde. On ajoute que Hodgson avait observé la transformation du tissu morbide gélatiniforme en tissu morbide encéphaloïde. On a dit encore que le cancer gélatiniforme n'était rien autre chose qu'un cancer encéphaloïde arrêté dans son développement; mais les faits plus positifs sont en opposition formelle avec cette manière de voir, que nous devons considérer comme une pure hypothèse. Rien de commun entre la dégénération gélatiniforme et la dégénération cancéreuse.

Du cancer mélanique.

Une troisième espèce de cancer assez généralement admise, mais qui ne doit être considérée que comme une simple *variété*, est le *cancer mélanique*, caractérisé par une coloration noire tout à fait semblable à celle du pigment choroïdien, ou brun marron foncé avec diverses nuances.

(1) Lire dans la thèse du regrettable Alphonse Robert, chirurgien de l'Hôtel-Dieu et agrégé à la Faculté, les *altérations dont les tumeurs cancéreuses sont susceptibles.*

Le cancer mélanique est regardé à juste titre comme
l'espèce la plus grave du cancer, celle qui révèle l'infection
cancéreuse la plus générale, la plus profonde de l'économie. Il est peut-être sans exemple que l'on ait extirpé
un cancer mélanique sans reproduction et généralisation
rapide de la lésion.

Du cancer fragile.

On peut également considérer comme une variété une
forme de cancer remarquable par sa fragilité. Le *cancer
fragile* est lobuleux, analogue pour l'aspect au riz de
veau cuit. Il est complétement dépourvu de suc cancéreux, ou plutôt le suc cancéreux paraît dans une sorte
de combinaison avec le tissu morbide ; il s'écrase, se mor-
celle sous le doigt. Le cancer parotidien me paraît le
type de cette forme de cancer fragile que j'ai observé
plusieurs fois dans les polypes cancéreux du sinus maxil
laire, des fosses nasales, et dans le cancer de l'utérus.
J'ai également noté ce caractère de fragilité dans plusieurs
cas de cancer développé dans l'épaisseur ou à la surface
du cerveau.

Cette variété de cancer pourrait être désignée sous le
titre de *cancer fragile sans suc cancéreux distinct*, le suc
cancéreux étant dans une sorte de combinaison avec le
tissu.

De l'unité du tissu cancéreux.

Une question importante est celle-ci :
Y a-t-il unité de tissu cancéreux ?

Depuis Laennec, on a considéré le squirrhe et l'encéphaloïde comme constituant deux tissus parfaitement
distincts et incapables de se transformer l'un dans l'autre.
D'autres, et Lobstein en particulier, admettent que le
squirrhe et l'encéphaloïde ne sont que deux variétés,

deux degrés ou deux périodes de la même dégénération morbide.

La découverte du suc cancéreux comme caractère pathognomonique du cancer me paraît avoir résolu la question en faveur de l'unité du tissu cancéreux.

Oui, il y a unité du cancer, bien qu'il existe un cancer squirrheux et un cancer encéphaloïde. Il me paraît bien démontré que ces deux formes de cancer ne diffèrent l'une de l'autre que par la prédominance de la charpente fibreuse dans le squirrhe, et par la prédominance du suc cancéreux et des vaisseaux veineux dans l'encéphaloïde.

Le cancer squirrheux et le cancer encéphaloïde ne s'excluent pas réciproquement : un cancer squirrheux de la mamelle ou de l'estomac coexiste souvent avec des cancers encéphaloïdes dans le foie, les ganglions lymphatiques et dans d'autres organes, et réciproquement.

Il n'y a pas non plus incompatibilité absolue entre la dégénération à suc gélatiniforme et la dégénération à suc cancéreux (cancer squirrheux ou encéphaloïde); mais cette coïncidence est fort rare et ne peut être considérée que comme une éventualité, la dégénération gélatiniforme et la dégénération encéphaloïde constituant deux entités parfaitement distinctes, et non deux variétés de la même lésion.

Il serait curieux de déterminer, par des faits positifs, si le cancer squirrheux et le cancer encéphaloïde peuvent coexister chez le même sujet, dans le même organe et dans la même tumeur ; si la reproduction du squirrhe extirpé peut avoir lieu par un encéphaloïde, et réciproquement; si l'infection cancéreuse générale, à la suite de l'extirpation du squirrhe, a lieu indifféremment par squirrhe ou par encéphaloïde.

Je crois pouvoir conclure de tous les faits observés : 1° qu'il y a unité de suc cancéreux et par conséquent *unité de cancer;* que le cancer squirrheux et le cancer encéphaloïde ne diffèrent l'un de l'autre que par la densité de la charpente qui peut être celluleuse, fibreuse (très rarement osseuse ou cartilagineuse); et par la proportion du suc cancéreux.

Les tubercules strumeux et le cancer s'excluent-ils mutuellement?

Il n'existe aucune espèce de rapports, ni directs, ni indirects, entre les tubercules strumeux et le cancer. Ces deux altérations peuvent coexister chez le même sujet sans exercer l'une sur l'autre la moindre influence. L'époque de la vie à laquelle apparaît la tuberculisation strumeuse contraste d'une manière frappante avec celle à laquelle apparaît le cancer qui survient en général à une époque de la vie beaucoup plus avancée. J'admets donc que les tubercules strumeux peuvent exister aux poumons, en même temps que le cancer existe à la mamelle ou à l'utérus. Les tubercules strumeux et le cancer ne s'excluent pas plus l'un l'autre que la suppuration et le cancer. J'ajouterai que je n'ai jamais vu la maladie cancéreuse et la tuberculisation strumeuse marcher simultanément, car ces deux lésions n'appartiennent pas à la même époque de la vie ; et, en général, la maladie tuberculeuse était depuis longtemps enrayée et terminée lorsque survenait la maladie cancéreuse.

Les connexions de la dégénération cancéreuse avec l'inflammation sont très importantes à étudier.

Ces connexions avaient été exagérées outre mesure et en quelque sorte dénaturées par la doctrine physiologique, qui considérait le cancer comme n'étant autre chose qu'un mode de phlegmasie qui devait être combattu par les moyens antiphlogistiques ordinaires ; erreur grave qui n'a pas pu résister à l'évidence des faits.

La phlegmasie d'un organe est-elle l'avant-coureur nécessaire du cancer de cet organe ? Une phlegmasie antérieure est-elle la condition *sine qua non* du développement du cancer dans un organe, si bien qu'on pourrait considérer le cancer comme une des terminaisons de la phlegmasie? Non, mille fois non. Ces deux grandes lésions, l'inflammation et la cancérisation sont tout à fait indépendantes l'une de l'autre; elles n'ont rien de commun ni dans leurs causes, ni dans leurs symptômes, ni dans leur traitement. La phlegmasie ne prépare pas la venue du cancer; mais le cancer, le tissu cancéreux appellent en quelque sorte d'une manière nécessaire l'inflammation qui concourt à sa manière à la destruction quelquefois rapide des tissus devenus cancéreux.

Les phlegmasies tuberculeuses et le cancer s'excluent-ils mutuellement? Les opinions sont partagées à cet égard. J'admets que ces deux lésions ne s'excluent pas nécessairement ni chez le même individu, ni dans les mêmes organes; mais ce qu'il y a de certain, c'est qu'ils n'appartiennent ni au même travail morbide, ni à la même période de la vie; ce sont deux modes d'altérations tout à fait indépendants l'un de l'autre; ainsi les tubercules strumeux peuvent exister dans les poumons en même temps que le cancer à la mamelle ou dans d'autres organes. Je dois ajouter que je n'ai jamais vu la phlegmasie tuberculeuse et la dégénération cancéreuse marcher simultanément, l'affection tuberculeuse étant depuis longtemps enrayée lorsque survient la maladie cancéreuse. Mais ces deux lésions qui n'appartiennent ni à la même période de la vie, ni au même travail morbide, ne s'excluent pas réciproquement. N'oublions pas que la forme tuberculeuse est une des formes du cancer généralisé, et qu'il n'est pas fort rare de voir confondre dans les autopsies les tubercules cancéreux avec les tubercules strumeux.

Rappelons-nous que la dégénération cancéreuse se complique presque toujours avec l'inflammation aiguë ou chronique, et qu'il faut bien se garder de confondre le cancer dont le suc cancéreux a été altéré par un travail morbide inflammatoire avec la dégénération tuberculeuse. Cette erreur avait été commise dans le cas suivant présenté à la Société anatomique.

Un individu qui avait succombé à un cancer de l'œsophage était en même temps porteur d'une tumeur du volume du poing, située à la partie inférieure du col (à droite). Cette tumeur ayant été incisée, j'ai vu qu'elle était constituée par une matière caséiforme, opaque, pulpeuse, en partie libre, en partie infiltrée, d'apparence tuberculeuse ; mais en incisant d'autres points de la tumeur, il me fut facile de constater l'existence du tissu cancéreux le plus pur dans une bonne partie de cette tumeur.

La matière caséiforme de cette tumeur était la conséquence d'un travail phlegmasique qui s'était emparé de la portion de tumeur correspondante. Il serait impossible de se rendre un compte exact de la marche de l'évolution et des terminaisons du cancer, si l'on n'étudiait pas avec un grand soin les ravages que détermine l'inflammation dans les tissus cancéreux.

Le tissu cancéreux enflammé suppure ; en outre, il se détruit, tantôt par une ulcération qui n'est autre chose qu'une gangrène moléculaire, tantôt par masses gangréneuses plus ou moins considérables.

Le cancer n'est donc pas un produit inorganique, mais bien un tissu morbide vivant d'une vie propre, vie tantôt très active, tantôt très restreinte, dont la marche est aiguë ou chronique.

Le grand fait de l'inflammation n'est pour rien dans le développement du cancer, pas plus l'inflammation chronique que l'inflammation aiguë. Les mamelles les plus saines, les mamelles des vierges ou des femmes qui n'ont pas eu d'enfants, sont aussi susceptibles de devenir cancéreuses que les mamelles des femmes qui ont eu des enfants ;

l'utérus des vierges à l'époque critique n'est même pas exempt de cette terrible lésion.

Le cancer n'est donc pas un produit inorganique, mais bien une production morbide, un tissu morbide vivant d'une vie propre, tantôt très active, tantôt très restreinte, dont la marche, essentiellement chronique, rarement aiguë ou subaiguë, présente dans sa chronicité des degrés très divers. La forme dure ou squirrheuse affecte la marche la plus lente, tandis qu'au contraire la forme encéphaloïde (à laquelle on pourrait réserver le nom de *carcinome*), toujours extrêmement vasculaire et par conséquent douée d'une vitalité morbide plus active, présente la marche aiguë.

Mais si l'inflammation et les altérations qui en sont la conséquence, telles que l'ulcération, l'induration, sont tout à fait étrangères à la production du cancer; si une irritation permanente, exercée sur une plaie, ne peut en aucune façon provoquer le développement du cancer chez les individus non prédisposés (ex. : cautères, ulcères chroniques des jambes), il n'en est pas moins vrai que, chez les individus prédisposés, l'inflammation chronique ulcéreuse ou indurée d'un organe peut devenir la cause occasionnelle de la manifestation d'un cancer sur cet organe, d'où l'erreur de Broussais, qui avait considéré le cancer comme un mode particulier d'inflammation chronique.

Mais si l'inflammation proprement dite n'est pas la cause prochaine ou éloignée du cancer, si elle ne précède dans aucun cas son apparition, il est positif qu'elle en est la conséquence inévitable, qu'elle envahit tôt ou tard les tissus cancéreux et qu'elle devient l'élément nécessaire de l'érosion, de l'ulcération et de la gangrène, et c'est ainsi que, dans quelques cas, elle peut être éliminatrice. Ainsi, il n'est pas rare de voir une mamelle cancéreuse détruite en totalité ou en partie par suite d'une inflammation gangréneuse ; or, nous avons vu (classe des *Phlegmasies*) que l'inflammation était l'élément nécessaire de toute érosion, de toute ulcération.

Quelques considérations sur le rôle que joue l'inflammation dans le développement et dans la marche du cancer ne seront pas ici déplacées.

De l'influence de l'inflammation sur le développement du cancer.

Le tissu cancéreux est-il un produit de l'inflammation, ou bien, au contraire, l'inflammation est-elle tout à fait étrangère à sa production ? Cette question avait été nettement posée et non moins nettement résolue par Broussais et son école, qui affirmaient que le cancer était une des formes que peuvent revêtir les phlegmasies chroniques.

Une doctrine aussi exclusive et aussi nettement formulée a dû provoquer de toutes parts des recherches sur la question relative aux connexions qui existent entre ces deux grands états morbides, l'inflammation et le cancer

Or, les faits établissent, d'une part, que le cancer se développe dans un organe sans inflammation préalable ; d'une autre part, ils n'établissent pas moins, suivant beaucoup d'observateurs, que l'inflammation chronique, surtout sous la forme d'induration, joue un rôle important dans le développement du cancer.

Or, une induration, ou, comme on le dit d'une manière plus générale, un engorgement inflammatoire chronique peut-il devenir l'élément du cancer ? On l'avait avancé bien longtemps avant Broussais ; mais Broussais s'est approprié cette doctrine en la soutenant avec une vigueur proportionnée à son importance au point de vue de sa doctrine. J'ai prouvé ailleurs que le cancer et la phlegmasie étaient deux lésions essentiellement distinctes, et je ne sache pas qu'il existe en ce moment un seul médecin qui ne soit pas du même avis

Le rôle de l'inflammation est donc nul comme cause du cancer ; mais son rôle devient important lorsque le cancer est développé.

L'inflammation survenant dans un cancer, y détermine la suppuration, l'ulcération, la gangrène, effets exclusifs de l'inflammation. Tout cancer, à une époque plus ou moins avancée de son développement, se complique d'inflammation. L'inflammation, considérée dans ses rapports avec le cancer, ne joue aucun rôle comme cause, mais bien comme conséquence inévitable ou comme complication du cancer. Sous ce point de vue, l'étude de l'inflammation du tissu cancéreux est de la plus haute importance.

Point de cancer sans travail phlegmasique consécutif : et c'est ce travail inflammatoire, toujours suivi de suppuration, d'ulcération et de gangrène, qui détermine, suivant ses degrés d'intensité, les effets consécutifs locaux du cancer.

Or, les produits de sécrétion d'un ulcère cancéreux ne sont pas du suc cancéreux, mais bien du pus altéré, du pus mêlé à des débris de tissu cancéreux. Il paraît que l'inspection microscopique n'y a découvert aucun élément du cancer.

Les ganglions auxquels aboutissent les vaisseaux lymphatiques émanés de l'organe malade, sont quelquefois simplement enflammés dans le cancer, lorsqu'ils répondent à l'élément inflammatoire de la lésion ; plus souvent ils sont cancéreux, parce qu'ils répondent le plus ordinairement à l'élément cancéreux de cette même lésion. Dans quelques cas rares d'encéphaloïde mammaire ou autre, les ganglions lymphatiques correspondants sont respectés au moins pendant un temps plus ou moins long.

En général, les produits de sécrétion d'un ulcère cancéreux ne sont pas du suc cancéreux pur, mais bien du pus altéré, modifié, mêlé sans aucun doute à des éléments cancéreux. L'observation microscopique n'a pas dit son dernier mot à cet égard.

Diathèse, cachexie, infection cancéreuse, trois mots qui n'ont pas la même signification.

La *diathèse* est une prédisposition, un état inconnu, originel ou acquis, qui prédispose à la maladie cancéreuse; la diathèse, c'est l'*x* des pathologistes.

La maladie cancéreuse peut se développer chez les individus de toutes les constitutions et à tous les âges de la vie.

La *susceptibilité cancéreuse est universelle*, a dit Récamier dans son énergique langage (1). Il semblerait, d'après cette doctrine hardie, que nous portons tous en naissant une aptitude plus ou moins grande au développement du cancer, et que cette aptitude n'attende que l'occasion de se produire.

La *spontanéité* du développement du cancer est parfaitement démontrée. Comment, sans cette spontanéité, comprendre l'invasion du cancer dans les mamelles et l'utérus des vierges, aussi bien que chez les femmes qui ont eu des enfants, dans les mamelles de l'homme et dans tous les organes sans exception ?

L'*hérédité* n'exerce sur le développement du cancer qu'une influence très contestable.

Consulté plusieurs fois pour des alliances à ce sujet, je n'ai pas dissuadé formellement les jeunes gens de contracter un mariage projeté qui, d'ailleurs, ne laissait rien à désirer sous aucun autre rapport. Je me contentais de dire : *il vaudrait mieux que ces précédents n'existassent pas dans la famille*, et lorsqu'on insistait pour savoir le fond de ma pensée, j'ajoutais : prenez garde, le *caractère de race est indélébile*.

L'*infection cancéreuse*, c'est-à-dire la *généralisation du*

_____

(1) *Traité du cancer*, t. II, p. 213.

cancer dans l'économie, d'où résulte la *cachexie cancéreuse*, est un fait fondamental dans l'histoire du cancer. Comment se produit cette infection? Un mot sur ce sujet.

Il existe trois grandes infections dans l'économie morbide : 1° l'infection purulente; 2° l'infection par tuberculisation strumeuse; 3° l'infection cancéreuse. L'infection purulente, qui se manifeste par une multitude de foyers purulents, est le résultat de la phlébite purulente. Les globules purulents mêlés au sang et retenus dans le système capillaire qu'ils enflamment, sont la source de ces foyers purulents multiples qui se produisent dans toutes les parties du corps.

L'infection tuberculeuse se produit de la même manière que l'infection purulente. Les expériences sur les animaux vivants m'ont appris que le mercure injecté dans les veines et retenu dans les capillaires avait pour conséquence la production autour de chaque molécule mercurielle, d'un petit foyer purulent, liquide d'abord, bientôt grumeleux, puis enfin concret et tuberculeux. Eh bien ! il doit en être de même de l'infection cancéreuse qui débute constamment par un point de l'économie et ne tarde pas à se généraliser. L'organe primitivement affecté de cancer est un centre d'infection cancéreuse, comme la phlébite purulente dans le cas d'infection purulente, comme la tuberculisation strumeuse d'un organe dans le cas de tuberculisation strumeuse généralisée.

Il serait intéressant de suivre ainsi l'évolution du cancer dans l'économie et de montrer que l'infection cancéreuse se produit dans les mêmes organes et de la même manière que l'évolution tuberculeuse, que l'infection purulente. Dans la marche de l'infection cancéreuse comme dans la marche de l'infection purulente, un état local précède, un état général suit, comme si l'état local, l'organe ou le tissu primitivement affecté était le point de départ de l'infection générale.

C'est une question du plus haut intérêt que celle de déterminer d'une manière positive si un corps fibreux peut devenir cancéreux. Or, il résulte de tous les faits que j'ai eu occasion d'observer que les corps fibreux sont incapables de dégénération cancéreuse, si bien qu'on trouve quelquefois des corps fibreux utérins intacts, au milieu d'un utérus en quelque sorte dévoré par le cancer.

L'*infection cancéreuse*, ou la maladie cancéreuse généralisée, me paraît à beaucoup d'égards devoir être rapprochée de l'infection purulente, quant à son mode de production. Or, nous avons vu que tous les phénomènes de l'infection purulente, c'est-à-dire la production simultanée ou successive d'une multitude innombrable de foyers purulents dans tous les organes et plus particulièrement dans le foie, la rate, les poumons, et même dans l'épaisseur des muscles, dans les articulations, etc.; nous avons vu, dis-je, que l'infection purulente généralisée était la conséquence d'une phlébite purulente dont le pus non circonscrit ou incomplétement circonscrit par des caillots sanguins, se mêlait au sang et avec le sang était transporté dans tous les organes ; nous avons établi que chaque gouttelette de pus devenait la source d'une inflammation éliminatrice, laquelle était nécessairement purulente ; que, sous ce point de vue, il y avait une sorte d'hiérarchie entre les organes ; et que le foie, la rate, les poumons, les membranes séreuses occupaient le premier rang sous le rapport de leur aptitude à l'infection purulente.

Les considérations suivantes compléteront ma manière de voir sur la généralisation du cancer.

Généralisation du cancer.

La marche ordinaire de la maladie cancéreuse est celle-ci : un cancer se développe sur tel ou tel point de l'économie, la mamelle, l'estomac, l'utérus ; cette affection reste locale pendant un temps plus ou moins long : quelquefois le malade succombe avec ce cancer local, sans que la dégénération ait eu le temps de se généraliser. La mort sans infection générale a lieu lorsque la lésion locale trouble mécaniquement les fonctions indispensables à la vie (cancer du pylore, du cardia), ou quand elle a pour conséquence une hémorrhagie foudroyante, la gangrène.

Mais si le malade résiste à l'affection locale pendant un temps plus ou moins long, alors, indépendamment de la propagation du cancer par continuité de tissu normale ou accidentelle, il se produit deux ordres de lésions cancéreuses : 1° les unes au voisinage de la lésion primitive, dans son atmosphère d'activité fonctionnelle ; ce sont des tubercules ou tumeurs qui se développent dans les ganglions lymphatiques correspondants, dans les membranes séreuses ou dans les organes environnants.

2° Les autres se développent au loin, dans le foie, dans les poumons, dans la rate, etc. En un mot, il se produit une infection cancéreuse générale qui présente une grande analogie avec l'infection purulente.

Or cette analogie, je dirais presque cette similitude entre l'infection cancéreuse et l'infection purulente, ne semble-t-elle pas établir une analogie de production ? Oui, sans doute ; mais comment concilier cet ordre de faits qui établit que l'infection cancéreuse s'est produite à la suite d'un cancer local, et, par conséquent, que l'infection cancéreuse a été consécutive, comment, dis-je, concilier cet ordre de faits avec cet autre ordre de faits qui établit que l'infection cancéreuse est quelquefois primitive, et qu'elle se manifeste d'emblée, après l'extirpation d'un cancer extérieur, lors même que cette extirpation serait pratiquée immédiatement après son apparition. Or il résulte de tous les faits relatifs à la maladie cancéreuse :

1° qu'il existe *une infection cancéreuse générale* ; 2° que, dans un grand nombre de cas, la maladie cancéreuse se comporte comme si, d'un foyer ou centre primitif, elle se propageait à tous les organes et à tous les tissus presque sans exception ; mais qu'il existe un grand nombre de faits dans lesquels l'infection cancéreuse générale paraît avoir été primitive et les lésions locales consécutives.

En faveur de l'infection cancéreuse consécutive, on peut invoquer : 1° l'analogie de l'infection cancéreuse avec l'infection purulente ; 2° la présence de la matière cancéreuse dans les veines. Or, de même qu'on établit par les faits les plus positifs que le pus veineux de l'infection purulente s'est produit directement dans les veines et n'est nullement le résultat de l'absorption du pus ; de même on prouve par des faits non moins positifs la formation directe du suc cancéreux dans les veines.

Quant à la question de savoir si le cancer se produit aux dépens du sang par une transformation de ce liquide, je crois devoir la résoudre négativement, ou du moins ne considérer cette transformation que comme une hypothèse purement gratuite.

Pour compléter le tableau de la maladie cancéreuse, nous devrons parler de l'hérédité du cancer, de sa contagion ou non-contagion, de son incurabilité dans l'état actuel de la science, et de la nécessité d'avoir recours pour la combattre efficacement à des moyens thérapeutiques nouveaux.

Des associations morbides du cancer.

Un des points les plus intéressants de l'histoire du cancer est relatif aux associations morbides de cette dégénération, et surtout à son association morbide avec l'inflammation :

Disons d'abord que le cancer et les tubercules strumeux peuvent coexister chez le même sujet et dans le même organe; mais que ce sont deux altérations tout à fait distinctes, tout à fait indépendantes l'une de l'autre. Leur coïncidence, soit dans le même organe, soit dans divers organes, est en quelque sorte fortuite; ils peuvent même appartenir à deux époques de la vie bien distinctes. Ainsi, dans le cas d'infection cancéreuse, j'ai vu des poumons qui portaient la trace d'anciens tubercules strumeux en même temps que des masses cancéreuses.

1º Y a-t-il compatibilité ou incompatibilité entre le cancer et l'inflammation? 2º Une inflammation préalable dispose-t-elle au cancer, soit une inflammation antérieure depuis longtemps dissipée, soit une inflammation actuelle? 3º Le cancer n'est-il autre chose qu'un mode d'inflammation chronique? Une quatrième question est celle-ci : l'inflammation peut-elle se développer dans le tissu cancéreux?

L'inflammation complique souvent le cancer. L'inflammation s'empare de la peau qui le recouvre, du tissu cellulaire qui l'environne et même du tissu cancéreux lui-même. L'inflammation du tissu cancéreux a toujours la gangrène pour conséquence, tantôt gangrène superficielle par couches successives, tantôt gangrène en masse, suivant que l'inflammation occupe la couche superficielle ou toute l'épaisseur du cancer.

L'inflammation joue un si grand rôle dans le cancer et ce rôle a été si souvent méconnu, si souvent exagéré ou dénaturé, que je crois devoir lui consacrer un chapitre particulier sous ce titre : *De l'inflammation dans le cancer,* ou, en d'autres termes, *De l'association morbide du cancer avec l'inflammation.*

L'inflammation précède-t-elle nécessairement l'invasion du cancer? L'inflammation peut-elle survenir dans

un tissu cancéreux? ou, en d'autres termes : 1° quel est le
rôle que joue l'inflammation dans la production du cancer? 2° quel est le rôle qu'elle joue dans les phénomènes
consécutifs du cancer? C'est ce que nous chercherons à
établir dans les considérations suivantes qui comprend-
dront : 1° l'étude des connexions de l'inflammation avec
le cancer comme cause; 2° l'étude des connexions de
l'inflammation avec le cancer comme effet, comme complication.

Des connexions de l'inflammation avec le cancer comme cause
du cancer.

L'inflammation chronique est-elle la cause du cancer?
Broussais a attaché son nom à cette théorie du cancer qui
est insoutenable et qui cependant a eu un grand retentissement. Suivant cet auteur, le cancer n'est autre chose
qu'une inflammation chronique affectant plus spécialement les vaisseaux blancs; ce qui est une pure hypothèse, et quant à la nature du travail morbide et quant
à son siége. Disons que les adversaires de Broussais lui
ont eux-mêmes fourni des arguments en admettant que
le cancer peut succéder aux inflammations chroniques,
aux indurations phlegmasiques, ce qui est en opposition
formelle avec les faits.

Le cancer est cancer dès le premier moment de son
apparition. Il n'a nullement besoin d'être précédé ou
préparé par un travail morbide d'une autre nature. Le
rôle que joue l'inflammation dans le cancer, bien loin
d'être un rôle primitif, un rôle préparatoire, me paraît
purement consécutif, et j'ai souvent objecté à Broussais,
dans nos discussions, le fait vulgaire du cautère au bras,
qui est entretenu impunément pendant vingt, trente,
quarante ans; et je ne sais s'il existe un seul exemple de
cautère devenu cancéreux, même chez les sujets affectés

de cancer; d'où il faut conclure que le travail morbide qui constitue l'inflammation à tous ses degrés est entièrement distinct du travail morbide qui détermine la dégénération cancéreuse.

Plusieurs observateurs des plus distingués ont fait jouer un grand rôle dans la production du cancer à l'altération de la fibrine du sang. Ainsi Baron considérait les altérations du sang comme la cause de tous les produits accidentels; il admettait en particulier que le sang est susceptible de se transformer en matière encéphaloïde.

Comme preuve des aberrations auxquelles peut se laisser entraîner l'esprit humain, lorsqu'il n'est pas sévère dans ses déductions, je mentionnerai l'opinion de Fleichman et de Maunoir, qui considéraient le cancer encéphaloïde comme une production accidentelle de la pulpe nerveuse. Car ce n'était pas au figuré, mais bien dans le sens propre qu'ils appelaient le cancer; *sarcome médullaire* ou *cancer cérébriforme*. Mais l'anatomie pathologique démontre de la manière la plus positive qu'il ne se produit accidentellement dans l'économie que le tissu cellulaire et ses dérivés; que les tissus propres, à savoir le tissu musculaire, le tissu nerveux et le tissu glanduleux, ne se reproduisent jamais.

L'opinion ingénieuse de J. Hunter, de Carmichael et d'Adams serait moins insoutenable, si elle n'était pas une pure hypothèse. Suivant ces auteurs, l'essence du cancer résiderait dans la présence d'un entozoaire auquel ils donnent une vie et des propriétés spéciales, entozoaire qu'ils proposaient de désigner sous le nom d'*hydatide carcinomateuse*, et poursuivant en quelque sorte cette idée jusqu'à ses dernières limites, ils disaient que, lorsque l'hydatide était dans l'état de sommeil ou d'engourdissement, le cancer n'était pas douloureux; mais que, au contraire, les douleurs devenaient très vives lorsque l'hydatide se réveillait.

Adams, en particulier, parle de la multiplication des

hydatides. Il va même jusqu'à diviser l'hydatide cancéreuse en plusieurs espèces, qu'il a désignées sous les
noms suivants : *hydatidis lymphatica*, *hydatidis cruenta*,
hydatidis carcinomatosa, et croit qu'il en existe d'autres
espèces encore : l'existence *animalculaire du carcinome ;*
voilà la doctrine que cet auteur cherche à établir, et
c'est ainsi qu'il a donné en quelque sorte un corps à
l'hypothèse des anciens sur le cancer, comme être parasitaire. Il aurait été dans le vrai s'il s'était borné à considérer le cancer comme un tissu morbide parasitaire
vivant d'une vie propre et n'ayant point d'analogue dans
l'économie.

Du siége immédiat du cancer.

Nous avons vu que le cancer était une lésion morbide
aussi générale que l'inflammation, ayant comme elle la
propriété de se produire dans tous les organes et dans
tous les tissus sans exception : donc le cancer doit se
développer dans un élément anatomique commun à tous
les organes, à tous les tissus.

Comme la plupart des médecins qui se sont occupés de
cette question, j'avais d'abord pensé que le siége immédiat du cancer était dans le tissu cellulaire ; et ayant observé que les organes qui sont le plus abondamment
pourvus de tissu cellulaire fibreux sont les plus exposés
au cancer, j'en avais conclu que le siége immédiat du
cancer était dans le tissu cellulaire fibreux ; d'une autre
part, comme le tissu cellulaire ordinaire se transforme on
ne peut plus facilement en tissu fibreux, on concevrait
avec quelle facilité se propage le cancer par continuité du
tissu aux parties qui l'avoisinent.

Des recherches plus approfondies m'ont appris qu'avant
d'être déposé dans le tissu cellulaire, le suc cancéreux était
produit dans le réseau capillaire veineux. C'est là que je

l'ai trouvé un grand nombre de fois surtout dans le foie et dans l'utérus.

Or, le suc cancéreux ne peut se trouver dans le système capillaire veineux que de trois manières : ou bien le suc cancéreux sécrété au voisinage du réseau capillaire veineux y a pénétré par absorption, ou bien il y a pénétré par suite de la perforation des parois veineuses, ou enfin il a été primitivement formé dans les veines.

Or, la pénétration par absorption est impossible ; car, d'une part, le suc cancéreux est trop consistant ; et, d'une autre part, les veines sont oblitérées par des caillots sanguins bien au delà de la région qu'occupe le cancer.

La pénétration dans les veines par érosion des parois veineuses n'est pas impossible. Je l'ai observée plusieurs fois dans les veines caves ou dans les veines jugulaires qu'entouraient des masses cancéreuses. Pourquoi donc n'aurait-elle pas lieu dans les veines moyennes et petites? Mais cette pénétration par perforation doit être rare, et tout annonce qu'elle est accidentelle. Reste le troisième mode d'explication de la présence du suc cancéreux dans les veines, à savoir : la *sécrétion* ou *formation directe du suc cancéreux dans les veines.* C'est l'interprétation que j'ai adoptée et développée ailleurs avec beaucoup de détails (1), et j'avoue que cette idée m'a été suggérée par mes recherches sur le siége immédiat de l'inflammation, siége que j'ai démontré avoir lieu dans le système capillaire veineux.

Cette doctrine sur le siége immédiat de la sécrétion du suc cancéreux dans les veines rend un compte facile de tous les faits relatifs au cancer; elle se concilie avec la doctrine du cancer primitivement local, comme aussi avec celle du cancer généralisé, effet constant de la diathèse cancéreuse. Elle explique (cette doctrine) comme quoi le

(1) *Anatomie pathologique du corps humain,* avec planches.

cancer se comporte si souvent à la manière d'une maladie locale, d'un *virus local individuel* limité à un organe et à ses dépendances, et comme quoi, dans d'autres circonstances, le cancer avec ou sans point de départ appréciable envahit toute l'économie à la manière de l'infection purulente d'une diathèse.

Ainsi rien ne s'oppose à ce que la dégénération cancéreuse, ou en d'autres termes la sécrétion du suc cancéreux reste confinée dans un point de l'économie pendant un temps très long ; c'est sans doute lorsque le suc cancéreux est isolé et comme incarcéré dans le système capillaire veineux par des caillots sanguins ; mais aussitôt que le suc cancéreux a franchi l'obstacle, et que, mêlé au sang, il a été porté dans tous les organes, l'infection devient générale. On conçoit combien des expériences instituées sur les animaux vivants pourraient éclairer cette question : ces expériences devraient consister dans l'injection, dans les veines, du suc cancéreux étendu d'eau distillée.

Les partisans de la doctrine du cancer local primitif ne peuvent-ils pas dire que dans les maladies cancéreuses qui paraissent primitivement générales, il existait depuis un temps plus ou moins long un foyer cancéreux local qui avait échappé à l'observation ; de même que les partisans du cancer général primitif peuvent dire que l'infection cancéreuse générale existait alors même qu'il n'y avait qu'un seul organe affecté ?

La production de la dégénération cancéreuse serait d'ailleurs l'effet d'une prédisposition particulière inconnue dans sa nature, mais trop connue dans ses effets.

Ne repoussons donc pas définitivement, sans plus ample examen, la doctrine du cancer local primitif, si elle est démontrée par les faits. Or, dans un certain nombre de cas, les choses se passent comme si la maladie était primitivement, et même quelquefois exclusivement locale. (Voyez les *Cancers de l'estomac*, *de l'utérus*, *de l'œil*, *du testicule*.)

Examinons maintenant de quelle manière se produit la généralisation de la maladie cancéreuse.

Des divers modes de généralisation de la maladie cancéreuse.

Trois voies sont ouvertes pour le développement et la généralisation de la maladie cancéreuse :

1° La continuité de tissu ; 2° les vaisseaux et les ganglions lymphatiques qui sont en rapport avec l'organe ou les organes envahis ; 3° l'infection cancéreuse. Or, la généralisation du cancer par cette dernière voie paraît se produire suivant les mêmes lois que l'infection purulente, avec cette différence que l'infection purulente a lieu d'une manière aiguë, tandis que l'infection cancéreuse se produit d'une manière lente et progressive, et, suivant certaines lois, d'une détermination facile.

Quant aux questions de physiologie pathologique qui se rattachent à la maladie cancéreuse, parlons d'abord de a question d'*hérédité*. La maladie cancéreuse est-elle héréditaire ? Eh bien ! je crois pouvoir dire d'une manière générale : non, la maladie cancéreuse n'est pas essentiellement héréditaire ; les faits que j'ai recueillis à cet égard militent bien plus en faveur de la non-hérédité qu'en faveur de l'hérédité. Souvent consulté par les familles sur cette question au sujet d'un mariage, j'ai pu faire renouer des liens qu'un avis imprudent allait briser. Ma réponse est positive : « Non, il n'est nullement démontré que la maladie cancéreuse soit transmissible par hérédité. »

Ma réponse serait bien plus affirmative encore quant à la question de contagion. *Non, la maladie cancéreuse n'est pas contagieuse.* Je sais qu'on cite quelques faits en faveur de la contagion ; mais aucun de ces faits ne me paraît péremptoire. L'ichor, ou pus cancéreux, n'est nullement le véhicule de la contagion: ce n'est pas à lui qu'il faut rapporter la propagation du cancer aux parties qui avoisinent la dégénération cancéreuse. Dans le cancer de l'utérus, c'est une inflammation érythémateuse et non une dégénération cancéreuse que produit le contact de l'ichor ou pus cancéreux sur la muqueuse vaginale et sur les parties génitales externes. J'ai déjà dit que plusieurs de mes malades affectées de cancer ulcéré du col utérin, avaient eu des rapports avec leurs maris jusqu'à une époque très avancée de la dégénération, sans avoir communiqué rien autre chose que des érythèmes inoffensifs, lesquels disparaissaient rapidement à l'aide de soins de propreté.

Je n'invoquerai ni pour ni contre la doctrine de la contagion du cancer, l'expérience de Peyrilhe qui introduisit impunément du tissu cancéreux dans le tissu cellulaire d'un animal; ou bien celle de Dupuytren qui a fait avaler impunément du tissu cancéreux à un chien; ni les inoculations probablement bien timides, tentées, dit-on, par Alibert sur lui-même et sur trois de ses élèves, parmi lesquels on cite Biett.

Il reste peut-être une série d'expériences à faire sur le suc cancéreux, c'est l'injection de ce suc dans les veines d'un animal; mais il est plus que probable que cette injection n'aurait d'autre résultat que celui de l'injection du pus dans les veines, et que, transporté dans le torrent de la circulation et de là dans le système capillaire, le suc cancéreux n'aurait d'autre conséquence que les accidents produits par un corps étranger, à savoir des abcès multiples, et nullement l'infection spécifique du cancer.

Sous le point de vue thérapeutique, le caractère le plus remarquable du cancer, c'est son incurabilité absolue dans l'état actuel de la science. L'extirpation, la destruction complète par le caustique, voilà les seuls moyens à lui opposer, quand l'un ou l'autre de ces moyens est applicable, et encore l'extirpation, la destruction par le caustique ne sont-ils véritablement que des moyens palliatifs. Le véritable cancer répullule toujours soit au voisinage ou dans l'atmosphère de la partie enlevée ou détruite, soit au loin, dans les cavités splanchniques ; mais il est rationnel d'admettre que, d'une part, la repullulation est d'autant plus à redouter que le cancer a pris plus de développement, et, d'une autre part, que l'extirpation aura d'autant plus de chances favorables qu'elle aura été pratiquée à une période plus rapprochée de l'invasion. Mieux vaut une opération prématurée dans ce cas qu'une opération pratiquée à une période avancée, c'est-à-dire à la période de ramollissement ou d'ulcération. J'ai interrogé, sur la curabilité du cancer par l'extirpation, bien des médecins et bien des chirurgiens d'un grand mérite, parvenus à la fin d'une carrière pratique des plus considérables : tous m'ont affirmé qu'ils n'étaient pas certains d'avoir guéri un seul cancer par l'extirpation, et dans ce nombre je compte Boyer et Dupuytren.

L'anatomie pathologique, après avoir déterminé les caractères positifs de la maladie cancéreuse, après l'avoir constituée comme espèce bien distincte de l'hypertrophie, de l'induration (avec lesquelles elle a été souvent confondue), de l'inflammation et de ses produits, de la maladie strumeuse, tuberculeuse, des corps fibreux, des kystes, de la dégénération aréolaire et gélatiniforme, en un mot, de toutes les autres espèces morbides, l'anatomie pathologique ne saurait fournir aucune indication curative qui dérive des lésions qu'elle a constatées ; elle se borne à affirmer que la thérapeutique doit chercher ailleurs que dans les méthodes de traitements employées jusqu'à ce jour des moyens de guérison de cette redoutable dégénération. On peut dire en toute vérité que si jamais il nous est donné de guérir le cancer (et j'envie le bonheur

de celui auquel la Providence aura réservé de rendre cet
immense service à l'humanité), ce ne sera pas par les
méthodes et les moyens thérapeutiques employés jusqu'à
ce jour, mais bien par un traitement spécifique.

D'autres questions d'un bien vif intérêt se présentent en
foule dans l'étude des dégénérations cancéreuses : insolu-
bles pour la plupart dans l'état actuel de la science, ces
questions n'en doivent pas moins être posées pour appeler
sur elles l'attention des observateurs.

Les *caillots sanguins de la phlébite* ou des foyers hémorrhagiques peuvent-ils s'organiser et se *transformer en
tissu cancéreux ?* Cette transformation est une des idées
auxquelles tiennent le plus quelques médecins modernes,
qui vont même jusqu'à admettre que cette transformation
est rapide et qu'en conséquence le tissu morbide présente
les caractères de l'encéphaloïde bien plutôt que ceux du
squirrhe ; mais cette manière de voir est complétement
démentie par les faits. J'ai vu bien des phlébites utérines
consécutives au cancer de l'utérus ; phlébites qui s'éten-
daient quelquefois jusqu'à la veine-cave inférieure et qui
par conséquent permettaient une appréciation parfaite
de l'état des vaisseaux veineux : or, je déclare n'avoir
jamais trouvé de matière cancéreuse dans ce cas.

La question de la transformation des caillots sanguins
de la phlébite en cancer, est bien distincte de la question
de la présence du cancer ou de la matière du cancer dans
les veines. Il est certain que le cancer se développe dans
les veines ; il ne l'est pas moins que ce développement se produit non aux dépens des caillots sanguins,
mais par le fait d'un travail morbide de sécrétion qui
s'opère aux dépens de la membrane interne des veines, et
ces faits m'ont confirmé dans la pensée que le siége
immédiat du cancer était le système capillaire veineux.
que nous avons vu être également le siége immédiat de
l'inflammation.

Ainsi il n'est pas rare de rencontrer dans le cancer de l'utérus les veines qui longent les bords de cet organe remplies de suc cancéreux, et aux limites on trouve des caillots sanguins adhérents, suite de phlébite adhésive qui isole le suc cancéreux.

Il n'est pas rare non plus de rencontrer du pus au milieu des caillots sanguins, est-ce à dire que la matière contenue dans les veines passe successivement de l'état fibreux à l'état purulent, puis de l'état purulent à l'état cancéreux? Assurément il n'en est pas ainsi; il y a là simple coïncidence.

Je crois que s'il est une vérité acquise à la science, c'est celle qui établit que le travail morbide qui constitue l'inflammation à tous ses degrés est essentiellement distinct du travail morbide qui détermine la dégénération cancéreuse; et j'ai souvent objecté à Broussais, dans nos discussions, le fait des ulcères chroniques des jambes et surtout le fait des cautères au bras qui sont entretenus pendant vingt, quarante ans et même davantage, qui, par conséquent, durant cette longue période, ont été le siége d'une irritation permanente et sans cesse renouvelée, et qui pourtant ne dégénèrent jamais en cancer (1). Il y a autre chose qu'une différence de degré ou de durée dans le travail morbide qui produit l'inflammation et le travail morbide qui produit le cancer. Il y a différence de nature.

Je ne saurais assez m'élever contre une manière de voir, d'après laquelle on admettrait la *dégénération des caillots sanguins veineux en matière ou en tissu encéphaloïde.* Pour que cette dégénération fût possible, il faudrait que

(1) Je ne conteste pas néanmoins qu'un cautère ne puisse devenir cancéreux chez un individu affecté de cachexie cancéreuse; mais il est évident que, dans ce cas, le cancer du cautère est la conséquence de l'infection cancéreuse et non le fait de l'irritation exercée sur l'exutoire par la présence du pois à cautère.

les caillots sanguins veineux fussent organisés et par
conséquent vivants. Or les caillots sanguins veineux,
ou autres, quelque induration qu'ils aient subie, quelque
adhérence qu'ils aient contractée avec les parois veineuses, à quelque époque de leur existence qu'on les
examine, sont complétement dépourvus d'organisation et
de vie.

Je rejette donc complétement l'opinion d'après laquelle
les caillots sanguins, qu'ils proviennent d'une cause traumatique (contusion aux divers degrés) ou qu'ils soient la
conséquence d'une phlébite, seraient susceptibles d'organisation et de vie soit morbide, soit normale.

N'oublions pas, dans cette appréciation, que le tissu
cancéreux encéphaloïde est très-fréquemment le siége de
foyers sanguins considérables, qui prédominent quelquefois par leur volume sur le tissu cancéreux, lequel se
trouve assez souvent refoulé sur un des points de la circonférence de la tumeur, si bien qu'il peut échapper à
un observateur peu attentif. N'oublions pas non plus les
changements de couleur et de consistance que subissent
les caillots sanguins qui ont une certaine ancienneté, et les
modifications qui peuvent en imposer pour d'autres altérations (1).

La contusion peut-elle amener un cancer? Les cas de
cancer mammaire et testiculaire consécutifs à des contusions de la mamelle et du testicule ont paru à bon
nombre d'observateurs assez nombreux et assez positifs,
pour ériger en point de doctrine le fait de la contusion
comme une des principales causes du cancer.

---

(1) N'oublions pas non plus que la composition chimique de la matière encéphaloïde a des rapports très-remarquables avec la composition
chimique du sang. On y trouve, en effet, 47 parties d'albumine et
13 parties environ de matière grasse. Cette analogie de composition
chimique est en faveur de la conversion du sang en matière
encéphaloïde.

Mais il existe un si grand nombre de cas de contusion mammaire et de contusion testiculaire sans cancer consécutif, tant de cas de cancer mammaire et testiculaire sans contusion préalable, qu'on est fondé à considérer ces faits comme exceptionnels, si bien qu'on a été forcé d'invoquer une prédisposition individuelle pour leur interprétation.

Il me paraît bien plus rationnel d'admettre que, dans les cas où des contusions antérieures ou bien des indurations phlegmasiques de la mamelle ou du testicule ont précédé le développement du cancer, ces contusions et ces indurations n'ont été que la cause occasionnelle du développement du cancer, dont la prédisposition existait dans l'économie.

L'inflammation précède-t-elle nécessairement le cancer? L'inflammation chronique est-elle la cause du cancer? Le cancer n'est-il autre chose qu'une inflammation chronique attaquant plus spécialement les vaisseaux blancs? Broussais a attaché son nom à cette doctrine sur le siége et sur la nature du cancer, doctrine qui est une pure hypothèse. Or, les partisans de cette doctrine devaient soutenir et soutiennent en effet que le cancer est toujours primitivement local, ce qui est en contradiction flagrante avec les faits. Mais les adversaires de Broussais lui fournissent, sans s'en douter, des arguments en admettant que le cancer succède souvent aux inflammations chroniques, aux indurations, et qu'il n'est souvent autre chose que l'hypertrophie avec induration du tissu cellulaire.

Or les faits démontrent avec la dernière évidence que la dégénération cancéreuse est une lésion organique spéciale qui survient presque toujours sans avoir été précédée d'inflammation ; que le travail morbide qui constitue l'inflammation est entièrement distinct du travail morbide qui détermine la dégénération cancéreuse.

Mais ce qu'on ne saurait nier, c'est que le tissu cancéreux, tissu doué d'une grande vitalité, ne soit susceptible d'inflammation à la manière des tissus normaux, et que cette inflammation bien distincte du travail morbide qui détermine la dégénération cancéreuse a pour conséquence la destruction ou lente ou rapide de ce tissu, tantôt couche par couche, tantôt par ulcération ou bien par masses gangreneuses plus ou moins considérables.

Plusieurs observateurs ont fait jouer dans la production du cancer, un grand rôle à l'altération de la fibrine du sang. Ainsi Baron, qui considérait les altérations du sang comme la cause de tous les produits accidentels, soutenait l'opinion que le sang était susceptible de se transformer en matière encéphaloïde. M. le professeur Andral dit (1) que la matière encéphaloïde peut se former au sein de caillots sanguins, que les masses cancéreuses peuvent reconnaître pour origine un épanchement de sang qui, une fois coagulé au sein du parenchyme, subit diverses altérations.

Ces observateurs fondent leur opinion sur ce fait qu'on rencontre quelquefois la matière encéphaloïde à côté du sang, au milieu du sang, et qu'on peut saisir en quelque sorte le passage entre le sang coagulé et la matière encéphaloïde : on rencontre aussi quelquefois dans le cœur des concrétions qui offrent quelque ressemblance avec la matière encéphaloïde (M. Bouillaud); on rencontre non moins souvent dans les grosses veines une matière tout à fait semblable. M. Velpeau (2) a décrit la

---

(1) *Précis d'Anatomie pathologique.* Paris, 1829, tome I.

(2) *Revue médicale*, t. III, 1836. *Sur la dégénérescence d'un caillot sanguin en matère encéphaloïde dans la veine cave inférieure.* Dans sa thèse inaugurale, *De la contusion dans tous les organes et dans tous les tissus*, Paris, 1823, M. Velpeau admet que les contusions peuvent être une cause de cancer.

dégénérescence ou ce qu'il croit être la dégénérescence
d'un caillot sanguin, en matière encéphaloïde, dans la
veine cave inférieure et dans les veines hépatiques. J'ai
trouvé plusieurs fois chez des cancéreux de la matière
encéphaloïde dans les veines, et même, dans quelques
cas, j'ai noté que ces petites masses encéphaloïdes adhéraient aux parois vasculaires par une partie ou par la
totalité de leur surface. Or ce n'était pas de la matière
encéphaloïde pure et simple, mais bien des végétations
encéphaloïdes nées de la surface interne des veines ; tandis
que dans le plus grand nombre des cas la surface interne
des veines est exempte d'altération, en sorte que la veine
est remplie par un suc encéphaloïde plus ou moins concret,
comme elle le serait par une injection à la colle.

Au reste, je crois que de nouveaux faits sont nécessaires
pour élucider cette question. Or, les altérations consécutives qu'éprouve le suc cancéreux en stagnation dans un
vaisseau, de même que les altérations qu'éprouve le pus
dans la phlébite suppurée, altérations de couleur et
de consistance, doivent être prises en grande considération.

Considérée sous le point de vue de sa composition chimique, la matière encéphaloïde a une grande analogie avec
le sang : on y trouve 47 parties d'albumine et 13 parties
environ de matière grasse. Cette analogie de composition
est en faveur de l'opinion qui admet que le développement de la matière encéphaloïde se fait aux dépens du
sang.

Infection de toute l'économie par le cancer. La maladie
cancéreuse débute en général par un organe, d'où, comme
d'un centre, elle se propage dans toute l'économie, et par
voie de continuité de tissu et par voie d'infection.

Comment se rendre compte de l'infection de toute
l'économie par le cancer ? Deux opinions sont en présence :

1° L'absorption du suc cancéreux par les vaisseaux, son mélange avec le sang, sa circulation dans les vaisseaux sanguins et son dépôt en nature dans les principaux organes.

2° Une théorie qui me paraît plus rationnelle est celle-ci : le suc cancéreux se forme primitivement dans les veines capillaires, d'où il passe dans le torrent de la circulation. Or, des expériences ont été faites sur l'injection du suc cancéreux dans les veines ; il en est résulté des abcès multiples, jamais de cancer : hors de ses voies naturelles, le suc cancéreux agit exclusivement comme corps étranger et nullement comme germe de cancer.

La raison de la multiplicité des cancers est dans la nature de cet état morbide qu'on appelle *diathèse cancéreuse*, état morbide qui tient à un virus spécial individuel qui a la propriété d'infecter toute l'économie.

La repullulation des cancers extirpés, l'infection cancéreuse générale s'opère-t-elle suivant certaines lois ? On ne saurait en douter. Les faits prouvent que tantôt la repullulation a lieu dans la région qu'occupait le cancer et surtout dans les ganglions lymphatiques qui répondent à l'organe enlevé, et que tantôt elle se produit dans des organes plus ou moins éloignés et surtout dans les viscères (le foie en particulier). Dans le cas de récidive par les ganglions correspondants à l'organe extirpé, il est plus que probable que les ganglions étaient affectés avant l'extirpation : des autopsies faites avec soin ont prouvé la présence des lésions ganglionnaires dans des cas où rien ne les faisait supposer pendant la vie. D'un autre côté, on ne saurait douter que l'infection cancéreuse générale ne se fasse par l'infection du sang.

Je ne sais s'il existe un seul exemple bien positif de cancers locaux. Le succès de quelques extirpations semblerait le prouver, en admettant toutefois que la lésion ait été bien diagnostiquée, ce qui est loin d'être parfaitement démontré.

Parallèle entre la diathèse cancéreuse et la diathèse purulente. Existe-t-il quelque analogie, quelque point de ressemblance entre la diathèse ou infection cancéreuse et la diathèse ou infection purulente ?

La diathèse cancéreuse et la diathèse purulente présentent ce caractère commun qu'une lésion limitée dans un point très-circonscrit de l'économie envahit bientôt l'économie toute entière. Mais quelle différence entre ces deux infections? la plus radicale est celle-ci : la diathèse ou infection cancéreuse consiste dans le développement du tissu cancéreux dans tous les organes et dans tous les tissus succédant à un cancer local. La diathèse ou infection purulente consiste dans la production d'une innombrable quantité de foyers purulents succédant à une phlébite suppurée ordinairement traumatique. Le cancer n'est pas comme le pus un produit sécréteur : c'est un tissu ou une trame celluloso-fibreuse plus ou moins dense, plus ou moins vasculaire, infiltrée de suc cancéreux. Dans le cancer généralisé, ce ne peut pas être le tissu ou la trame organique cancéreuse qui est transportée au loin, mais bien le suc, les globules cancéreux, ou, si l'on aime mieux, les cellules cancéreuses qui sont vivantes, douées de la faculté de se reproduire indéfiniment. Les choses se passent donc comme si chaque cellule cancéreuse pouvait devenir un point central de proligération, de même qu'un globule de pus déposé dans une veine peut devenir la source de foyers purulents multiples, mais par un procédé bien différent, c'est-à-dire en déterminant une phlébite suppurée capillaire.

Des embolies cancéreuses. La question des embolies cancéreuses me paraît avoir été agitée pour la première fois à l'occasion d'une observation de *cancer du cœur, de la plèvre et du poumon*, recueillie dans le service de M. Hérard à l'hôpital Lariboisière (1).

On avait porté le diagnostic suivant (et dans l'état actuel de la science, l'observation ne pouvait pas aller plus loin). « Épanchement dans la plèvre droite, tuberculisation pulmonaire ». Le 1er mars, l'orthopnée étant extrême, on avait pratiqué la thoracentèse qui avait donné issue à 2 litres et demi d'un liquide composé de sang presque pur, dont le cruor se coagula presque immédiatement en un caillot volumineux. Le 9 mars, la menace de suffocation oblige de nouveau à ponctionner la poitrine : comme la première fois, le liquide était sanglant et s'écoula à peu près en aussi grande quantité que dans la première ponction. Affaiblissement extrême ; mort le 16 mars, septième jour de la deuxième ponction.

A l'autopsie, la cavité de la plèvre contenait 1 litre et demi environ de liquide rougeâtre et en outre de volumineux caillots sanguins.

De grosses masses cancéreuses avaient envahi une grande partie du parenchyme pulmonaire : la plus volumineuse avait détruit la bronche droite. De petites masses arrondies, du volume d'un noyau de cerise, entourées d'ecchymoses et constituées par de la matière cancéreuse, faisaient saillie sur le feuillet pariétal de la plèvre, feuillet pariétal devenu lui-même cancéreux.

Le poumon gauche contenait dans son lobe inférieur un petit noyau cancéreux non encore ramolli.

Le cancer avait envahi le cœur : la face supérieure et une partie de la face antérieure de l'oreillette gauche étaient transformées en un tissu squirrheux ayant tous les caractères anatomiques et microscopiques du cancer.

(1) Observation communiquée à la Société de biologie par M. le docteur E. Vidal dans le premier trimestre de l'année 1861.

La membrane interne du cœur avait été respectée tant
dans la cavité de l'oreillette que dans la cavité du ventricule, et néanmoins on *constata* (lisez on crut constater)
*la présence de débris cancéreux dans la cavité du ventricule
gauche*, d'où on conclut que *ces débris cancéreux dont on
constatait la présence provenaient d'une source éloignée et
avaient dû être apportés par la circulation.*

Mais les détails donnés sur ces prétendus *débris cancéreux, dont les uns étaient libres*, d'autres *étaient retenus
dans les colonnes charnues du cœur, d'autres enfin enchâssés
dans de véritables caillots sanguins imbriqués eux-mêmes dans
les fibres tendineuses de la valvule mitrale*, sont bien loin
d'entraîner ma conviction. Et tout en admettant la possibilité du transport du suc cancéreux (développé dans
les veines ou ayant pénétré dans les veines) dans le torrent de la circulation, je crois devoir suspendre mon
jugement sur l'embolie cancéreuse, car le suc cancéreux
n'est pas susceptible de coagulation. Il faudrait donc admettre qu'une portion de tissu cancéreux (suc et parenchyme) ait pénétré directement dans une veine, ce qui est
une impossibilité.

A supposer, d'ailleurs, que le suc cancéreux pût pénétrer dans une veine, il ne serait pas susceptible de
coagulation; tout au plus pourrait-il être englobé dans
un caillot fibrineux. Il ne serait pas impossible qu'on eût
pris pour du suc cancéreux l'espèce de bouillie puriforme qu'on rencontre quelquefois au centre de caillots
fibrineux à la suite de longues agonies.

La théorie de l'infection purulente, que je crois avoir
établie sur des bases inébranlables en la faisant reposer
non sur l'absorption du pus, mais bien sur la phlébite
purulente consécutive au mélange direct du pus avec le
sang (mélange direct qui est la conséquence d'une phlébite purulente primitive); cette théorie, dis-je, peut-
elle s'appliquer à l'affection cancéreuse ? Je n'ose pas

résoudre d'une manière positive la question du cancer veineux primitif, bien que je croie en avoir observé quelques exemples ; mais certainement il y a des cancers veineux consécutifs, et par conséquent il peut y avoir du suc cancéreux dans les veines ; or, le fait de cette pénétration ou de cette production du suc cancéreux dans les veines une fois établie, l'infection cancéreuse générale se conçoit parfaitement. Toute la difficulté se réduit à déterminer si le suc cancéreux produit ou introduit dans les veines agit comme suc cancéreux, c'est-à-dire d'une manière spécifique et non comme un simple corps étranger, du pus, l'introduction directe du suc cancéreux dans les veines aurait-elle pour conséquence non des abcès purulents, mais des foyers de suc cancéreux ou la production d'un tissu cancéreux ? L'observation se tait à cet égard. Des expériences sur les animaux vivants pourraient être tentées sur ce sujet délicat. Toutefois, je dois dire qu'il est plus que douteux que l'injection du suc cancéreux dans les veines et mêlé au sang agisse d'une manière spécifique ; tout annonce, au contraire, qu'il se comporterait à la manière d'un corps étranger quelconque. L'encéphaloïde, en effet, n'est pas un simple produit de sécrétion analogue au pus, mais bien un tissu morbide vivant d'une vie propre : or, je suis convaincu, d'une part, que ce tissu morbide se produit quelquefois dans les veines, auxquelles il adhère tantôt par un pédicule, tantôt par une bonne partie de sa surface ; d'une autre part, que si des injections de suc encéphaloïde étaient faites dans les veines, le suc encéphaloïde agirait non à la manière d'un suc spécifique qui engendrerait d'autres encéphaloïdes, mais bien à la manière d'un corps étranger ordinaire qui produirait des foyers purulents (1).

(1) Je ne saurais admettre comme une preuve d'embolie cancéreuse

J'admets donc que le suc cancéreux produit dans une veine ou introduit dans une veine par perforation de ce vaisseau peut rompre la digue que lui opposent les caillots sanguins et se mêler au sang, mais je ne crois pas qu'on soit encore autorisé à admettre des embolies cancéreuses proprement dites. Le cancer encéphaloïde n'est pas un simple produit liquide comme le pus, mais bien un tissu vivant d'une vie propre. Ce n'est donc qu'après avoir envahi les parois veineuses qu'il peut pénétrer dans la cavité de la veine. Il ne serait pas, d'ailleurs, impossible que la membrane interne des veines (membrane séreuse canaliculée) fût atteinte directement par le cancer.

Le suc encéphaloïde, s'il se mêle au sang, agit-il à la manière d'un corps étranger pur et simple, c'est-à-dire à la manière d'un corps irritant, ou bien agit-il comme un suc spécifique qui aurait pour conséquence un travail morbide spécifique consécutif? Ou, en d'autres termes, détermine-t-il la formation du pus ou la formation d'un tissu cancéreux? Les faits semblent établir que l'infection cancéreuse générale est dans les mêmes rapports avec le cancer local primitif que les abcès purulents avec l'inflammation locale purulente, le point de départ de tous les désordres. C'est bien évidemment le système capillaire veineux qui se cancérifie dans l'in-

le fait suivant, communiqué à la Société anatomique par M. Lancereaux, alors interne de M. Boyer (a) :

Sur un sujet, le poumon gauche était en grande partie désorganisé par une masse encéphaloïde. Un fragment irrégulier, ressemblant un peu à un caillot fibrineux, mais qui, d'après l'examen *microscopique, était de structure cancéreuse, fut trouvé dans l'aorte*. L'identité parfaite de ces deux produits morbides permet *évidemment* de leur assigner une origine commune. Un débris de la tumeur pulmonaire aura voyagé à travers les veines et le cœur jusqu'au sein même de l'aorte.

(a) *Bulletin de la Société anatomique*, année 1858, page 515.

fection cancéreuse générale, de même que c'est le sys-
téme capillaire veineux, qui devient le siége de la
phlegmasie suppurée dans l'infection purulente : et ne
semble-t-il pas que le suc cancéreux est la cause de
ce travail cancéreux consécutif au même titre que le
pus est la cause d'un travail phlegmasique purulent?

Du siége le plus habituel des cancers secondaires ou consécutifs.

Le siége le plus habituel des cancers secondaires ou
consécutifs a lieu :

1° Dans les ganglions lymphatiques correspondants,
c'est-à-dire dans ceux qui ont des rapports anatomiques
par voie de circulation lympathique avec les organes
primitivement envahis.

2° Le cancer secondaire peut également envahir les
vaisseaux lymphatiques qui émanent de l'organe malade.

Ainsi Hourmann (1) rapporte qu'il a rencontré dans les
vaisseaux lymphatiques efférents de l'utérus et des ovaires affectés de cancer, une matière blanche concrète, granuleuse. Les parois des vaisseaux lymphatiques étaient
épaissies et leur calibre augmenté.

Assurément je crois à la possibilité du développement
du cancer dans les vaisseaux lymphatiques; mais il est
difficile de s'en assurer autrement que par une bonne
détermination du suc cancéreux.

Ainsi, on a vu des vaisseaux lymphatiques blancs naissant de ganglions mésentériques cancéreux qui présentaient en apparence tous les caractères du suc cancéreux :
eh bien! le microscope a démontré que la matière contenue dans ces vaisseaux n'était autre chose que du
chyle.

On rencontre souvent dans les veines qui émanent des
organes affectés de cancer, des concrétions fibrineuses

(1) *Revue médicale*, 1837, t. I.

adhérentes diversement colorées qui appartiennent bien
évidemment à la phlébite ; mais il n'est pas rare d'y rencontrer des masses encéphaloïdes qui adhèrent aux
parois veineuses par toute leur surface ou par une espèce
de pédicule. On dit même avoir vu ces masses encéphaloïdes tout à fait libres. Mais il est infiniment probable
que ces prétendus cancers libres n'étaient autre chose
que des caillots de sang plus ou moins altérés.

On a dit encore que les caillots sanguins des veines
pouvaient se transformer en tissu encéphaloïde : c'est
une grave erreur, car les caillots sanguins sont incapables de la vie pathologique aussi bien que de la vie
physiologique.

L'*étude du cancer des os* présente un intérêt tout particulier, vu la simplicité de la structure du tissu osseux ;
il importe de remarquer que la cachexie cancéreuse,
lorsqu'elle s'empare du tissu osseux, respecte la fibre
osseuse elle-même pour envahir le tissu médullaire ;
je pense même que le cancer du tissu osseux fournit
la démonstration la plus péremptoire de ce fait qui
m'a été suggéré par mes travaux sur la phlébite, et que
j'ai cherché à établir, d'après des faits positifs, à savoir
que le cancer attaque essentiellement le système capillaire des organes et qu'il respecte les tissus propres.

Un grand développement vasculaire veineux se produit
au niveau de la portion d'os malade, sous le périoste
et dans les couches osseuses adjacentes.

La localisation du cancer dans le système capillaire
veineux est un fait important. Elle explique pourquoi
tous les tissus, tous les organes peuvent être affectés de
cette dégénération, qui est aussi générale que l'inflammation.

S'il est une vérité démontrée dans la science, c'est qu'il
n'est pas un seul tissu normal qui ne puisse devenir cancéreux. Une autre question se présente ici : les tissus

morbides autres que le tissu cancéreux peuvent-ils dégénérer en cancers? Je n'ose pas résoudre cette question d'une manière générale. Cependant il me paraît démontré que ceux des tissus morbides qui présentent tous les caractères des tissus normaux sont aptes à devenir cancéreux : tels les tissus hypertrophiés et atrophiés, les lipômes, les tumeurs érectiles. Il me paraît également démontré que les indurations phlegmasiques chroniques peuvent dégénérer en cancer. Relativement aux corps fibreux en général et à ceux de l'utérus en particulier, je crois pouvoir affirmer que ces corps fibreux résistent constamment à l'action envahissante du cancer. Ainsi, j'ai vu plusieurs exemples de corps fibreux sains ou simplement infiltrés de sérosité au milieu d'utérus en proie à la dégénération cancéreuse la plus complète, ce qui m'a fait dire que la présence des corps fibreux dans l'utérus n'était pas une immunité pour le cancer de cet organe.

M. Nélaton assure qu'il a vu des tumeurs fibreuses dans l'épaisseur d'utérus envahis par le cancer. Les couches superficielles des corps fibreux semblaient détruites par macération ; mais ces corps ne présentaient aucun caractère de la dégénération cancéreuse.

La compatibilité du cancer et du tissu érectile dans le même organe me paraît digne d'une mention particulière : ainsi j'ai rencontré assez souvent ces deux altérations juxtaposées dans le foie; bien plus, je les ai trouvées juxtaposées dans la même tumeur morbide ; une moitié était formée par le tissu encéphaloïde, l'autre moitié par le tissu érectile. Mais une particularité digne de remarque, c'est qu'ayant soumis à un jet d'eau la coupe de ces tumeurs mixtes et le sang d'une part, et le suc encéphaloïde de l'autre, ayant été entraînés par le courant; il m'a été impossible de distinguer la portion de tumeur qui avait appartenu au tissu cancéreux, de la portion spongieuse qui avait appartenu au tissu érectile. En sorte que j'ai dû conclure que la trame aréolaire dans laquelle était contenu le suc cancéreux, était de la même nature que la trame aréolaire dans laquelle était contenu le sang, et par conséquent que cette trame était de nature érectile veineuse.

Le mot *fongus hématode* introduit dans la science en 1800 par Hey, qui l'appliquait au cancer encéphaloïde, devrait être exclusivement réservé au tissu érectile. D'un autre côté, il est évident, par la description que donne Wardrop de son fongus hématode, que cet auteur avait en vue la description de l'encéphaloïde.

Je ne saurais trop insister sur ce fait, qu'il y a toujours un grand nombre de vaisseaux veineux dans le tissu cancéreux. Mais de ces vaisseaux, les uns sont perméables au sang, les autres sont imperméables à ce liquide. Les vaisseaux perméables sont quelquefois dilatés à la manière des sinus veineux et remplis de sang coagulé ou non coagulé. Les vaisseaux imperméables au sang (vaisseaux qui ont d'ailleurs toutes les apparences des veines) sont remplis de suc cancéreux. Je ne crois pas qu'on ait soutenu une opinion plus contraire à la vérité, que celle qui tend à établir qu'il n'y a pas de vaisseaux veineux dans le tissu cancéreux. Ce qu'il y a de certain, c'est que parmi ces vaisseaux il en est de perméables et d'autres imperméables au sang. Les vaisseaux perméables sont remplis de sang coagulé ou non coagulé et constituent çà et là des espèces de sinus à parois tellement minces et tellement adhérentes aux parties voisines que la dissection en est presque impossible : ce sont de véritables sinus veineux. Les vaisseaux veineux imperméables sont remplis de suc cancéreux plus ou moins concret, suc cancéreux qui adhère aux parois vasculaires. Or, ces vaisseaux sont quelquefois si intimement unis aux parties voisines qu'il n'est pas possible de les isoler.

V.   19

De l'inflammation du tissu cancéreux.

L'inflammation joue un rôle immense dans le cancer, et son invasion dans le tissu cancéreux constitue un des épisodes les plus remarquables de l'histoire de cette maladie. C'est l'inflammation qui, en s'emparant du tissu cancéreux, produit tous les changements consécutifs qui se passent dans ce tissu : inflammation purulente, inflammation ulcéreuse, inflammation gangréneuse, rarement inflammation adhésive ou pseudo-membraneuse ; en un mot, toutes les formes de l'inflammation s'observent dans le tissu cancéreux.

J'examinerai cette connexion de l'inflammation avec le cancer sous deux points de vue bien distincts : 1° l'inflammation comme cause prédisposante ou efficiente du cancer ; 2° l'inflammation comme complication du cancer.

1° *De l'inflammation comme cause prédisposante et efficiente du cancer.* Je ne sais s'il existe un seul exemple de cancer qui ait succédé franchement à une inflammation aiguë ou chronique proprement dite. Voyez le cancer mammaire. Certes, il n'est aucun organe qui soit plus sujet aux inflammations aiguës et chroniques que la mamelle à la suite de l'accouchement, aucun organe dans lequel l'inflammation se termine plus souvent par induration chronique. Eh bien, je ne connais aucun fait positif qui établisse que le cancer de la glande mammaire ait succédé à une induration chronique phlegmasique de cet organe. D'une autre part, la mamelle est également sujette au développement de productions glanduliformes, (1) d'une dureté fibreuse de volumes di-

---

(1) J'ai vu un corps fibreux mammaire qui avait le volume et la forme d'un œuf de dinde. Le tissu de la glande mammaire, auquel il semblait juxtaposé, était parfaitement sain ; il existait depuis plusieurs années.

vers libres d'adhérence, roulant sous le doigt à la manière d'une glande, productions glanduliformes que j'ai
décrites sous le nom de *corps fibreux* parce qu'en effet
elles sont constituées exclusivement par du tissu fibreux
à la manière des corps fibreux utérins. Eh bien ! je
n'ai jamais vu ces corps fibreux, soit mammaires, soit
utérins, dégénérer en cancer. Je donne des soins depuis
plus de vingt ans à des femmes affectées de corps fibreux
mammaires qu'on avait condamnées à l'extirpation, et
chez lesquelles ces corps fibreux sont restés stationnaires,
et même, chez quelques-unes, se sont notablement atrophiés.

J'en ai conclu que le travail morbide qui produit les
corps fibreux est parfaitement distinct du travail morbide de transformation qui métamorphose la glande
mammaire en tissu fibreux.

D'un autre part, j'ai vu un grand nombre de femmes
affectées d'indurations mammaires chroniques à la suite
de l'accouchement avec ou sans lactation, et jamais ces
indurations n'ont dégénéré. La résolution a été la conséquence du temps seul ou aidé de révulsifs intestinaux, et
de moyens locaux émollients ou résolutifs continués
avec persévérance. Ces indurations chroniques, que j'ai
appelées *corps fibreux*, ne sont pas rares chez les jeunes
personnes à l'époque de la puberté. Tantôt ces corps
fibreux sont susceptibles de résolution et tantôt ils per-
sistent toute la vie. Une jeune femme, devenue mère de
trois enfants, en porte une depuis vingt ans; trois accouchements n'ont exercé aucune influence sur ces corps
fibreux (1).

Les corps fibreux ne sont pas le premier degré du
cancer : telle n'était pas la pensée de M. Dufour, membre
de la Société anatomique, trop tôt enlevé à la science,

(1) Voyez l'article *Corps fibreux*, tome III, page 652 de cet ouvrage.

qui a présenté à cette Société trois mamelles récemment extirpées comme cancéreuses, avec la pensée de donner un spécimen des périodes principales du cancer.

Mais il n'en était rien, l'une de ces mamelles offrait tous les caractères des corps fibreux, leur densité, leur couleur, leur disposition lobuleuse; aucun suc; à peine un peu d'humidité. Les deux autres mamelles étaient véritablement cancéreuses; tissu très dense comme le précédent; sans aspect lobuleux; coupe nette, trame dense, fibreuse; la pression fait suinter de tous les points de la coupe, comme par les trous d'une éponge fine, du suc cancéreux de consistance et d'aspect de crème de lait, ici plus opaque, là moins opaque.

Il me semble qu'au point de vue de l'anatomie micros- copique, il y a, au moment où j'écris ces lignes, une réaction contre les prétentions exagérées de certains observateurs micrographes. Cependant on croit généra- lement que les cellules dites cancéreuses, non moins que les cellules épithéliales dénotent la forme du cancer le plus grave, tandis que l'élément fusiforme et fibro- plastique dénote un cancer moins grave, moins sujet à la récidive.

Le cancer est-il produit par la dégénération d'un tissu normal ou bien par un élément hétéromorphe de nou- velle formation, lequel serait interposé au tissu normal : cette dernière interprétation me paraît la plus probable. Le cancer doit être classé parmi les tissus parasitaires susceptibles d'une proligération illimitée, soit dans le même organe, soit dans l'économie tout entière.

Je ne parlerai pas davantage de l'inflammation comme cause productrice ou provocatrice du cancer : cette erreur de la médecine dite physiologique a besoin à peine d'être réfutée.

2° *De l'inflammation comme complication du cancer.* Tout le temps que le tissu cancéreux n'est pas saisi par l'inflammation, la maladie cancéreuse suit sa marche doublement envahissante et par continuité de tissu et par infection générale ; mais cette marche est lente, progressive, sans réaction fébrile, et se concilie avec un état général en apparence satisfaisant, à moins que par son siége le cancer ne trouble mécaniquement l'exercice des fonctions indispensables à la vie.

Or, l'inflammation qui s'empare d'un tissu cancéreux, souvent suppurative ou ulcéreuse est plus souvent encore gangréneuse, et cette gangrène ordinairement partielle se produit tantôt par couches successives, tantôt par petites masses ou bourbillons. Cette gangrène est quelquefois générale, et envahit d'emblée une plus ou moins grande partie et même quelquefois la totalité de la tumeur.

Chez un grand nombre d'individus, et surtout dans le cas de cancer mammaire, la maladie semble purement locale pendant un temps plus ou moins long, si bien qu'on a pu dire que dans le cancer de la mamelle ou d'autres organes, un état général satisfaisant était en quelque sorte garanti par une suppuration plus ou moins abondante de l'organe malade.

Chose bien remarquable, l'inflammation qui s'empare du tissu cancéreux, souvent suppurative, ulcéreuse, plus souvent encore gangréneuse, est quelquefois adhésive ; si bien qu'il s'établit sur une surface bourgeonnante bien certainement supportée par une couche cancéreuse, une phlegmasie pseudo-membrane cicatricielle. Mais cette cicatrisation apparente est ordinairement bien éphémère ; ainsi j'ai vu plusieurs fois des mamelles cancéreuses, après la chute, par gangrène, d'une portion de la tumeur, se couvrir de bourgeons celluleux et vasculaires et d'une pellicule blanche argentée qui paraissait un épiderme cicatriciel. Mais cette pellicule cicatricielle était bientôt détruite par les progrès de la maladie cancéreuse ou par une inflammation nouvelle suppurative ou ulcéreuse.

J'ai donné des soins pendant seize ans à une malade affectée de cancer mammaire qui, m'a offert le type des altérations consécutives qui s'opèrent dans cette cruelle maladie. Ce n'est que les six derniers mois de sa vie que la santé générale s'est altérée. L'autopsie n'a pu être faite, je ne puis donc affirmer que dans ce cas la dégénération cancéreuse se soit généralisée. Les désordres de l'état local et leur retentissement sur l'état général et sur les fonctions digestives en particulier, suffisent d'ailleurs pour rendre compte de l'issue funeste de la maladie.

Pendant plus de treize ans, l'existence de cette maladie fut un secret entre la malade et moi. C'était une tumeur dure, presque indolente, traversée seulement de temps en temps par des éclairs de douleur. Je ne prévins la famille du caractère grave de la maladie, que lorsque la tumeur mammaire ayant acquis un grand développement, des tubercules s'étant développés sur la tumeur au voisinage, il se produisit deux ulcérations ou érosions douloureuses bientôt suivies de petites eschares, les unes blanches, les autres noires, qui se détachèrent assez rapidement, si bien qu'en peu de temps il se produisit dans la tumeur une excavation ulcéreuse large et profonde. En même temps se développèrent dans le creux de l'aisselle, des indurations qui remplirent sa cavité, et constituèrent une énorme tumeur indurée ; qui devint le siége d'un travail inflammatoire bientôt suivi de gangrène par masses plus ou moins considérables. Il était bien évident, que la gangrène serait la conséquence immédiate du travail inflammatoire qui attaquait successivement toutes les régions de la masse cancéreuse, incapable de fournir aux frais d'une inflammation régulière, et cette prévision ne fut que trop justifiée. La mort ne tarda pas à être la conséquence de ce travail désor-

ganisateur qui, épuisa bientôt les forces de la malade
et retentit en dernier lieu sur les voies digestives, qui
devinrent incapables de supporter la moindre alimentation. L'autopsie n'a pu être faite, en sorte qu'il est
difficile de savoir si les accidents généraux et la mort
ont été la suite de l'épuisement cachectique de la
malade, ou de la diathèse cancéreuse qui se serait généralisée dans les organes intérieurs L'exploration la plus
attentive n'a pu me faire rien découvrir dans les viscères
abdominaux, et en particulier dans le foie, siége le plus
ordinaire de l'infection cancéreuse généralisée.

Je crois qu'on doit considérer, comme une vérité acquise à la science, ce fait que l'inflammation du tissu
cancéreux est un des points le plus important de l'histoire du cancer. L'inflammation se produit à la surface
du cancer comme dans l'épaisseur des masses cancéreuses. La gangrène par couches successives ou par
masses plus ou moins considérables, en est la conséquence
nécessaire ; *gangrène blanche* lorsque la partie gangrénée
est pénétrée d'une grande quantité de liquide, *gangrène
noire* lorsque la partie gangrénée se dessèche presque
immédiatement.

Le tissu cancéreux est incapable de suffire aux frais
du travail phlegmasique : la désorganisation en est la
conséquence immédiate. Si l'on peut à bon droit contester que l'inflammation joue un rôle prochain ou
éloigné dans la production du cancer, on ne saurait
mettre en doute son importance comme complication du
cancer, complication inévitable plus tôt ou plus tard,
qui désorganise le tissu cancéreux. Il est incontestable
que c'est l'inflammation qui préside à la désorganisation du cancer, c'est-à-dire à la gangrène du tissu
cancéreux.

TROISIÈME SOUS-CLASSE (1).

Des pseudo-cancers.

La dix-huitième classe et dernière de M. le professeur Cruveilhier, a pour objet l'étude des dégénérations organiques ; elle renferme deux sous-classes, les dégénérations *aréolaires et gélatiniformes* et les dégénérations *cancéreuses*. Cette dernière sous-classe comprend les *cancers ou carcinomes*, qui constituent la variété de tumeurs la plus redoutable ; celle aussi qui dans ces dernières années a le plus exercé la sagacité des anatomo-pathologistes.

L'histologie pathologique étant aujourd'hui intervenue avec une certaine autorité dans la détermination des éléments qui composent les productions morbides, il en est résulté qu'un certain nombre de tumeurs, peut-être mal déterminées, mais englobées sous le titre général de cancers, à cause de la gravité qu'elles pouvaient acquérir, ont été retirées de cette classe pour en constituer une voisine, les *pseudo-cancers*, qui, il faut le reconnaître, a cependant avec la première une grande affinité clinique. C'est-à-dire que comme elle, elle peut quelquefois se reproduire et même se généraliser. Lorsque en France les études histologiques normales et pathologiques, sous l'impulsion de M. Lebert d'abord, et plus tard de M. le professeur Ch. Robin, prirent une certaine extension, on cher-cha à mieux définir le cancer, on ne se contenta plus pour arriver à ce résultat des symptômes cliniques ; on chercha dans les éléments constituants mêmes, des caractères *dits positifs certains* qui permissent de réaliser un résultat aussi désiré.

C'est alors que dans cette grande classe de tumeurs généralement regardées comme cancéreuses, et dont le

_____

(1) Rédigée par M. Houel.

microscope nous révélait une composition spéciale, on établit cette distinction à savoir : 1° tumeurs à éléments anatomiques existants normalement dans nos tissus ; 2° tumeurs formées par des éléments nouveaux, normalement étrangers à nos tissus. La première forme de tumeurs fut qualifiée du nom d'*homœomorphe* qui était la synonymie des tumeurs dites *analogues* de Lænnec, la seconde fut qualifiée de *hétéromorphe*, *hétérologue* de Lænnec. Dans cette nouvelle classification des tumeurs, il n'y avait véritablement que les mots de changés, le sens était le même que celui créé par le célèbre professeur.

Les tumeurs hétéromorphes pour les micrographes français constituaient seules la classe des cancers vrais ou proprement dits, tandis que les homœomorphes formaient les *pseudo-cancers*, c'est-à-dire les tumeurs qui n'étaient point susceptibles de généralisation d'infection. Les premières portaient encore le nom de tumeurs *malignes*, par opposition aux secondes qui étaient dites *bénignes;* mais comme on ne tarda point à le faire remarquer, ces deux mots n'ont aucune valeur, car la malignité n'est qu'un caractère relatif. Toutes les tumeurs, quelle que soit leur nature par leur siége, leur exagération de volume, peuvent devenir malignes : ces deux mots ne peuvent constituer un caractère d'espèce.

C'est avec les tumeurs homœomorphes qu'avaient été classées les tumeurs épithéliales ou cancroïdes, les tumeurs fibro-plastiques ainsi que les tumeurs à myéloplaxes. Ces trois ordres d'altérations morbides n'ont point trouvé de place dans la description que M. Cruveilhier a donnée du cancer, ce sera donc exclusivement ces trois formes de lésions que nous décrirons dans cette troisième sous-classe, à laquelle nous donnerons le nom de *pseudo-cancers.* Nous commencerons par l'étude des tumeurs dites épithéliales, qui constitueront notre premier ordre; le second comprendra les tumeurs fibro-plastiques, et le troisième les tumeurs à amyéloplaxes, qui ne sont bien connues que depuis quelques années seulement.

PREMIER ORDRE.

Du cancroïde.

§ 1ᵉʳ. — Définition.

Il se produit quelquefois à la surface de la peau, des muqueuses, ou bien au point de jonction de ces deux téguments, un certain nombre de tumeurs principalement caractérisées par des amas épithéliaux plus ou moins déformés. Elles sont aujourd'hui connues sous le nom de *cancroïde*.

N'oublions pas que les micrographes les plus distingués renonçant avec juste raison à la distinction des éléments dits *hétéromorphes*, admettent que les véritables cancers sont eux-mêmes le plus fréquemment le résultat d'altérations de la formation épithéliale. Il en résulte que s'il est difficile de donner une définition anatomo-pathologique du cancer proprement dit, cette même difficulté se rencontre quand il s'agit de spécifier d'une manière exacte la nature des tumeurs que l'on doit désigner sous le nom de *cancroïde*. Si dans leur structure histologique on ne trouve point de caractères suffisants pour séparer d'une manière positive les vrais cancers de ceux aujourd'hui généralement désignés sous le nom de *cancroïdes*, les premiers en dehors de leur suc particulier présentent cependant dans leurs symptômes et leur marche, comme cela a été établi dans le chapitre précédent, par M. Cruveilhier, un ensemble de caractères qui obligent de les différencier cliniquement. Le mot *cancroïde*, adopté aujourd'hui en France par la plupart des chirurgiens, et que nous conserverons dans ce travail, sera donc destiné à caractériser une certaine analogie d'aspect qui existerait entre les tumeurs dites épithéliales et les vrais cancers.

§ 2. — Historique.

Les cancroïdes, avant les études histologiques, n'avaient point été l'objet d'une description particulière ; ils faisaient partie de la grande classe des tumeurs cancéreuses dans laquelle ils étaient confondus. De tout temps cependant les chirurgiens avaient reconnu qu'au point de vue de la *malignité*, par conséquent sous le rapport de leur marche, de leur tendance à la récidive, ou à l'infection, ces tumeurs méritaient de faire une catégorie à part. Elles pouvaient, en effet, quelquefois rester longtemps stationnaires, ou après leur ablation mettre un temps plus long à récidiver que les autres cancers, ou même ce qui était assez commun, ne jamais reparaître. Ledran (1) le premier a cherché à mettre en évidence les caractères cliniques précédents ; il s'est attaché à démontrer que par ces raisons, les cancroïdes méritaient une place à part dans les cadres nosologiques ; tout en reconnaissant cependant qu'ils pouvaient quelquefois se comporter cliniquement comme de vrais cancers et même les plus rebelles.

Un grand nombre de dénominations ont été proposées pour désigner ces tumeurs, et un certain nombre d'entre elles montrent même l'ignorance où l'on était de leur véritable nature. Elles ont été tour à tour désignées sous les noms de *cancers verruqueux*, de *cancers des ramoneurs*, quand elles siégeaient à la peau du scrotum, de *noli me tangere*, *d'ulcères rongeant*, de *chancre malin*, *d'ulcère chancreux*, de *cancroïde* et de *tumeur épithéliale* ou *épithélioma*. C'est particulièrement M. Lebert qui s'est servi, pour désigner ces tumeurs, du mot *cancroïde* que nous leur conserverons, et qui avait déjà été appliqué par Peyrilhe à la fin du

(1) Ledran, *Mém. de l'Acad. roy. de chir.*, t. 13, p. 1.

siècle dernier à un certain nombre d'ulcères, qui étaient loin de se rapporter tous à l'altération morbide qui nous occupe. Alibert avait aussi employé ce mot pour désigner la *kéloïde*, alors mal définie, et qui est aujourd'hui reconnue comme étant constituée spécialement par des éléments fibreux ou fibro-plastiques. C'est Hannover qui a créé l'expression d'*épithélioma*, nom sous lequel sont aussi décrites aujourd'hui ces tumeurs.

Si l'on peut établir que depuis longtemps déjà le cancroïde avait été distingué des autres formes de cancer, la séparation n'a été véritablement complète cependant que depuis environ une vingtaine d'années. Ecker le premier, en 1844, chercha à établir cette distinction qu'il basa sur une étude anatomo-pathologique des tumeurs de la lèvre, et il les désigna sous le nom de *faux cancers*, de *cancers bâtards*. Deux années environ plus tard, en 1846, MM. Lebert (1) et Mayor (2) cherchèrent également à différencier anatomiquement du vrai cancer les *pseudo-cancers* de la peau, auxquels ils reconnurent une structure analogue à celle de l'épiderme.

Depuis cette époque, un grand nombre de travaux ont été entrepris dans le but d'élucider cette importante question ; ils trouveront naturellement leur place dans la discussion que nous établirons plus loin, et nous aurons soin de les citer en cherchant à les apprécier. Il était donc réservé aux jeunes médecins qui s'occupaient de micrographie avec autant de zèle que de talent, de démontrer que ces tumeurs étaient composées d'éléments corpusculaires distincts du vrai cancer. C'est au moins ce que l'on a pensé, en France, pendant un certain temps, lorsque déjà, en Allemagne, Virchow professait que la spécificité de la cellule cancéreuse n'existait point en

(1) Lebert, *Physiologie pathologique*, Paris, 1846.
(2) Mayor, *Recherches sur les tumeurs épidermiques et leurs relations avec l'affection cancéreuse*, thèse de Paris, 1846.

réalité. Paget (1) qui reconnaissait en 1853, entre le cancroïde et le cancer une différence de degré de malignité, les croyait comme Virchow au moins identiques de nature, nous verrons plus loin ce qu'il faut penser de cette manière de voir.

§ 3. — Siége.

Nous avons déjà dit que le siége le plus ordinaire des cancroïdes était à la peau et aux membranes muqueuses; et, quoique la lésion puisse être bornée plus spécialement à l'un de ces téguments, il nous a paru incontestable qu'elle avait son siége de prédilection au niveau des orifices ou près des orifices. Pour la peau, c'est à la tête que l'on rencontre le plus souvent ces tumeurs, et, par ordre de fréquence, les lèvres, surtout l'inférieure, la supérieure n'étant que très-exceptionnellement affectée; puis viendraient ensuite les paupières et le nez. Les autres parties du tégument externe ne sont que très-rarement le siége de cancroïdes, bien qu'aucune ne paraisse en être absolument indemne. Nous signalerons encore, comme étant le plus fréquemment atteints, la peau du prépuce, le scrotum et les parties génitales externes de la femme.

Les membranes muqueuses, sur lesquelles on observe le plus souvent le cancroïde, sont : au niveau du col utérin, l'extrémité inférieure du rectum, à la langue, à l'extrémité supérieure de l'œsophage et à l'orifice supérieur du larynx. Sur les autres points du tégument interne les cancroïdes y sont peut-être encore plus rares qu'à la peau.

§ 4. — Caractères généraux.

C'est surtout sur le tégument externe que l'on peut étudier les caractères de début des tumeurs épithéliales, qui

(1) Paget, *Lectures on Tumours*, 1852.

se présentent sous deux aspects principaux. Dans une première variété, l'on constate sur un des points de la peau, l'existence d'une petite croûte grisâtre, au-dessous de laquelle existe souvent un liquide sanieux, en même temps qu'il y a une tuméfaction plus ou moins étendue du derme.

Dans une seconde variété, la cancroïde se manifeste à son début par une petite plaque peu étendue, généralement circonscrite et faisant un léger relief. L'épithélium, qui recouvre cette portion de peau, n'est altéré que dans sa couleur, qui est d'un blanc jaunâtre ; l'aspect de cette tache est luisant ; l'épiderme, qui est moins épais, est comme transparent, et laisse apercevoir au-dessous de lui la présence d'un liquide. Cette seconde forme du cancroïde peut quelquefois être méconnue à son début, à cause de l'absence presque complète de tuméfaction du derme qui présente en outre, à cette époque, une consistance normale. C'est surtout au lobule du nez que l'on constate cette disposition, et l'affection est alors limitée aux glandes cutanées de cette région. L'ulcération n'arrive que secondairement à une période plus avancée de la maladie.

Les manifestations premières des cancroïdes sont donc loin de se présenter toujours sous le même aspect, et cette différence importante au point de vue thérapeutique, tient surtout à l'élément particulier du tégument, qui a été le point de départ de la lésion, et à des modifications profondes d'hypertrophie ou d'atrophie du derme et des papilles. Ces différences, aujourd'hui bien connues et reconnaissables à l'œil nu, ont permis d'établir trois variétés principales de cancroïdes, correspondant chacune à un des éléments principaux du tégument, à savoir : A° le *cancroïde papillaire*, B. le *cancroïde dermique*, C. le *cancroïde glandulaire*.

Si, au début, les caractères qui distinguent ces trois

variétés sont faciles à reconnaître, quand l'altération a fait des ravages profonds, il est quelquefois difficile de les nettement délimiter, à cause de l'atrophie, qui peut secondairement s'emparer de l'organe primitivement affecté. Il nous a cependant paru d'une haute importance, dans notre description, de conserver cette division, qui a le grand avantage de nous faire connaître les caractères de début, caractères qui sont encore souvent faciles à apprécier sur la limite du mal, et qui sont de la plus grande importance, quand on se décide à enlever ces tumeurs. Nous décrirons donc, dans autant de paragraphes distincts, les caractères anatomo-pathologiques de début de ces trois variétés, et, dans un article d'ensemble, nous placerons les caractères qui leur sont ensuite communs dans le reste de leur évolution.

A. *cancroïde papillaire.* Si l'on examine cette première variété à son début, l'on constate deux choses : 1° l'hypertrophie des papilles du derme, hypertrophie qui se fait dans tous les sens, en longueur et en diamètre; 2° l'augmentation dans l'épaisseur du revêtement épithélial qui les recouvre. Les papilles dermiques, ainsi hypertrophiées, ressemblent, à cette période, à une verrue avec laquelle elles pourraient être confondues. Mais, deux choses qui doivent exercer secondairement une grande influence sur la marche de cette tumeur, les en distingue cependant.

Les vaisseaux de la papille dans le cancroïde sont plus développés et plus nombreux que lorsqu'il s'agit d'une simple verrue, et la couche de tissu conjonctif est aussi moins épaisse. L'hypertrophie primitive dans le cancroïde, dès le début, porte donc sur les deux éléments doués de la plus grande vitalité, ou, ce qui est plus exact, dont l'évolution est la plus rapide : le système vasculaire et la couche épithéliale. Cette disposition nous indique suffisamment la différence de marche qui existera forcé-

ment dans la suite entre les verrues et le cancroïde, malgré la grande analogie de structure que ces tumeurs peuvent présenter à leur début. Virchow admet même que
tout cancroïde qui se développe à la surface du tégument
débute par une hypertrophie papillaire.

L'hypertrophie papillaire, continuant à s'opérer, en
même temps que ces petits corps augmentent de longueur
et de volume, il se développe, à leur périphérie, des bourgeonnements qui deviennent autant de papilles rudimen-
taires, et font qu'elle prend un aspect rameux. Chacun
de ces embranchements secondaires, également vasculaires, se couvre d'un revêtement épithélial. Les papilles,
ainsi hypertrophiées, rameuses, donnent à la tumeur un
aspect fendillé végétant, et elles ressemblent, jusqu'à un
certain point, aux végétations qui entourent quelquefois
le gland, ce qui leur a fait donner le nom de tumeurs en
choux-fleurs. L'intervalle qui sépare ces bourgeonnements
présentant à la base des ulcérations plus ou moins profondes, donne quelquefois à ces productions morbides,
surtout pour celles qui siégent à la lèvre inférieure, l'aspect
d'une éponge fine.

Si la production épithéliale est moins rapide que le
bourgeonnement de la papille, cette dernière, à son sommet, fait hernie à travers l'épithélium, se trouve à nu, est
saignante et d'un aspect fongueux. Si la production épithéliale est, au contraire, dominante, et si la marche est
plus rapide que le développement hypertrophique de la
papille, le revêtement épidermique qui la recouvre acquiert plus d'épaisseur ; alors la papille elle-même, ainsi
que les vaisseaux qui la constitue, emprisonnée sous cette
espèce d'étui, s'atrophie, c'est-à-dire que sa couche de tissu
conjonctif finit par disparaître. Les parois des capillaires
eux-mêmes, envahis par cette multiplication des cellules
épithéliales s'oblitèrent, et, à la place de la papille, on ne
trouve plus qu'une masse épidermique sans consistance,

facile à déchirer sous la plus légère pression ou par un simple grattage. Quelquefois, en même temps que cette multiplication cellulaire épidermique se fait à l'extérieur de la papille, il s'en produit une analogue à l'intérieur de sa cavité, qui se trouve remplie de masses épithéliales disposées sous forme d'axes réguliers, qui ont pour moule la papille. Ces agglomérations épithéliales constituent, après la disparition de la paroi papillaire, deux cônes emboîtés l'un dans l'autre.

Il est rare que la stratification des cellules de l'épithélium reste bornée à la partie libre de la papille, elle se prolonge aussi quelquefois à leur base, dans l'épaisseur du derme, au sein duquel se creuse des cavités désignées par Virchow, sous le nom de *macroscopiques*. Cette propagation des cellules épithéliales ne se fait point d'une manière irrégulière, les cavités dans lesquelles elles se déposent forment autant de sillons juxtaposés, et il est facile de constater que c'est dans l'axe des vaisseaux qui de la papille pénètrent le derme que se font ces dépôts.

B. *Cancroïde dermique.* Cette seconde variété du cancroïde peut exister seule, être primitive sans complication d'hypertrophie, c'est pourquoi nous avons cru devoir la décrire séparément; mais le plus souvent lorsque le derme est le point de départ de l'altération morbide, la lésion ne tarde point à se compliquer de l'hypertrophie papillaire.

Lorsqu'elle est primitive, le derme se creuse tout d'abord d'alvéoles dans lesquelles se fait le dépôt des cellules de l'épithélium; M. Lebert a donné à cette variété le nom de *cancroïde diffus.* Il est généralement admis aujourd'hui, et c'est ce qui motive la distinction que nous avons établie, que la lésion dans cette forme débute bien réellement par une maladie du derme. Il perd la structure serrée qu'il a à l'état normal, il devient plus friable; il se développe à son intérieur une matière amorphe, au sein de laquelle on retrouve encore, mais en moindre quantité, des fibres de tissu conjonctif et élastiques, le tout mélangé de cellules fusiformes et d'une assez grande proportion de gouttelettes de graisse. C'est au sein de ce tissu profondément altéré que se fait le dépôt des cellules épithéliales.

C. *Cancroïde glandulaire.* Dans cette troisième variété, qui est une des plus graves, l'altération débute par la cavité même des follicules glandulaires de la peau ou des muqueuses, glandules sudoripares, sébacées ou pileuses. M. Lebert avait créé pour la désigner, la dénomination de *cancroïde folliculaire.* Plus tard, MM. Verneuil (1) et Remak ont surtout bien décrit le cancroïde des glandes sudoripares. Les cellules épithéliales remplissent d'abord les culs-de-sac glandulaires, ainsi que leurs canaux excréteurs; à cette première période on pourrait croire à une simple hypertrophie du follicule, mais la multiplication cellulaire venant à se continuer, les parois glandulaires au lieu de s'hypertrophier elles-mêmes s'atrophient, se perforent. Le produit épithélial s'infiltre alors dans les mailles du derme qui ne tardent point à s'altérer elles-mêmes.

En même temps la portion de peau qui est le siége de l'altération, s'indure; et à ce moment de son évolution, le cancroïde glandulaire a la plus grande analogie d'aspect avec celui que nous avons dit débuter par le derme même, et que pour cette raison nous avons désigné sous le nom de *dermique.*

Mais comme les follicules cutanés et surtout les follicules sudoripares dépassent le derme en profondeur, cette forme de l'altération épithéliale, dès son début, est donc profondément située, et a une grande tendance à s'étaler et à s'infiltrer au loin. Les limites du mal sont

(1) Verneuil, *Arch. gén. de méd.,* 1854.

quelquefois très-difficiles à apprécier ; la propagation de
la lésion étant dans ces points encore contenue dans les
culs-de-sac glandulaires dilatés et allongés. Une fois
que la paroi glandulaire a été détruite, que le derme se
rouve infiltré de cellules épithéliales, il est quelquefois
très-difficile, à moins de se reporter sur les limites du
mal, de savoir à laquelle des variétés précédentes on a
affaire. Aussi pour la suite de l'évolution de ces tumeurs
nous allons les confondre dans une seule et même description.

Une fois développée, quelle que soit la variété primitive
de l'élément cutané dans lequel a pris naissance le
cancroïde, la tumeur se présente avec un ensemble de
caractères secondaires à peu près identiques, et qu'il est
important de spécifier. Elle peut quelquefois acquérir
un volume considérable, si par une opération on ne met
point obstacle à son accroissement successif, trouvant
dans les éléments du tégument voisin qu'elle envahit de
proche en proche, des conditions favorables à son développement.

Par suite de cette propriété d'envahissement, le cancroïde n'est donc que rarement circonscrit, à sa base
existe toujours une tuméfaction plus ou moins diffuse
avec induration, et qui est plus spécialement en rapport
avec la variété primitive que nous avons décrite. La
consistance de ces tumeurs est ordinairement assez ferme,
d'une dureté élastique ; lorsqu'on les coupe, elles crient
à la manière du tissu squirrheux. D'autres fois elles sont
plus molles, comme fluctuantes, leur vascularisation a
augmenté. La différence qui sépare ces deux formes tient
à ce que dans le premier cas, en même temps que s'est
opérée l'infiltration épithéliale, la trame de tissu conjonctif
n'a point diminué, elle aurait plutôt augmenté ; tandis
que dans le second elle a en grande partie disparu. Il y
a donc ici encore une certaine analogie avec les deux

variétés principales de cancers proprement dits, le squirrhe et l'encéphaloïde.

Le cancroïde, prenant son origine dans la couche
superficielle du tégument, a, par cette même raison, une
grande tendance à l'ulcération, qui est un des caractères
importants de cette affection. Mais souvent, quand la
tumeur est petite, l'ulcération est masquée par une croûte
d'un aspect jaune brun et même noirâtre, qui est composée de muco-pus desséché, mélangé d'écailles épidermiques mortifiées; au-dessous de ces croûtes se trouve
un *ichor* qui les soulève et qui s'écoule quand on les
détache.

Lorsque le cancroïde a acquis un certain volume, la
base en est souvent ulcérée, les bords de l'ulcération sont
renversés en dehors, fortement taillés à pic, d'où leur est
venu le nom de *chancre malin*. Mais l'aspect de ces tumeurs avec leur large induration périphérique ne permet
point de les confondre avec un véritable chancre. Une
fois les croûtes détachées, on constate au-dessous d'elles
l'existence d'éminences papilliformes. A cette période
de leur évolution, plusieurs des formes primitives du
cancroïde peuvent être confondues; on voit à la base
des ulcérations de petits points d'un aspect blanc jaunâtre, tranchants sur la couleur du derme, que l'on peut
en quelque sorte énucléer de leur alvéole avec la pointe
d'un scalpel, comme l'a très-bien indiqué M. Küss (1).
Ces petits corps se réduisent en bouillie lorsqu'on les
écrase ou si on les mélange avec de l'eau; ils sont,
comme les croûtes, composés de mucus et de lamelles
épidermiques. Ce sont ces mêmes productions que par
la pression des tumeurs, on peut aussi quelquefois faire
sortir sous forme de *vers*, aspect qu'elles doivent à l'espèce de moule au sein duquel elles sont emprisonnées.

(1) Küss, *Gaz. méd. de Strasbourg*, 1845.

L'étude histologique du cancroïde a montré que ces tumeurs étaient constituées par l'infiltration de cellules épidermiques dans les éléments normaux de la peau altérée. On y a constaté, suivant la région, une ou plusieurs des quatre variétés des cellules épithéliales types. Ces cellules ainsi infiltrées, suivant l'époque de l'évolution à laquelle on les examine, manquent quelquefois de noyau et sont fortement chargées de granulations graisseuses. Elles peuvent acquérir un volume considérable de 1 à 3 millimètres de diamètre; et dans ce cas, quand le noyau existe, il est lui-même notablement augmenté. Il est rare aussi que la forme des cellules reste régulière, qu'elles ne subissent point de déformations, leur contour devient le plus souvent anfractueux, elles sont comme déchiquetées, et prennent les formes les plus bizarres. Elles présentent même souvent des prolongements *caudiformes* ou en *raquettes*, et peuvent alors contenir plusieurs noyaux.

Ces tumeurs présentent aussi des globes épidermiques assez volumineux, en même temps qu'elles peuvent contenir un certain nombre de noyaux libres. Les cellules et les noyaux renferment quelquefois dans leur intérieur des nucléoles volumineux, *brillants*, *étincelants*. Quand les cellules épidermiques du cancroïde, ainsi que les noyaux, prennent des dimensions considérables, elles arrivent graduellement à la forme qui, pendant un certain temps, a été regardée par les micrographes français, comme caractéristique des *vraies cellules cancéreuses*. Ces grosses cellules occupent principalement, dans le cancroïde, les couches les plus profondes; ce qui a fait dire à M. Lebert (1) qu'il existe dans la peau des tumeurs mixtes cancéreuses et épidermiques.

(1) Lebert, *Mém. Soc. de chir.*, t. II, p. 493.

§ 5. — Du suc dans le cancroïde.

Les tumeurs épithéliales contiennent un suc variable en quantité, et il est généralement en rapport avec leur consistance. Mais ce suc diffère d'une façon notable, quant à sa nature, de celui que l'on constate dans les tumeurs cancéreuses *proprement dites*, et cette différence est certainement un des caractères les plus importants. Le suc, dans le cas de cancer, peut, à lui seul, faire juger de la tendance à la récidive de ces tumeurs. M. Cruveilhier, le premier, a surtout bien étudié les propriétés du suc dans les cas de cancers, et, dans le chapitre précédent, ils y sont tracés avec une grande précision. Ces caractères ont une valeur telle, que le représentant de l'histologie allemande, Virchow (1), insiste par deux fois sur l'importance du suc au point de vue de la récidive des tumeurs ; et il s'exprime ainsi : « Plus une néoplasie est sèche, moins » elle possède la propriété de s'étendre aux parties voi- » sines ou aux organes éloignés. »

La présence d'un suc plus ou moins abondant n'est point encore cependant suffisante pour se prononcer sur la gravité d'un produit morbide : les tumeurs dites colloïdes renferment en abondance ce suc. Pour qu'il soit caractéristique du cancer, il faut qu'il ait une qualité particulière appréciable à l'œil nu, qui a été bien spécifiée par M. Cruveilhier, et qui, pour notre compte, ne nous a jamais trompé dans les nombreux cas qu'il nous a été donné d'examiner. Ces caractères sont les suivants : outre son abondance, il importe qu'il ne soit point clair transparent, mais au contraire d'un blanc laiteux, couleur qu'il emprunte aux matériaux corpusculaires qu'il tient en suspension ; mais cela ne suffit point encore , il faut, comme l'a très-bien étudié M. Cruveilhier, qu'il soit mis-

---

(1) *Pathologie cellulaire*, trad. par Picard, Paris, 1861, p. 181.

cible à l'eau; c'est-à-dire qu'il se mélange avec elle, qu'il *s'émulsionne;* s'il ne réunit point cette dernière qualité, la plus essentielle de toutes, il perd en grande partie son caractère de malignité infectieuse.

Comme Virchow l'a établi, ce suc manque dans certaines tumeurs dites cancroïdes, ce qui démontre pour celles-ci, en particulier, leur peu de tendance à l'infection. D'autres fois, le suc est transparent, et ces tumeurs, comme les précédentes, ne récidivent que rarement; enfin, le suc des tumeurs épithéliales est lactescent et miscible à l'eau; ces dernières se comportent alors comme de véritables cancers auxquels elles appartiennent bien réellement. La quantité et la nature du suc dans les tumeurs ont donc une grande importance diagnostique, puisqu'elles dominent le pronostic que doit porter le chirurgien après leur ablation.

§ 6. — Mode d'envahissement et de résistance des tissus aux tumeurs épithéliales.

Nous avons déjà dit que les tumeurs cancroïdales ne se formaient point d'emblée; que, quelle que fût la variété primitive, mais particulièrement dans celles dites glandulaires ou dermiques, au début de la lésion la couche épidermique acquérait plus d'épaisseur, prenait une coloration blanchâtre, et si on la détachait, ce qui était dans ce cas facile, il existait, dans les couches sous-jacentes, une teinte brunâtre, indiquant que la lésion n'était point bornée à l'épiderme. En effet, l'altération, dans ces cas, pénètre jusque dans le derme qui est épaissi, plus friable et souvent d'un blanc opaque.

Cette altération primitive se retrouve au loin, à la base des cancroïdes confirmés, et le microscope a montré que, comme les parties centrales, ces dernières sont souvent, mais à un moindre degré, infiltrées de cellules d'épithélium, de noyaux, et enfin, plus loin encore, on constate des éléments granuleux dans le derme, mélangés à des corps fusiformes. L'infiltration épithéliale est donc toujours précédée de modifications appréciables dans la structure des tissus ou des organes voisins du cancroïde, et l'extension dans la peau ou les membranes muqueuses, se fait exactement de la même manière que s'est produite l'affection primitive. C'est ce qui nous explique comment cette affection, après être restée un temps plus ou moins long stationnaire, peut se propager en largeur dans la direction du derme. Mais reste à déterminer comment le cancroïde se propage, en profondeur, aux organes voisins et même éloignés, à savoir ganglions et viscères. Ce sont ces deux questions que nous allons maintenant examiner.

1º *Propagation en profondeur et aux organes voisins.* Si l'on étudie avec soin ces deux modes de propagation, on ne tarde point à se convaincre que tous les tissus ne se laissent point également envahir par le cancroïde et par conséquent, ne sont point également propres à sa propagation. Le tissu qui, après le derme et peut-être à cause de sa grande analogie de structure se laisse le plus facilement envahir, c'est le tissu cellulaire. M. Heurtaux (1), qui a développé cette proposition longuement, a montré que c'est à la faveur du tissu conjonctif que le cancroïde s'étend en profondeur dans les organes voisins. Cette manière d'interpréter les faits est également celle de Virchow (2), qui fait tout dériver de la cellule persistante de ce tissu.

D'après cette manière de voir, on peut donc formuler, sous forme de proposition, que plus un organe sera riche en tissu cellulaire, plus alors la propagation du cancroïde sera rapide. Certains organes, comme les muscles, les artères et les nerfs, en contenant moins, seront moins rapidement envahis.

(1) Heurtaux, **Du cancroïde en général**, thèses de Paris, 1860.
(2) *Pathologie cellulaire.* Paris, ·861.

La couche dermique, par sa contiguïté avec l'épiderme, serait la plus propice à la propagation du cancroïde. M. Heurtaux fait observer avec raison que la clinique a montré que dans le cancroïde des lèvres, la tumeur s'étend plus rapidement en largeur; que la marche du cancroïde est lente tant qu'il n'a point dépassé le derme; une fois dépassé, il suit la couche du tissu cellulaire sousdermique, dans la direction des fibres musculaires du labial, ce qui fait qu'il se propage vers la commissure, à moins qu'il ne dépasse en hauteur le bord du muscle orbiculaire, auquel cas la propagation se fait dans une nouvelle direction, et qui est parallèle à la fibre musculaire des muscles qui viennent converger vers ce sphincter.

Le tissu musculaire est donc peu favorable à la propagation du cancroïde; il lui opposerait même une barrière s'il ne contenait, entre ses faisceaux, du tissu conjonctif qui, lui, se laisse malheureusement envahir. Cette résistance des muscles n'est cependant qu'un temps d'arrêt momentané, car le tissu cellulaire qui unit les fibres par suite de la marche continuellement envahissante du cancroïde étant altéré, la fibre musculaire, par la pression qui est exercée sur elle, s'atrophie. Elle subit en outre une altération régressive spéciale; elle se charge de gouttelettes huileuses.

La limite du cancroïde au sein des parties molles est rarement tranchée; la tumeur envoie au loin, dans le tissu cellulaire, des traînées profondes qui constituent autant de petits prolongements difficiles à reconnaître au toucher. Ces prolongements, qui pénètrent le tissu sain, sont, après l'ablation de ces tumeurs, la cause de leur récidive sur place.

La marche envahissante des tumeurs épithéliales ne se borne pas à la destruction des parties molles, les os eux-mêmes peuvent être plus ou moins altérés, et leur solidité est quelquefois compromise. Deux modes d'ac-

tion différents concourent isolément ou simultanément
à ce résultat. Ainsi, quand la lésion pénètre à l'intérieur
même de l'os, c'est généralement en suivant les tractus
de tissu conjonctif qui, du périoste, pénètrent l'os, que se
fait cette propagation. Pour la mâchoire inférieure, c'est
en suivant le tissu conjonctif des vaisseaux et nerfs
mentonniers que le cancroïde arrive jusque dans le canal
dentaire. Virchow (1) a cependant cru une fois avoir
constaté l'existence d'un cancroïde qui s'était développé
à l'intérieur du tibia, d'où il ne s'était échappé pour se
propager à l'extérieur que par une fracture de cet os à
son niveau. Le second mode de destruction des os par
un cancroïde consiste dans la pression exercée par la
tumeur; mais ce dernier mode, quoique incontestable, est
cependant de beaucoup le plus rare.

2° *Propagation ganglionnaire.* Toucher à l'altération
ganglionnaire des lymphatiques dans les cas de cancroïdes, c'est traiter en partie la question si controversée
de l'infection. On ne sera donc point étonné si nous
donnons un certain développement à cette partie importante de notre travail, qui ne peut être bien appréciée
que par l'examen des nombreux faits connus. Cette
question, diversement interprétée, paraît aujourd'hui
résolue, et cela dans un sens fâcheux pour les individus
affectés de tumeurs épithéliales. Nous verrons dans
l'examen des faits qu'il est encore difficile d'expliquer les
différences d'opinion qui existent dans les auteurs, et
comment aussi au début des études histologiques le
retentissement ganglionnaire était regardé comme l'exception.

M. Lebert qui, un des premiers en France, a étudié le
cancroïde comme affection distincte, puisque ses travaux

(1) Dupuy, *Du cancroïde ou cancer épithélial, surtout au point de
vue de la généralisation,* thèses de Paris, 1855.

datent de 1846 (1), considère comme rare le retentissement des tumeurs épithéliales dans les ganglions lymphatiques; il dit même ne l'avoir observé que six fois
sur 90 cas. Encore si l'on cherche l'opinion qu'il avait
émise dans ses premières publications, on constate qu'il
a un peu changé de manière de voir. Dans le principe,
n'ayant point rencontré le retentissement de ces tumeurs,
il a dû dire ce qu'il avait vu, et il pensa qu'à l'inverse du
cancer, le cancroïde ne se propageait point au système
ganglionnaire lymphatique. Cette opinion fut partagée
par la plupart des jeunes micrographes qui, après lui,
étudièrent le cancroïde, et pendant un certain temps, on
fut disposé à voir dans cette affection une lésion locale,
et qui devait toujours rester telle.

Mais cet heureux temps ne fut que de courte durée,
bientôt une étude plus approfondie des faits démontra
que les ganglions voisins, c'est-à-dire ceux où se ren-
daient les lymphatiques de la tumeur, pouvaient devenir
malades : mais ceux-là seulement. C'est ce que M. Lebert (2) formule dans la phrase suivante : « L'affection
» épidermique peut récidiver dans les ganglions qui sont
» en rapport avec la région, mais jamais ailleurs. » Plus
tard, il s'agit du cancroïde cutané, M. Lebert (3) s'exprime
encore ainsi : « Cette infection que nous venons de
» signaler et que nous avons décrite avec beaucoup de
» détails, est cependant tout à fait locale ; elle se fait par
» simple propagation, partant des tissus superficiels vers
» les tissus profonds, et ne dépassant pas la zone des
» ganglions lymphatiques les plus rapprochés. Jamais
» nous n'avons vu d'infection générale de l'économie
» dans les endroits éloignés du point de départ, comme
» dans le vrai cancer. » Je ne dirai point avec M. Vel-

(1) *Physiologie pathologique.* Paris, 1845.
(2) Lebert, *Bull. Soc. anat.*, 1851, t. XXVI, p. 152.
(3) *Traité des maladies cancéreuses.* Paris, 1851, p. 687.

peau (1) que cette seconde opinion est un pas rétrograde, je la considérerai au contraire comme un pas fait en avant. Se hâtant peut-être trop de conclure, M. Lebert avait vu en 1851 ce qu'il n'avait point constaté en 1846. Le même reproche peut être fait à une grande partie de ceux qui ont pris une part active au mouvement scientifique de cette époque.

M. Broca, en 1849 (2), dans un cas de cancroïde ulcéré de la lèvre, ayant constaté l'existence d'un engorgement de l'un des ganglions sous-maxillaires, comme c'était le premier fait venu à sa connaissance, se hâte de dire que cette adénite spécifique ne survient que dans des cas exceptionnels, infiniment rares. Plus tard, à l'occasion d'un malade mort dans le service de M. Ricord (3), ayant constaté dans un cancroïde de la verge l'existence d'un engorgement ganglionnaire, il regretta sa première proposition, et il admit que dans les cancroïdes de la lèvre et du gland, il n'est pas rare de voir les ganglions lymphatiques envahis par la production épithéliale, mais la cause lui en était inconnue. Cette seconde période constitue donc une seconde époque dans l'histoire anatomo-pathologique des tumeurs épithéliales.

Dans une troisième, qui représente à peu près l'état de nos connaissances actuelles, la question de propagation du cancroïde aux ganglions lymphatiques a fait un nouveau pas en avant, c'est-à-dire que nous en sommes revenus à l'idée des anciens, de Ledran qui admettait que le cancroïde pouvait rester indéfiniment local, mais qu'il pouvait retentir dans les ganglions, et même dans ceux éloignés du lieu où il avait pris naissance. M. Velpeau (4) a aussi établi que les tumeurs épithéliales

(1) Velpeau, *Bulletin de l'Acad. de méd.*, 1854, t. XX.
(2) Broca, thèses de Paris, 1849, p. 55.
(3) Broca, *Bull. de la Soc. anat.*, 1853, t. XXVIII, p. 380.
(4) Velpeau, *Bull. de l'Acad. de méd.*, t. XX, p. 170.

enlevées répullulent sur place dans les ganglions, et qu'elles infectent l'économie. En 1863, nous avons vu à la Société anatomique toute la chaîne ganglionnaire du cou, et même celle qui pénètre dans la poitrine, profondément envahies par l'altération épithéliale survenue à la suite d'un cancroïde de la lèvre.

Paget, qui ne partage point l'opinion émise par M. Lebert sur la fréquence de l'infection ganglionnaire, a donné une statistique de 42 observations de cancroïdes, et dans près de la moitié des cas, c'est-à-dire vingt fois, il a constaté cette infection. Nous n'avons point fait, pour notre compte, de statistique personnelle, mais nous en rapportant aux faits journellement observés dans les hôpitaux, nous ne pouvons que sanctionner la manière de voir de Paget. Dans la majorité des cancroïdes ulcérés, et par conséquent arrivés déjà à un certain volume, nous avons constaté l'altération ganglionnaire, et au moment où nous rédigeons cet article, nous en avons deux exemples remarquables sous les yeux. Ce n'est point donc sans un certain étonnement que nous avons vu M. Heurtaux (1) chercher à réfuter l'opinion de Paget, quoique cependant il finisse par dire que s'il ne tenait compte que de sa statistique personnelle, dans plus du tiers des cas il a constaté l'infection ganglionnaire.

Ce tiers, pour les cancroïdes déjà avancés dans leur évolution, nous paraît inférieur à la réalité. Si au début le cancroïde a moins de tendance que le cancer encéphaloïde à envahir le système ganglionnaire, il arrive un moment où ce retentissement est, je dirais presque volontiers la règle. M. le professeur Ch. Robin (2) explique cette grande facilité au retentissement ganglionnaire du cancroïde par l'étude même de l'histologie normale; il

(1) Thèses de Paris, 1860.
(2) Robin, *Dict. de Nysten*, 12ᵉ édit., 1865, art. EPITHÉLIOMA.

existe, dit-il, dans les ganglions lymphatiques sains de l'épithélium nucléaire et pavimenteux, il n'est point donc étonnant d'y trouver des troubles de nutrition, de développement et de reproduction de leur épithélium, quand celui de la région cutanée muqueuse ou glandulaire à laquelle ils correspondent est malade ; il s'étonne même que cette altération ne soit point plus constante.

L'altération ganglionnaire dans le cancroïde, à une période un peu avancée de son évolution, loin d'être rare, est donc un fait commun. Le plus souvent ce retentissement est borné aux ganglions de la région, mais il peut les dépasser et se propager au loin dans le chaînon ganglionnaire ; des faits nombreux mettent aujourd'hui cette proposition hors de doute.

Les engorgements ganglionnaires dans les cas de cancroïde sont de deux sortes : quelquefois l'augmentation de volume tient simplement à une irritation, à une inflammation du ganglion ; d'autres fois, au contraire, il existe une véritable dégénération. Ces deux sortes d'altérations ne sont point spéciales au cancroïde, elles peuvent même se rencontrer dans l'encéphaloïde. J'ai vu, pour mon compte, et M. Cruveilhier a cité dans le chapitre précédent (1) des tumeurs cancéreuses dans lesquelles les ganglions de la région n'étaient qu'enflammés et nullement dégénérés. Ces inflammations sont aussi très-communes à l'aisselle dans les cas de tumeurs hypertrophiques de la mamelle. Tout ganglion tuméfié dans les cas de cancroïde, ne devra donc point être regardé d'emblée comme dégénéré, c'est à la clinique qu'il faut s'adresser pour avoir la solution de ce problème, et il existe des symptômes qui permettent de distinguer ces deux variétés, qu'il importe au chirurgien de reconnaître, et une main exercée ne se trompe guère.

(1) Voyez tome V, page 259.

Quand il y a dégénération ganglionnaire, on a étudié avec soin les divers modes par lesquels elle pouvait s'opérer, et trois principaux ont été indiqués pour cette propagation. Le premier, qui avait été admis par M. Lebert, et a joui pendant longtemps d'une grande autorité, consiste dans l'absorption par les lymphatiques de la tumeur d'un blastème qui, une fois arrivé et déposé dans le ganglion, donnerait naissance à l'évolution successive de cellules épithéliales, et elles constitueraient au sein du ganglion une véritable génération de cellules épidermiques. Mais la théorie des blastèmes est aujourd'hui fortement attaquée en Allemagne par Virchow, quoiqu'elle réunisse encore en France un certain nombre d'adhérents ; de plus, elle ne peut guère être invoquée pour le cas particulier.

Le second mode a pour lui un certain nombre de bons observateurs : il consiste dans le transport direct par les lymphatiques des éléments épithéliaux tout formés. Mais, pour que ces éléments, déjà d'un assez gros volume, puissent pénétrer dans les radicules lymphatiques, il est nécessaire que ces canaux aient été érodés, c'est ce qui a été admis. Cette opinion de la circulation possible d'un corps étranger dans les vaisseaux lymphatiques, a trouvé un appui dans les observations de Æsterlin, qui aurait constaté le transport de matériaux solides dans les ganglions. M. Follin (1) a montré, à la Société de biologie, chez des individus tatoués, du vermillon et du bleu de Prusse dans les ganglions de l'aisselle.

Le troisième mode, qui nous paraît être aujourd'hui adopté par M. Robin, consiste, comme nous l'avons dit plus haut, dans l'altération des cellules ganglionnaires. Il expliquerait alors la fréquence possible de leur engorgement dans le cancroïde.

---

(1) Follin, *Soc. de biologie*, 1ʳᵉ série, t. Iᵉʳ, p. 79.

Si maintenant, au point de vue de l'anatomie pathologique, on étudie la marche de l'altération ganglionnaire,
en prenant pour exemple les ganglions sous-maxillaires,
qui sont les plus faciles à voir et qui sont aussi le plus
souvent affectés, on constate qu'il existe, pour l'altération des ganglions, une différence clinique entre celle qui
coïncide avec un cancroïde primitif ou un cancroïde récidivé. Outre que l'altération ganglionnaire est beaucoup
plus fréquente dans ce dernier, j'ai souvent entendu dire
à M. Nélaton, et j'ai pu moi-même vérifier que les altérations ganglionnaires primitives restaient plus longtemps
isolées ; que le ganglion mobile adhérait moins rapidement à l'os que dans les cancroïdes secondaires.

Les adénites secondaires, que je qualifierais volontiers
de tardives, s'observent souvent avec une récidive sur place
du cancroïde ; mais on les constate aussi quelquefois longtemps après l'ablation du cancroïde primitif, et lorsque
ce dernier est complétement guéri. J'en ai un exemple
sous les yeux, au moment où je rédige cette description ;
il s'agit d'un cancroïde de la lèvre inférieure qui a été
enlevé : la réunion a eu lieu par première intention ; la
cicatrice est aujourd'hui normale, mais il existe sous la
mâchoire des ganglions qui adhèrent intimement au
maxillaire inférieur.

La dégénération ganglionnaire, qu'elle soit primitive
ou secondaire, peut se présenter sous plusieurs aspects,
qu'il importe de reconnaître, car ils pourraient devenir la
source d'erreurs. Toujours le volume des ganglions est
notablement augmenté ; mais ils sont tantôt durs, denses,
infiltrés de lamelles épithéliales qui en produisent l'adhérence aux os. Tantôt, au contraire, au centre du ganglion
il se produit un ramollissement, une véritable inflammation, un abcès ; le ganglion finirait même, par suite de
son adhérence à la peau, par s'ouvrir de lui-même, si le
chirurgien n'intervenait point à l'aide du bistouri. Le

liquide de la masse morbide offre des qualités diverses :
tantôt il est d'un aspect phlegmoneux ; d'autrefois, il est
plus liquide, séreux, et ressemble en quelque sorte à un
kyste.

Dans le premier cas on pourrait être tenté de voir dans
cette lésion une simple adénite inflammatoire arrivée
à suppuration. Mais presque toujours, alors, il s'agit
d'une véritable infection ganglionnaire. Quand le foyer a
a été détergé, on observe quelquefois une diminution très-
considérable de la tumeur, mais on constate que sa base
ne se fond point, que son adhérence à l'os est toujours
aussi intime, et l'on ne tarde point à voir la masse morbide
grossir, suivre son évolution fatale.

§ 7. — Infection, généralisation viscérale du cancroïde.

Des opinions bien diverses se sont produites quand il
s'est agi de déterminer si le cancroïde était susceptible de
se généraliser, d'infecter l'économie. Voyons ce que l'anatomie pathologique et les faits nous montrent à cet égard.
Au début de la séparation du cancroïde des tumeurs
cancéreuses proprement dites, à l'époque de l'*hétéromorphie*, la généralisation des tumeurs épithéliales ne fut
point admise et cela se comprend : les jeunes chirurgiens
qui s'occupaient histologiquement de la question, ne
l'avaient point observée.

M. Lebert (1), à l'occasion d'un ulcère épithélial du
talon, qui avait pénétré jusque dans le calcanéum et avait
nécessité l'amputation de la jambe, s'exprimait ainsi :
» Les affections épidermiques vont souvent très-loin dans
» l'épaisseur des os ; elles envahissent de proche en
» proche, sans cesser pour cela de rester des maladies
» locales » ; et plus loin, il dit encore : « elle fait des rava-
» ges localement, mais elle ne se généralise jamais. »

(1) Lebert, *Bull. de la Soc. anat.*, 1849, t. XXIV, p. 76.

Il est difficile d'émettre une proposition plus radicale; du reste, en recherchant les autres publications de ce médecin distingué, et le mémoire lu, en 1850, à la Société de chirurgie, rapport de M. Monod (1), l'opinion précédente est reproduite avec la même vigueur. Plus tard, en 1851, M. Lebert (2) (il s'agit toujours de tumeurs des lèvres), s'exprimait ainsi : « Dans ces cancroïdes, la mort » peut être causée par une extension locale du mal, mais » jamais par l'infection de toute l'économie, comme dans » le cancer véritable. » Dans son *Traité des maladies cancéreuses*, M. Lebert formule encore cette idée de la même manière.

M. Broca (3) dit aussi : « Il y a plus de neuf années que » la structure du cancroïde est connue, et que les adver- » saires du microscope n'ont pu trouver une seule obser- » vation de cancroïde généralisé. » Un an plus tard, rendant compte d'un travail de M. Oscar Heyfelder, intitulé : *De la nature du cancroïde* (4), il insiste encore sur la tendance locale du cancroïde, sa récidive ne se faisant que par continuation, c'est-à-dire dans la sphère d'action locale de la tumeur primitive, et il termine son travail par cette proposition, qui était le résumé de sa pensée : le *cancroïde est une tumeur*, le *cancer est une maladie.*

Si l'opinion des micrographes était, dès le début, de considérer le cancroïde comme une maladie locale, les chirurgiens ne pouvaient eux, dès cette époque, partager cette manière de voir : quelques-uns l'ont combattue avec autorité, tout en reconnaissant cependant comme Ledran que certains cancers pouvaient rester longtemps sta-

---

(1) Monod, *Bull. de la Soc. de chir.*, 1850, t. I, p. 734.
(2) Lebert, *Bull. de la Soc. anat.*, 1851, t. XXVI, p. 152.
(3) Broca, *Bull. de la Soc. anat.*, 1858, t. XXVIII, p. 380.
(4) Broca, *Bull. de la Soc. de chir.*, t. V, p. 82.

tionnaires. M. Michon (1) n'hésite point à regarder les tumeurs épithéliales comme de véritables cancers.

M. Velpeau, dans la discussion qui eut lieu, en 1854, au sein de l'Académie de médecine, s'éleva avec force contre l'opinion de ceux qui voulaient faire du cancroïde une affection toujours locale, toujours bénigne. Il produisit, dans son argumentation, non-seulement des faits de retentissement ganglionnaire, mais même de généralisation, dont les uns lui étaient personnels, et les autres étaient empruntés à des micrographes distingués, à Virchow en particulier. M. Velpeau chercha à établir (2) que les tumeurs épithéliales pouvaient se reproduire sur place, dans les tissus voisins, les ganglions, les viscères et même les os ; et il ajoute : « *d'après cela, quelle raison* » *aurions-nous de les distraire de la classe des cancers ? je* » *concède aisément que vous en fassiez un cancer épithélial;* » *rien de mieux, pourvu que vous lui laissiez le nom de cancer.* » Plus loin (3), il revient encore sur la même idée, qui fut acceptée par la plupart des membres de l'Académie de médecine : il n'eut guère d'autres adversaires, si j'en excepte la presse, que Alph. Robert. Comme, à cette époque, la doctrine de l'hétéromorphie était dans toute sa force, on objectait à M. Velpeau qu'il n'avait point distingué les vrais cancers avec leurs cellules particulières, des *faux cancers*. Mais cette objection a, aujourd'hui, beaucoup perdu de sa valeur, et, si elle pouvait être adressée au chirurgien de l'hôpital de la Charité, elle tombait devant Virchow, dont il rapportait les faits, avec pièces à l'appui, qui sont déposées dans le Musée Dupuytren.

On est donc aujourd'hui forcé d'admettre que le cancroïde peut retentir dans l'économie entière, entraîner un

(1) Michon, thèse de concours, 1848.
(2) Velpeau, *Bull. de l'Acad. de méd.*, 1854, t. XX, p. 34.
(3) Page 169.

état caractéristique qu'il est difficile de différencier de la cachexie occasionnée par un squirrhe ou une tumeur encéphaloïde, mais cet état est l'exception, et cela suffirait cliniquement pour établir une différence entre ces deux ordres de tumeurs. Ce qui explique localement la gravité du retentissement ganglionnaire, c'est précisément le siége spécial des ganglions, toujours en rapport avec les organes importants au maintien de la vie.

En résumé donc l'infection viscérale, qui est la règle dans le cancer, est l'exception dans le cancroïde. M. Heurtaux (1) en a rapporté huit exemples, qui représentent encore à peu près l'état actuel de nos connaissances sur ce sujet. Le plus ancien en date est rapporté par Paget (2) : il s'agit d'un malade qui, à la suite de l'ablation d'un cancroïde de l'œil, a eu une généralisation de cette tumeur dans la pointe du ventricule droit et dans la cloison du cœur. Virchow adressa à M. Velpeau, pour la discussion académique (3), trois observations de cancroïdes généralisés dans les viscères, et, pour l'une d'elles, l'infection s'était faite dans le poumon, la cinquième et huitième côte, le foie et les reins. M. Dupuy (4) rapporte également une observation due à Bamberger, dans laquelle la généralisation s'était faite dans le foie, le cœur, les poumons et les côtes. M. Ollier (5) cite deux observations de cancroïdes généralisés, dont une lui est personnelle et l'autre est due à M. Desgranges. Enfin M. Topinard (6) a observé, dans le service de M. le professeur Denonvilliers, un cancroïde

(1) Thèses de Paris, 1860.
(2) Paget, article CANCER ÉPITHÉLIAL, 1853, t. II, p. 449.
(3) Virchow, *Gaz. méd. de Paris*, 1855, p. 208.
(4) Dupuy, thèse de Paris, 1855, p. 36.
(5) Ollier, *Recherches sur la structure intime des tumeurs cancéreuses*, thèse de Montpellier, 1856, p. 79.
(6) Topinard. *Bull. de la Soc. anat.*, 1856, 2° série, t. I, p. 96.

du rectum qui s'est généralisé dans les poumons et les plèvres.

§ 8. — Phlegmasies et gangrène du cancroïde.

Le cancroïde est principalement formé par un agglomération de cellules épithéliales qui s'infiltrent au loin, et particulièrement, comme nous l'avons dit plus haut, dans la direction du tissu cellulaire et des vaisseaux. A une certaine période de son évolution, il n'est point rare de voir le système artériel capillaire prendre dans la tumeur un développement considérable, et alors des *congestions* plus ou moins intenses se produisent dans le *néoplasme*. Ces excès de vascularisation déterminent le plus souvent une accélération dans la marche de ces tumeurs, et quand il s'agit de ganglions, c'est dans ces cas surtout qu'on les voit s'abcéder, et que leur ouverture donne issue à un pus quelquefois franchement phlegmoneux. Mais pour notre compte, nous n'avons jamais vu ce surcroît d'inflammation déterminer la mortification complète de la masse morbide.

La gangrène des tumeurs épithéliales a cependant été souvent signalée et surtout pour celles qui siégent sur les muqueuses. Elle est quelquefois très-limitée, d'autrefois, elle est très-étendue au point de comprendre la plus grande partie du *néoplasme*, mais elle ne l'envahit jamais en totalité, car alors elle pourrait être un moyen thérapeutique. Comment expliquer cette mortification ? L'anatomie pathologique nous en rend un compte assez satisfaisant, et montre suffisamment que si l'on abandonne ces tumeurs à leur marche progressive, à un moment donné, ce phénomène devra s'observer.

En effet, par suite de l'agglomération des cellules épithéliales le long des parois artérielles, ces vaisseaux ne sont point perforés, comme cela s'observe dans l'encéphaloïde pour les veines, mais leur cavité diminue de diamètre par suite de la pression exercée par le néoplasme, et cette diminution graduellement peut aller jusqu'à la disparition de la lumière du vaisseau. Si ce travail atrophique se produit sur un grand nombre de capillaires, il est facile de comprendre, que la portion de tumeurs à laquelle ils allaient se distribuer étant privée de vascularité, finit par se mortifier et une partie de la masse morbide se trouve ainsi éliminée, mais dans la partie seulement dont le système circulatoire a été ainsi profondement modifié. Il a été présenté à la société de chirurgie des tumeurs épithéliales volumineuses de la langue qui sont ainsi tombées, laissant au-dessous d'elles une large surface d'ulcération. Si on examine avec soin cette ulcération, l'on constate qu'il existe une induration notable des tissus qui la forment, et que l'affection morbide se continue au-dessous. En résumé donc, la mortification des tumeurs épithéliales peut se produire par deux mécanismes, tantôt elle résulte d'une inflammation intense ; tantôt, au contraire, d'une absence complète de circulation, par suite de destruction atrophique des vaisseaux.

DEUXIÈME ORDRE.

Des tumeurs fibro-plastiques.

Nous avons vu dans l'article précédent, qu'il existait un certain nombre de tumeurs cutanées, qui avaient été confondues avec le cancer, auquel elles appartiennent bien en réalité, mais dont elles constituent cependant une variété ; qui a motivé leur dénomination de tumeurs *épithéliales*, de *cancroïde*. Dans ce même groupe de tumeurs cancéreuses telles qu'on les comprenait autrefois. M. Lebert (1), le premier a cherché à établir anatomiquement

(1) Lebert, *Physiologie pathologique*, Paris, 1845, t. II, p. 120. — *Bull. de la Soc. de chir.*, t. III, p. 248 et suiv. — *Traité d'anatomie pathologique générale*, Paris, 1855, in-folio, t. I, p. 177.

une troisième subdivision ; et c'est d'elle que nous devons nous occuper.

M. Lebert a montré qu'un certain nombre de tumeurs auxquelles il a donné le nom de *fibro-plastiques*, n'étaient comme le cancroïde qu'un *pseudo-cancer*, c'est-à-dire qu'elles pouvaient récidiver sur place, mais qu'elles avaient peu de tendance à infecter l'économie. Ce sont ces deux grands caractères, la récidive et l'infection, qui les avait fait autrefois comprendre dans la grande classe des cancers, de laquelle des tentatives heureuses, après une lutte énergique, ont permis d'en faire avec juste raison, au moins une variété spéciale de cancer, moins redoutable que l'encéphaloïde. Ce qui, au début des études histologiques a surtout motivé, en France, cette séparation des tumeurs fibro-plastiques des autres tumeurs cancéreuses, c'est la doctrine de l'*hétéromorphie* aujourd'hui généralement abandonnée. Les tumeurs fibro-plastiques, à cause de la nature de leurs éléments, avaient été décrites comme le cancroïde parmi les tumeurs à éléments *homœomorphes*.

§ 1er. — Définition.

Nous désignerons sous le nom de tumeurs *fibro-plastiques*, des *néoplasmes* morbides, formés d'éléments anatomiques analogues à ceux que l'on rencontre en abondance dans le tissu de l'embryon, et plus tard dans les cicatrices. Ces néoplasmes ont encore été désignés sous le nom d'*Embrio-plastiques*, parce que chez l'embryon ils donnent naissance aux organes dont ils ne sont que les rudiments ; dans les cicatrices, ils sont susceptibles de se transformer en tissu conjonctif. A l'état pathologique, ces mêmes éléments, au lieu de suivre l'évolution embryonnaire, forment par leur agglomération des tumeurs qui ont une tendance continuellement envahissante, et qui ne peuvent jusqu'à présent au moins disparaître spontanément.

C'est à cette variété de tumeur que Abernethy avait donné le nom de *Sarcome*, déstiné à rappeler l'analogie d'aspect qu'elles ont avec la chair. Mais cette dénomination avait aussi été appliquée à beaucoup d'autres tumeurs, essentiellement différentes de celles que nous décrivons, et sous ce rapport elle mérite l'oubli dans lequel elle est tombée.

§ 2. — Variétés de tumeurs fibro-plastiques.

Les tumeurs fibro-plastiques ayant des éléments anatomiques caractéristiques que nous décrirons plus loin, il est intéressant de constater, que ces mêmes éléments ont été retrouvés dans trois formes de tumeurs, qui présentent entr'elles de notables différences sous le rapport de leur formation, de leur pronostic et de leur traitement. Cette triple différence a permis à M. Lebert d'établir trois variétés spéciales de fibro-plastiques, à savoir : 1° le fibro-plastique *d'origine inflammatoire*, 2° celui qui se rencontre dans la plupart des *hypertrophies*, 3° celui qui a une formation *autogène essentiel*.

Cette similitude d'éléments histologiques pouvant cependant coexister avec des modifications profondes dans l'évolution, ainsi que dans la marche de ces tumeurs, n'est pas le point le moins intéressant de leur histoire. La plupart des chirurgiens se basant précisément sur cette homogénéité d'éléments constituants des tumeurs qui, cliniquement, devaient avoir une marche si différente, se sont divisés. Les uns ont refusé d'admettre la séparation proposée par M. Lebert, et ont continué à considérer les tumeurs fibro-plastiques comme de véritables cancers. Les autres, heureux d'entrevoir la possibilité de la curabilité par une opération d'une tumeur réputée incurable, ont accepté avec bonheur cette séparation des tumeurs fibro-plastiques des autres tu-

meurs cancéreuses. Si l'on veut se faire une juste idée
de la division qui existait à cette époque parmi les
chirurgiens, on lira avec intérêt la discussion qui a eu
lieu au sein de la Société de chirurgie (1), et plus tard
à l'Académie de médecine (2).

Les deux premières variétés, le tissu fibro-plastique
d'origine *inflammatoire*, et celui qui se rencontre dans les
diverses *hypertrophies*, pourraient être confondues en une
seule; car elles reconnaissent toutes les deux une hypé-
rémie, un excès de nutrition. Cliniquement, ces deux
variétés ont encore une grande ressemblance, c'est la
tendance prononcée que ces éléments histologiques ont à
la transformation fibroïde définitive. Par suite de cette
propriété, la saillie que forment ces tumeurs, diminue,
l'inverse s'observe, au contraire, dans la troisième variété,
le tissu fibro-plastique *autogène*, *essentiel*. Les tumeurs
qui en résultent ont une tendance continuelle à un
accroissement indéfini si la chirurgie n'intervient pas.

§ 3. — Forme et volume.

Les tumeurs fibro-plastiques sont généralement arrondies, globuleuses et lisses à leur surface; d'autres fois,
ce qui est plus rare, elles sont lobulées, et se rapprochent
alors, pour la forme, de certaines tumeurs fibreuses dont
elles se distinguent cependant par la densité moindre.
Mais si un obstacle s'oppose à leur développement dans
un sens quelconque, comme cela se voit pour certaines
tumeurs fibro-plastiques de la dure-mère, elles peuvent
quelquefois être aplaties, et même prendre des formes
plus ou moins bizarres. Comme on le voit, malgré que
ces tumeurs aient une tendance prononcée à avoir une
forme ovoïde, qui est un de leur caractère important,

(1) *Bull. de la Soc. de chir.*, t, III, p. 375 et suiv.
(2) *Bull. de l'Acad. de méd.*, t. XX.

elles sont quelquefois cependant influencées par la disposition des organes voisins.

Le volume des tumeurs fibro-plastiques est des plus
variables ; mais on peut établir en principe qu'à l'exception
de certaines tumeurs hypertrophiques, il n'y a peut-être
pas de productions morbides qui soient capables d'acquérir des dimensions aussi considérables, surtout quand
leur siége est aux membres et particulièrement aux
inférieurs. Ce volume est quelquefois tel, qu'il devient
par lui-même un obstacle à leur ablation ; il sert aussi
dans les cas embarrassants de diagnostic d'avec les tumeurs cancéreuses, qui tuent généralement avant que
d'atteindre les proportions considérables que présentent
certaines tumeurs fibro-plastiques.

§ 4. — Consistance.

La consistance des tumeurs fibro-plastiques présente
quelques variations qui ne me paraissent point tenir à
la période d'évolution à laquelle on les examine ; car
quelque soit leur volume, si elles n'ont point subi d'altérations préalables, elles sont fermes, élastiques, ce qui
est le plus ordinaire, ou bien elles sont molles, et dans
certains points même comme fluctuantes. Dans cette
dernière condition, elles peuvent donner lieu à des erreurs de diagnostic. Les tumeurs de cette nature qui
prêtent le mieux à cette erreur, sont celles qui occupent
les gaînes tendineuses ou qui proviennent de fongosités
articulaires. Il faut même, dans cette dernière variété de
fibro-plastique, être bien prévenu de la possibilité de
l'erreur pour l'éviter.

§ 5. — Siége et mobilité.

Un caractère très-important des tumeurs fibro-plastiques se tire de leur mobilité ; en effet, la plupart mêmes
lorsqu'elles sont volumineuses, sont généralement assez

mobiles sur les organes voisins. Cette mobilité qui ne se rencontre guère à ce degré dans les tumeurs cancéreuses, peut s'expliquer de deux manières : 1° par le siége même des tumeurs fibro-plastiques; 2° par leur mode de développement.

Les tumeurs fibro-plastiques se développent dans les cicatrices où elles constituent les keloïdes qui, arrivées à une certaine période, peuvent rester stationnaires, et même disparaître par la transformation probable des éléments fusiformes en tissu conjonctif. Le siége le plus ordinaire est dans le tissu cellulaire superficiel ou profond des membres, sur les aponévroses d'enveloppe, et même d'insertion, comme cela a été observé pour celles des muscles de l'abdomen, dans les gaînes tendineuses, les synoviales articulaires dans les os. Il arrive même, quelquefois, qu'elles se développent sur un processus hypertrophique. J'ai enlevé, cette année, à l'hôpital des Cliniques, dans le service de M. Nélaton, une de ces tumeurs qui s'était développée au centre d'une hypertrophie mammaire.

Lorsque les tumeurs fibro-plastiques ont pris naissance dans le tissu cellulaire qui est leur siége le plus habituel, comme même à une période avancée de leur évolution, elles ont peu de tendance à contracter des adhérences avec les parties environnantes; elles conservent, comme nous l'avons dit plus haut, sur ces dernières, une grande mobilité. A la partie interne de la cuisse, où ces tumeurs fibro-plastiques du tissu cellulaire intermusculaire sont assez communes, elles sont généralement, quoique sous-aponévrotiques, très-mobiles, même lorsqu'elles ont acquis un gros volume. C'est au moins ce que j'ai constaté, et ce qui m'a permis en outre de diagnostiquer leur nature. M. H. Larrey en a présenté à la Société de chirurgie un exemple remarquable, et le musée Dupuytren, nos 49 et 50, maladies de la peau et du tissu cellulaire, contient la représentation en cire d'une de ces tumeurs de la cuisse, enlevée par M. Velpeau, et qui avait acquis des dimensions prodigieuses. La mobilité qui résulte de leur siége est donc une condition très-favorable de ces grosses tumeurs, car elle en rend possible l'extirpation.

A la fin de l'année dérnière, vers le mois de décembre, M. Nélaton a enlevé à l'hôpital des Cliniques une tumeur fibro-plastique de la région postérieure de la jambe, qui était située sous les muscles de la couche superficielle. Cette tumeur qui avait acquis un volume considérale, et égalait presque celui de deux têtes d'adultes, avait refoulé et distendu à sa surface les muscles soléaires et jumeaux, profondément elle avait écarté les muscles de cette couche, déprimé le ligament interosseux, et un de ses lobes avait pu même pénétrer entre les deux os et arriver à la partie antérieure de la jambe. Malgré ces énormes désordres, la tumeur mise à nu a pu être énuclée, et le malade, aujourd'hui guéri de la plaie qu'a nécessité une pareille tumeur, conserve l'intégrité des mouvements de sa jambe. Il est certain qu'un squirrhe ou un encéphaloïde, n'aurait point permis de réaliser une pareille opération, et aurait nécessité le sacrifice du membre.

Indépendamment du siége anatomique, ce qui favorise encore la mobilité des tumeurs fibro-plastiques, comme l'a très-bien établi M. Lebert (1), c'est qu'à l'exception de celles du périoste, elles sont généralement entourées d'une enveloppe fibro-celluleuse qui les délimite.

Il est un certain nombre de tumeurs fibro-plastiques qui présentent une fixité quelquefois remarquable, ce sont celles qui prennent naissance sur les aponévroses ou sur le périoste. Les premières, malgré leur fixité, ont généralement une consistance médiocre. Les tumeurs

_____
(1) *Bull. de la Société de chirurgie*, t. III.

fibro-plastiques des os peuvent naître de l'intérieur de
l'os même, ou bien, ce qui est plus commun, du périoste.
Ces dernières, en même temps qu'elles sont très-fixes,
ont une consistance des plus remarquables ; il semble qu'à
toutes les périodes de leur évolution ces tumeurs fassent
corps avec l'os. Souvent même des stalactites osseuses
les traversent et en augmentent à la fois la consistance et
la fixité ; mais ici la fixité paraît plutôt dépendre de la
propriété du périoste que de la tumeur elle-même. Je
crois donc que d'une façon très-générale l'on peut dire
que la mobilité est le propre des tumeurs fibro-plastiques.
L'os recouvert du produit morbide dans cette variété, au
lieu de diminuer de résistance, augmente souvent de
volume et de densité ; il se fait à son intérieur un véritable
travail d'hypérostose et d'éburnation qui en augmente
la résistance, aussi dans ces cas on ne constate point de
fractures.

Lorsqu'une tumeur fibro-plastique a pris naissance à
l'intérieur d'un os, elle le dilate en ampoule, elle atrophie
le tissu osseux par compression, et, quand il s'agit du
corps d'un os long, à l'inverse des fibro-plastiques du
périoste, l'os acquiert, comme dans le cas de cancer téré-
brant, une grande fragilité. Si la lésion occupe l'épiphyse,
la dilatation ampullaire qui renferme le produit morbide
peut quelquefois acquérir des proportions considérables,
et constitue une variété de tumeurs, que l'on a désignées
autrefois sous le nom de *spina-ventosa*. Mais il est bon
nombre de ces tumeurs, ainsi qualifiées, qui sont formées
par des éléments particuliers, que l'on a nommées, dans
ces dernières années, sous le nom de *myéloplaxes*, et dans
lesquels l'élément fibro-plastique n'entre plus que comme
élément tout à fait accessoire.

§ 6. — Caractères anatomiques.

J'étudierai d'abord l'aspect que présentent ces tumeurs

à l'œil nu, après quoi je décrirai les éléments anatomiques, que le microscope a relevés dans leur structure intime.

Nous avons déjà dit que ces tumeurs jouissaient ordinairement d'une grande mobilité ; elle s'explique assez bien par la présence d'une enveloppe fibro-celluleuse qui les délimite, quelquefois même, entre cette enveloppe et la tumeur, on constate l'existence d'une mince couche de liquide. L'isolement des tumeurs fibro-plastiques fait que quand elles arrivent au contact de la peau, cette dernière reste souvent mobile à leur surface, même lorsqu'elle est déjà fortement colorée et amincie ; et, si une ulcération se produit, comme il n'y a point d'adhérence intime de la tumeur, elle est le résultat d'une distension considérable, elle constitue une ulcération atrophique. A cette période, il est quelquefois même possible de constater, à travers l'ulcération, la couche fibro-celluleuse, qui n'est point encore détruite et recouvre la tumeur ; mais, à son tour, elle ne tarde pas à subir le même sort que la peau et s'ulcère. Tels sont les phénomènes de physiologie pathologique qui accompagnent le développement de ces tumeurs.

Si, après avoir enlevé une tumeur fibro-plastique, on vient à la diviser, on constate qu'elle présente des caractères qui, à un œil exercé, seront le plus souvent suffisants pour permettre d'en préciser d'une manière exacte la nature. La résistance de ces tumeurs à l'action du bistouri est loin d'être toujours identique : tantôt elles sont dures, elles crient sous le scalpel presque comme les tumeurs fibreuses ; tantôt, au contraire, elles se laissent facilement traverser et s'écrasent. Ces deux variétés de tumeurs fibro-plastiques sont la reproduction des deux variétés types du cancer, à savoir : le squirrhe et l'encéphaloïde. Comme dans ces deux variétés de cancer, ce qui constitue la différence fondamentale que je viens de signaler, c'est la présence, dans la structure intime des tumeurs fibro-plastiques, d'un suc plus ou moins abondant, coïncidant avec une plus grande vascularisation. Nous verrons en outre que les éléments corpusculaires, que nous révèle l'examen histologique, offrent aussi, comme dans le cancer, de légères différences.

Peut-on considérer ces deux états des tumeurs fibro-plastiques comme deux périodes distinctes, dans leur évolution, correspondant à l'état de crudité et de ramollissement du tubercule? C'est ce qui a été admis par quelques auteurs; mais il nous a paru, d'après les faits nombreux que nous avons examinés, que les choses ne se passaient point ainsi. Nous avons vu des tumeurs fibro-plastiques peu volumineuses, peu avancées dans leur évolution, être molles et appartenir à la seconde variété, de même que les tumeurs encéphaloïdes, dès leur début, si petites qu'elles soient, sont ramollies. Nous serions donc tentés d'admettre que cette différence de consistance trouvé sa raison d'être, dès l'apparition de la tumeur, dans une différence de structure intime, ou, pour être plus exact, dans une proportion différente d'éléments liquides et solides, qui devra exercer une certaine influence sur la marche future de cette affection.

Quand on examine une tumeur appartenant à la variété que j'ai qualifiée de dure, voici ce que l'œil nu montre à un observateur attentif : on constate qu'elle est formée d'une masse homogène, d'un jaune pâle, tirant même quelquefois sur le blanc et qui, à la consistance près, qui est moindre, rappelle assez bien l'aspect des tumeurs fibreuses. On peut même distinguer quelquefois dans la masse un certain nombre de faisceaux de tissu fibreux. Le tout est imprégné d'une substance gélatineuse transparente, d'autres fois jaunâtre. La vascularité est peu considérable, plus marquée cependant que celle des tumeurs fibreuses.

Si l'on examine une tumeur appartenant à la seconde

variété, la consistance étant moindre, en même temps
que l'on constate dans la masse morbide l'existence des
éléments précédents, on trouve qu'elle est imprégnée
d'un liquide plus abondant, et pénétrée d'une vascularisation qui, dans certains points, se présente sous la forme
de pinceaux de capillaires, assez fins, et qui donnent au
produit morbide une coloration rosée. Dans les endroits
où l'arborisation est moindre, la tumeur prend l'aspect
charnu. Par suite de cette extrême vascularisation et de
l'altération du bourgeonnement des capillaires, il se produit quelquefois, au centre de ces tumeurs, dans des points
isolés, des épanchements sanguins qui en augmentent
rapidement le volume.

Ces foyers hémorrhagiques présentent ici la même
marche que dans les autres tissus; ils peuvent devenir
l'origine de véritables kystes, et la fibrine décolorée
donne, à certaines parties de la tumeur, un aspect caractéristique jaune fauve, qui rappelle assez bien celui du
tubercule cru, ce qui lui a fait donner le nom de *phyma-
toïde*. Ces masses phymatoïdes sont dues à un *processus
regressif*, produit par une altération graisseuse des cellules, et elles ont la plus grande ressemblance avec
celles que l'on trouve souvent dans le cancer encéphaloïde.

Outre les aspects précédents, on trouve quelquefois,
dans les tumeurs fibro-plastiques, des concrétions calcaires, produites par des dépôts phosphatiques, qu'il ne
faut point confondre avec les ossifications véritables que
l'on trouve dans les tumeurs qui ont pris naissance dans
le périoste. Ces dépôts calcaires ont paru, à M. Lebert,
être le plus souvent le résultat d'une hémorrhagie. Ils me
paraîtraient plutôt résulter de l'altération du tissu fibreux
qui constitue la trame de ces tumeurs, et l'on sait, en
effet, que ces dépôts sont, le plus souvent, le résultat de
l'altération ultime de ce tissu.

A l'intérieur de ces tumeurs, qu'elles appartiennent à la variété dure ou molle, nous avons déjà dit qu'il s'y développait souvent des kystes, qui pouvaient acquérir des dimensions quelquefois très-considérables. Leur siége anatomique est toujours le même, la trame celluleuse; mais, relativement à la masse morbide, ils en occupent le centre ou la périphérie, ce qui les a fait distinguer en superficiels ou profonds. Ils sont souvent multiples, et quand une de ces tumeurs prend subitement un accroissement rapide, insolite, c'est à leur présence que l'on doit l'attribuer. Le liquide que ces kystes renferment est des plus variables; tantôt, c'est un liquide séreux, jaunâtre, mais, le plus souvent, il est mélangé à une certaine quantité de sang, qui le colore en rouge plus ou moins foncé ; il peut même être de couleur lie de vin. D'autres fois, en même temps qu'il est jaunâtre, il est visqueux : c'est qu'il renferme alors une certaine proportion de matière colloïde amorphe qui complique la plupart des tumeurs.

L'examen histologique des tumeurs fibro-plastiques a démontré qu'elles étaient composées d'une trame de tissu conjonctif, variable en proportion, et c'est à elle qu'est due principalement la différence de consistance que nous avons déjà signalée plus haut. Les éléments corpusculaires, dans certaines tumeurs qui ont une grande densité, ne constituent réllement qu'une partie accessoire de la masse morbide.

Les cellules que décèle le microscope sont de plusieurs ordres : elles sont arrondies ou ovoïdes , d'autres fois allongées et même irrégulières. Plus ces cellules sont jeunes, moins elles sont volumineuses, et leur membrane d'enveloppe est alors accolée au noyau, qui a une dimension moyenne de 1/100e à 1/60e de millimètre. M. Lebert a constaté que dans certaines cellules, qu'il a désignées sous le nom de *cellules-mères*, il pouvait exister un grand nombre de noyaux; mais alors chacun d'eux est plus

petit que dans les cellules à un seul noyau. Au centre de
ces noyaux existe de un à deux nucléoles généralement
petits. Entre ces cellules existe un grand nombre de corps
allongés dits, pour cette raison, *corps fusiformes*, qui se
terminent par une extrémité effilée unique ou bifide,
ayant environ une longueur de 1/130ᵉ de millimètre, et
renfermant, dans leur paroi, un noyau également muni de
de son nucléole. En outre, il existe toujours, dans ces
tumeurs, un certain nombre de noyaux libres, et leur
proportion est d'autant plus considérable que la masse
est plus molle; que, par conséquent, la trame est moins
évidente. Tous ces éléments corpusculaires ne se trouvent
donc point toujours combinés en égale proportion dans
ces tumeurs. Les unes les contiennent tous, tandis que
d'autres sont presque uniquement formées de noyaux ou
de corps fusiformes. Les premières constituent la variété
dite *nucléaire*, ce sont aussi les tumeurs les plus vasculaires, les plus molles, celles pour lesquelles la récidive
est le plus à craindre.

L'existence d'un réseau artériel dans ces tumeurs est
incontestable, puisque nous avons déjà dit que c'est à sa
présence qu'est due la couleur rosée qu'elles présentent
quelquefois. Il était intéressant de rechercher ce que deviennent les veines, si dans la variété de fibro-plastique
nucléaire, elles se laissaient défoncer, envahir, comme
cela a été observé et est même la règle pour l'encéphaloïde.
Il nous a paru, au contraire, que dans cette variété de tumeur, les parois veineuses résistaient à la destruction, et
que le *néoplasme* ne pénétrait point dans leur intérieur.
On constate aussi dans les tumeurs fibro-plastiques l'existence d'un certain nombre de granules en suspension au
sein d'une matière amorphe. Les éléments graisseux libres
y sont très-rares, à moins que ces tumeurs ne soient à la
période regressive.

§ 6. — Du suc.

Existe-t-il un suc dans les tumeurs fibro-plastiques? Cela est incontestable, mais de même que suivant que ces tu-meurs appartiennent à la variété molle ou dure, il y a une différence dans la quantité et la nature des éléments cor-pusculaires, de même aussi le suc est en proportion plus considérable dans les tumeurs molles que dans les tumeurs dures. Ce qu'il importe de constater c'est que quelles que soient sa quantité et la variété de consistance des tumeurs, il a toujours les mêmes qualités ; c'est-à-dire qu'il est plus ou moins transparent, mais il n'est point laiteux, ni miscible à l'eau. Il se différencie donc de celui que l'on ren-contre dans les cas de véritable cancer.

§ 7. — Marche et développement.

La marche et le développement des tumeurs fibro-plastiques présentent encore des caractères qui leur sont spéciaux. La marche de ces tumeurs est lente au début, ce n'est qu'après qu'elles ont acquis déjà un certain volume qu'elle s'accélère, et que leur accroissement peut alors de-venir très-rapide. Ces tumeurs se développent le plus souvent dans l'âge moyen de la vie, de 20 à 45 ans, tan-dis que ce n'est guère qu'après cet âge que l'on observe les cancers.

Les tumeurs fibro-plastiques dans leur développement, au lieu de détruire par envahissement les organes qui les avoisinent, les respectent au contraire. Les muscles refoulés sur les côtés de la tumeur sont distendus, allongés, ils subissent une atrophie par suite de la pression qui est exercée sur leur corps ; mais ils ne présentent aucune dé-génération qui est, au contraire, la règle dans les cas de cancer. Cette immunité des tissus ambiants constitue certainement un des caractères les plus importants des tumeurs fibro-plastiques.

Les ganglions lymphatiques de la région ne sont souvent le siége d'aucun retentissement, ils se présentent avec leur volume normal ; il est cependant des cas dans lesquels ils subissent une augmentation notable de volume. Mais même quand cela existe il se présente encore une distinction importante à établir. Cette tuméfaction ganglionnaire peut être le résultat d'un simple retentissement inflammatoire, et cela est commun ; il arrive aussi cependant qu'elle résulte d'une reproduction du néoplasme dans cet organe, condition assurément défavorable, mais qui, il faut le reconnaître, est loin d'être la règle ; je dirais même volontiers que c'est l'exception. Un examen attentif permettra généralement à un chirurgien exercé, de reconnaître la cause de cet engorgement.

§ 8. — Récidive et infection des tumeurs fibro-plastiques.

Lors de son premier travail, qui date de 1844, M. Lebert ne croyait point à l'infection générale des tumeurs fibro-plastiques : cela était rationnel, toutes celles qu'il avait observées jusqu'à cette époque n'avaient jamais récidivé que sur place. Aussi, conséquent avec les faits d'observation, se hâtant seulement trop, concluait-il que la récidive sur place était la seule admissible, maxime assurément très-consolante pour le chirurgien : car, pourvu qu'il lui fût possible d'enlever le mal, il en devait poursuivre l'extirpation avec acharnement. A cette condition on était donc en droit d'en espérer le cure radicale : c'est en effet ce qui est arrivé, et M. Chassaignac (1) a opéré trois fois une tumeur fibro-plastique située sur la poitrine et qui avait récidivé sur place. M. Broca s'exprimait ainsi : « Les tumeurs fibro-plastiques sont homœomorphes, et « comme telles entièrement locales (2). »

(1) Chassaignac, *Bull. de la Soc. de chir.*, t. II, p. 225.
(2) *Bull. de la Soc. anat.*, 1850, t. XXV, p. 246.

Cet heureux temps de la curabilité radicale des tumeurs fibro-plastiques n'eut malheureusement qu'une durée éphémère, car M. H. Larrey (1) ne tarda point à montrer une tumeur de cette nature située dans le creux poplité qui, après avoir récidivé sur place, finit par tuer le malade, et à l'autopsie faite six mois après l'opération, on trouva les ganglions inguinaux et les ganglions lombaires dégénérés et comprimant les vaisseaux. De plus, il existait une généralisation de petites tumeurs sous la plèvre et dans le tissu du poumon qui furent reconnues par M. Lebert lui-même comme celle du jarret et des ganglions de nature fibro-plastique. Dès cette époque, août 1851, M. Lebert (2), qui avait observé environ 100 cas de tumeurs fibro-plastiques, se prononça pour la possibilité de leur généralisation, et l'observation de M. Larrey constituait même le troisième fait qui fût parvenu à sa connaissance. Plus tard, lors de la discussion que M. Lebert soutint à la société de chirurgie en 1852 (3), les faits de généralisation s'étant multipliés, il produisit lui-même six cas de généralisation de tumeurs fibro-plastiques dans les viscères, et dans son grand ouvrage il en a encore étendu le nombre, qu'il nous serait même facile de multiplier encore. Malgré ces cas d'infection, pour nous résumer, nous dirons qu'au point de vue de la récidive une grande distinction doit être faite entre les tumeurs fibro-plastiques et les véritables cancers à suc laiteux, et miscibles à l'eau; l'infection étant la règle pour ces dernières et cela dans un temps assez court, tandis qu'elle n'est point forcée pour les tumeurs fibro-plastiques, qui ne récidivent guère que sur place.

(1) Larrey, *Bull. de la Soc. de chir.*, t. II, p. 236.
(2) Lebert, *Bull. de la Soc. de chir.*, t. II, p. 241.
(3) Lebert, *Bull. de la Soc. de chir.*, t. III, p. 248 et suiv.

TROISIÈME ORDRE.

Des tumeurs à myéloplaxes.

L'histoire anatomo-pathologique et clinique des tumeurs dites à *myéloplaxes* est de date encore assez récente pour qu'il nous soit possible d'affirmer que nous sommes éloignés de posséder tous les éléments nécessaires à réaliser leur étude complète. Mais si le moment n'est point encore venu de tracer une description dogmatique de ces tumeurs, et si les traités classiques sont muets en ce qui les concerne, il nous a paru nécessaire cependant, en terminant ce travail, de donner un résumé des points les mieux connus. Ils nous serviront à établir qu'une grande différence existe entre les tumeurs à myéloplaxes et les cancers proprement dits, avec lesquels elles ont été longtemps confondues.

§ 1er. — Définition.

On désigne sous le nom de *tumeurs à myéloplaxes* des tumeurs constituées *presque en totalité* par des éléments anatomiques spéciaux, qui se rencontrent normalement dans la structure des os, dont ils ne sont par leur peu d'abondance, qu'un élément accessoire, et sont caractérisés par de larges plaques renfermant plusieurs noyaux munis de leurs nucléoles.

§ 2. — Historique.

Ces éléments normaux à configuration spéciale ont été décrits pour la première fois, il y a quinze ans, par M. le professeur Ch. Robin (1), et c'est dans le suc médullaire du tissu spongieux, à la surface de la moelle des os longs

(1) Robin, *Comptes rendus de la Société de biologie*, 1849, t. I, p. 150.

et à la face interne des canalicules qu'il les a surtout constatés. Ces éléments consistent dans de grandes lamelles plates, très-minces, irrégulières dans leur contour; elles ont de six à dix noyaux et plus. Mais dans ce premier travail qui ne constate que le fait, M. Robin ne les dénomme point, ce n'est que trois mois environ, après le 19 janvier 1850, que dans une nouvelle présentation faite à la Société de biologie, il les désigna sous le nom de *plaques à noyaux multiples*, dénomination qui se base sur un des caractères les plus saillants de ces éléments.

Une découverte anatomique de cette importance, ne pouvait rester longtemps stérile pour l'anatomie pathologique; en effet, quelques mois après sa seconde communication, M. Robin (1) montra, à la Société de biologie, un épulis qui était constitué précisément par ces plaques à noyaux multiples, dont le nombre et le volume étaient seulement notablement augmentés. M. Robin eut donc en très-peu de temps la bonne fortune de faire servir sa découverte anatomique à l'étude des tumeurs. Disons cependant qu'il ne fut point le premier à constater le processus morbide; il aurait été précédé par M. Voss, de Christiania, qui aurait constaté ces plaques à noyaux multiples dans une tumeur du premier métatarsien; mais comme M. Voss ne connaissait point le travail de M. Robin, il ne sut à quoi les rattacher, seulement le dessin qu'il en conserva et qu'il montra plus tard à M. Lebert, ne laissait point de doute sur la nature des éléments histologiques qu'il avait eu à examiner.

Les tumeurs à *myéloplaxes*, avant que d'être décrites comme processus morbide distinct, avaient cependant, par quelques bons observateurs, été signalées comme ayant une marche qui était différente du véritable cancer. Ce qui n'empêche pas qu'elles ont été confondues avec le

(1) Robin, *Comptes rendus de la Société de biologie*, 1850, t. II, p. 8.

fongus hematode; il paraît aussi hors de doute qu'un certain nombre de tumeurs décrites sous le nom de *fongueuses sanguines*, de tumeurs *charnues*, de *sarcome*, de tumeur *sarcomoteuse*, d'*épulis*, de *spina ventosa*, de tumeurs *érectiles* des os, appartiennent aux *myéloplaxes*.

La dénomination de myéloplaxe que nous adoptons pour désigner ces tumeurs, est aussi celle que leur a consacré M. Eug. Nélaton, (1) dans un travail remarquable, et que nous recommandons pour la lucidité avec laquelle les faits sont présentés et discutés; mais cette dénomination n'est point adoptée par tous les auteurs. M. Paget, en 1853, désigna ces tumeurs sous le nom de *myéloïde*, il résulte manifestement de la description qu'il en donne, qu'il avait confondu avec les myéloplaxes les tumeurs fibro-plastiques, d'où il résulte que de l'autre côté de la Manche, on a exagéré leur fréquence, et qu'on a désigné sous le nom de *myéloïdes* des tumeurs qui sont pour nous de nature fibro-plastique. M. Broca (2) leur a aussi donné le nom de tumeurs *myéloïdes*, et cela sans motiver suffisamment cette dénomination. Ce qui nous fait préférer l'expression de *myéloplaxe*, c'est que dans la moelle des os d'où est tiré le nom de *myéloïde*, il existe plusieurs éléments; tous ne prennent pas une égale part à la constitution de ces tumeurs, les plaques à noyaux multiples les constituent presque en totalité; et comme elles sont désignées par M. Robin sous le nom de *myéloplaxe*, cette dernière qualification nous a paru plus heureuse, elle rappelle la composition histologique la plus importante de ces tumeurs.

(1) Eug. Nélaton, *Mémoire sur une nouvelle espèce de tumeur bénigne des os, ou tumeurs à myéloplaxes*, mars 1860, thèse de Paris.

(2) Broca, *Bulletin de la Société de chirurgie*, 1860, t. X, p. 390.

§ 3. — Siége.

La nature histologique des éléments constituant les tumeurs à myéloplaxes, permet d'établir que leur siége exclusif est dans le tissu osseux. Si quelquefois l'on a cru trouver de ces tumeurs en dehors du squelette, et en particulier dans les glandes, ce qui a été noté très-rarement il est vrai ; il est à craindre qu'il n'y ait eu quelque erreur de commise, ou bien alors les éléments caractéristiques des myéloplaxes n'entraient que dans une proportion très-minime dans la composition du processus morbide.

Limitant le siége de ces tumeurs aux os, toutes les parties du squelette n'ont point une égale tendance à produire des myéloplaxes. C'est dans la portion spongieuse qu'on les rencontre en plus grande quantité dans l'état normal ; c'est aussi dans cette partie du tissu osseux que s'observent le plus souvent les tumeurs que nous décrivons, et ici il y a encore un ordre de fréquence à établir ; ainsi je placerai en première ligne, les maxillaires supérieurs et inférieurs, et le supérieur paraît en être encore le plus souvent affecté, surtout dans la partie de cet os qui correspond à la base de l'apophyse montante. En dehors de ce point, tous les auteurs qui ont traité cette question s'accordent à admettre que c'est le bord alvéolaire des maxillaires qui donne le plus souvent naissance à ces tumeurs ; elles naissent dans le tissu spongieux qui le constitue. On les a vu quelquefois cependant prendre naissance dans le centre de ces os, mais cela est beaucoup plus rare. Après les maxillaires, les os sur lesquels on a le plus souvent observé ces tumeurs sont les extrémités épiphysaires des os longs, surtout l'extrémité supérieure du tibia, et les condyles du fémur, la tête du péroné, puis viennent les métatarsiens. Mais il est facile de comprendre que partout où existent normalement des plaques à noyaux multiples, ces tumeurs peuvent s'observer ; et il

y a encore trop peu de temps que nous connaissons cette
lésion, pour qu'il soit aujourd'hui possible de dire les
endroits où elles ne s'observent point. Nous avons seulement pu noter ceux où jusqu'à présent elles ont été le
plus souvent constatées.

§ 4. — Forme et volume.

La forme des tumeurs à myéloplaxes n'a rien de précis;
elle dépend le plus souvent du point d'implantation, et de
l'influence que les parties qui l'environnent exercent sur
son développement consécutif. Comme ces tumeurs
naissent rarement à la surface des os, il en résulte qu'elles
ont peu de tendance à s'isoler, et par conséquent qu'elles
sont rarement pédiculées. Cette disposition s'observe cependant quand elles ont pour siége le tissu spongieux des
maxillaires, et qu'après avoir chassé les dents de leur
alvéole ou perforé la lame de tissu compacte, elles viennent faire saillie à l'extérieur, sous la muqueuse distendue
qui les recouvre comme dans certaines formes d'épulis.
La même disposition pédiculée peut encore se rencontrer
quand la tumeur a pris naissance sous le périoste, et par
conséquent, dans les aréoles superficielles de l'os; ou dans
les canalicules de Havers, où nous avons déjà dit exister
normalement des myéloplaxes.

Relativement à leur point d'implantation à l'os, à leur
origine, on peut donc établir l'existence d'un certain
nombre de variétés de tumeurs à myéloplaxes. Les unes
sont *péri-osseuses* sous-périostiques, ou du moins si elles
ont pris naissance dans les cellules spongieuses, elles
sont venues rapidement faire saillie à l'extérieur de l'os
par suite de la destruction de la lame de tissu compacte.
Les autres sont *intra-pariétales*, c'est-à-dire qu'elles ont
pris naissance dans les cellules spongieuses situées au
centre de l'os, et alors pour leur développement successif,

l'os lui-même est obligé de subir un accroissement quelquefois considérable de volume, en rapport avec celui que
présente la tumeur.

Dans cette seconde variété, il peut encore être établi
une subdivision qui a surtout une grande importance au
point de vue clinique, ou bien la tumeur est circonscrite,
c'est-à-dire qu'elle est limitée à un nombre plus ou moins
considérable de cellules spongieuses qui se trouvent détruites, et le processus morbide est entouré de toute part
par le tissu osseux ; il est en quelque sorte enkysté, cela
constitue la forme de tumeurs que M. Eug. Nélaton a désignée sous le nom d'*interstitielle*. C'est dans cette forme
que la masse morbide peut en quelque sorte être énucléée,
en laissant intacte la continuité de l'os, ce qui a une
très-grande importance surtout quand il s'agit de la
mâchoire inférieure. D'autres fois, au contraire, les éléments qui constituent la tumeur à myéloplaxe sont diffus,
c'est-à-dire qu'ils s'infiltrent au loin par masses isolées dans
le tissu spongieux, dont les cellules sont agrandies, laissant entre elles quelquefois de minces lamelles de tissu
osseux normal. Dans ce cas, la délimitation du mal est
très-difficile à établir, ces tumeurs forment de petits
foyers multiples disséminés.

Le volume des tumeurs à myéloplaxe est des plus
variables, depuis celui d'une noisette jusqu'à celui d'une
tête de nouveau-né et même au delà. Du reste, ces tumeurs n'ont de limite à leur accroissement que par l'ablation de la masse morbide. Les tumeurs les plus volumineuses s'observent au niveau des épiphyses, où elles
constituent une des formes de tumeurs dites *spina-ventosa*.
Alors, par la pression excentrique qu'elles exercent sur
l'os, ce dernier s'atrophie, mais il est regénéré à l'extérieur, d'où résulte alors l'existence d'une coque osseuse
plus ou moins complète, perforée en certains points, ce
qui dépend de la reproduction périostique qui est plus

ou moins rapide. Quand la lamelle osseuse est très-mince, dépressible, on observe le bruit parcheminé signalé par Dupuytren, et qui est propre aux tumeurs des os en général. L'accroissement de ces tumeurs est ordinairement lent, mais même lorsqu'il est rapide, il est de remarque qu'elles sont peu douloureuses, les malades n'éprouvent point ces douleurs lancinantes qui appartiennent aux véritables cancers.

§ 5. — Consistance.

La consistance des tumeurs à myéloplaxes présente de notables différences qui tiennent à la tumeur elle-même ou à son siége; quand elle est profondément située, la résistance qu'elles présentent tient à la coque osseuse. Quand elles sont superficielles, accessibles, par conséquent, au toucher, elles peuvent encore présenter une résistance qui rappelle assez bien celle du tissu fibreux, mais elles sont généralement plus molles, et ont une densité qui se rapproche de certaines tumeurs fibro-plastiques; et comme ces dernières, elles sont quelquefois d'une mollesse qui pourrait en imposer pour une véritable fluctuation.

Ces différences de consistance dépendant de la masse morbide elle-même : résultent-elles de périodes diverses de la même tumeur, ou bien d'un état primitif des éléments du néoplasme; en un mot, les périodes de crudité ou de ramollissement correspondent-elles, comme celle du tubercule, à une modification dans le volume du produit morbide? Cette opinion est aujourd'hui admise par quelques bons observateurs, et est développée avec soin dans la thèse de M. Eug. Nélaton. Mais les arguments invoqués en sa faveur ne nous paraissent point suffisamment justifiés, et sans les rejeter absolument, nous sommes disposés à penser que, comme pour les tumeurs

fibro-plastiques, ces différences de consistance sont originelles, et dépendent de la proportion différente des éléments qui entrent dans la composition primitive de ces
tumeurs. Mais nous ne pouvons ici invoquer en faveur
de notre manière de voir que l'analogie, la démonstration
des faits nous manque ; comme, du reste, elle manque
aussi à nos contradicteurs.

§ 6. — Structure.

Nous examinerons d'abord l'aspect que ces tumeurs
présentent à l'œil nu, et nous étudierons ensuite les éléments histologiques que démontre l'emploi du microscope.

A l'œil nu, ou simplement armé d'une forte loupe, la
structure de ces tumeurs peut être aujourd'hui reconnue
avec une certaine précision, de celui qui les a quelquefois
observées. Indépendamment de leur siége, qui a une
grande importance, elles se présentent avec une coloration sanguine, qui va quelquefois jusqu'au rouge brun
foncé : la coloration, qui est assez uniforme, quelle que
soit son intensité, peut être moins foncée, d'un aspect
grisâtre, même jaunâtre, ce qui est rare. Nous avons déjà
dit que la consistance de ces tumeurs était assez marquée,
aussi M. Eug. Nélaton les compare-t-il, sous ce rapport,
au tissu musculaire du cœur, au foie, à la rate, au placenta
ou à un poumon carnifié. Toutes ces comparaisons sont
importantes à se rappeler : elles réveillent et rappellent
souvent à l'esprit l'idée d'une tumeur fibrineuse sanguine
érectile ; mais, ce qui distingue les tumeurs myéloplaxes,
c'est que leur cohésion est peu marquée, leurs éléments
sont friables, ce qui fait qu'elles s'écrasent facilement. Les
vaisseaux qui les traversent, quoique assez nombreux,
ne présentent point l'arborisation, le chevelu propre aux
tumeurs cancéreuses et fibro-plastiques. Au toucher, elles

donnent quelquefois à la coupe une sensation de rudesse analogue à celle d'une langue de chat : cette sensation, toute spéciale, résulte de ce que ces tumeurs sont quelquefois traversées par de minces aiguilles osseuses, vestiges de l'ancien os envahi, et peut-être même résultent-elles d'une nouvelle ossification. M. Broca (1) cite l'exemple d'une tumeur à myéloplaxe de la mâchoire inférieure, dont la partie centrale lui a paru avoir subi un travail d'ossification, même éburné, et qu'il compare à celui que l'on observe dans certaines tumeurs cartilagineuses.

Si, maintenant, l'on soumet ces tumeurs à l'examen microscopique, on constate l'existence d'un grand nombre de plaques, à noyaux multiples, analogues à celles que nous avons dit exister normalement dans le tissu osseux, surtout des jeunes enfants. Ces plaques pathologiques sont plus volumineuses, ainsi que les noyaux et les nucléoles qu'elles renferment. Leur contour est aussi plus irrégulier, plus déchiqueté. Les plaques peuvent atteindre des dimensions considérables, au point de pouvoir être aperçues à l'œil nu ; elles ont quelquefois de deux à trois dixièmes de millimètres, et les noyaux renfermés dans leur intérieur se multiplient à l'infini. Dans quelques-unes d'elles, on en a compté jusqu'à soixante et même plus.

On constate en même temps dans ces tumeurs, mais à l'état d'éléments accessoires seulement, une légère trame de tissu conjonctif, et quelques fibres fibro-plastiques, particulièrement celles dites *fusiformes;* mais l'élément dominant est certainement les plaques à noyaux multiples. On trouve, en outre des médullocèles, de la matière amorphe, des granulations moléculaires et graisseuses. C'est à la proportion différente de ces éléments que nous a paru tenir la différence de consistance que ces tumeurs peuvent présenter.

(1) Broca, *Bull. Soc. de chir.*, t. X, p. 400.

Il existe aussi, dans la masse morbide, un certain nombre de capillaires sanguins, artériels et veineux qui, par
leur altération , donnent quelquefois lieu , au sein du
processus morbide, à des foyers hémorrhagiques. On .
s'est demandé à quoi tenait la coloration rouge particulière de ces tumeurs, qui est un de leurs caractères
importants : si elle résultait de leur réseau vasculaire,
ou bien si elle appartenait en propre à un des éléments
constituants. M. Eug. Nélaton, dans son remarquable
travail, est tenté d'attribuer la teinte généralement rouge
du processus morbide, à une coloration propre des
plaques à noyaux multiples, les vaisseaux étant relativement peu nombreux dans ces tumeurs. Les recherches que
nous avons faites à ce sujet, nous ont conduit à adopter
cette manière de voir. Les tumeurs à myéloplaxes ne
contiennent point de suc proprement dit ; quand elles sont
très-molles, elles laissent suinter seulement une sérosité
sanguinolente, qui ne peut jamais être confondue avec le
suc si caractéristique des tumeurs cancéreuses. On trouve
quelquefois aussi, mais rarement, dans les tumeurs à
myéloplaxes, des kystes généralement peu volumineux,
dont l'origine est dans la trame fibreuse.

Nous avons déjà dit que c'était chez les enfants et les
jeunes gens, que les plaques à noyaux multiples étaient
normalement et physiologiquement plus abondantes ;
c'est aussi dans la jeunesse que l'on observe le plus souvent les tumeurs à myéloplaxes, jusqu'à l'âge de vingt
ans, rarement au-dessus de trente. Indépendamment des
caractères anatomiques, l'âge est donc aussi un caractère
qui, joint à leur marche lente, peut déjà faire supposer
que ces tumeurs ne sont point cancéreuses.

Nous ne dirons que quelques mots de la bénignité de
ces tumeurs ; presque tous les auteurs s'accordent aujour-
d'hui à les considérer comme une affection entièrement
locale, qui n'a point de tendance à se généraliser, et ne

retentit point dans les ganglions lymphatiques. Mais le nombre des faits connus de ces tumeurs est encore trop restreint, pour que nous puissions nous prononcer d'une manière affirmative, et le temps qui s'est écoulé depuis l'opération est peut-être insuffisant pour juger une question de cette importance. Henri Gray (1), dans son travail, s'est attaché à démontrer la bénignité de ces tumeurs, à la condition que le processus morbide soit complétement enlevé, et que l'on ait bien tenu compte, pendant l'opération, des points disséminés que nous avons dit quelquefois exister autour de la masse centrale. Ce qui nous autorise à mettre une certaine réserve dans le pronostic de bénignité de ces tumeurs, c'est que Wilks a montré, à la Société pathologique de Londres, un fait dans lequel il aurait cru constater une généralisation des tumeurs myéloïdes.

(1) Henri Gray, *Med. Chir. Trans.*, 1856, t. XXXIX.

FIN DU TOME CINQUIÈME ET DERNIER.

TABLE DES MATIÈRES.

TABLE DES MATIÈRES

CONTENUES DANS LE TOME CINQUIÈME ET DERNIER.

V. 23

FIN.

TABLE ALPHABÉTIQUE

DES AUTEURS CITÉS DANS LES CINQ VOLUMES.

N. B. Les chiffres romains renvoient aux tomes ; les chiffres arabes aux pages.

Leudet, (E.) II, 767; III, 544, 633, 634.
Leuwenhoek, II, 4.
Léveillé, I, 92; IV, 330.
Levret, I, 549.
Lherminier, III, 76.
Lieutaud, II, 5, 852; IV, 138.
Littre, I, 652; II, 574, 600.
Littré, II, 440; IV, 66.
Lind, IV, 246.
Livois, II, 103, 106.
Lobstein, II, 728; III, 66, 786, 844; V, 78, 192, 195, 200, 203.
Loeffer, II, 67.
Lorain, III, 496.
Lordat, IV, 238.
Louis (A.), I, 92, 148, 233; II, 609, 890; III, 364, 508; IV, 326.
Louis (P. Ch. A.), II, 240, 479, 493, 512, 514, 515, 884, 895, 904; IV, 268, 537.
Lower, II, 348, 349; IV, 28, 83.
Lozes, III. 931.
Lugol, IV, 534.
Luys, IV, 690.

M

Mac-Gregor, IV, 145.
Magendie, I, 131; II, 350, 889; IV, 30, 76, 174, 245, 370, 390, 492, 523, 543.
Magne, IV, 448.
Maillet, III, 918, 919.
Maisonneuve, II, 70, 71, 221, 222, 303; III, 339, 618, 642, 871.
Malagot, II, 184.
Malgaigne, I, 414, 437, 449; II, 134; III, 194.
Mandl, III, 126.
Manec, II, 354; III, 740; IV, 314.
Marandel, III, 2.
Marcet, II, 157, 159, 192.
Marchal (de Calvi), II, 257; IV, 298, 640.
Marchettis, II, 120.
Maréchal, I, 127, 128, 167; II, 52; IV, 523.
Marjolin, II, 508, 636, 653, 738; III, 312, 751, V, 299.
Marshall-Hall, IV, 761.
Martin, II, 467.
Martin Saint-Ange, I, 300, 611.
Martin-Solon, IV, 32, 154.

Mascagni, II, 371.
Maslieurat-Lagémard, II, 145.
Matthey, III, 89.
Maunoir, III, 255; V, 215, 267.
Mayer, I, 324, 374.
Mayor fils, II, 103; V, 300.
Mazard, II, 680.
Mead, IV, 138.
Meckel, I, 198, 204, 303, 311, 321, 322, 324, 355, 392, 503, 727; II, 158, 174, 314, 504, 505, 535; III, 575, 580, 854, 933; IV, 420, 710.
Mehlis, II, 59.
Melet, IV, 715.
Ménière, I, 310.
Mercier, II, 678; III, 48.
Mery, I, 729.
Meyrion (Edward), III, 126.
Mialhe, II, 563; IV, 85, 146, 147.
Michon, II, 682; III, 45, 318, 455, 481, 732, 765; V, 323.
Milman, IV, 247.
Mitivier, III, 705.
Monod, II, 297; III, 153, 700; V, 322.
Monro, I, 238, 518, 663; II, 136, 137, 158; V, 195, 200.
Montaigu, III, 476.
Montaudon, II, 243.
Montault, III, 148.
Monteggia, I, 102.
Morand, I, 729; II, 175; IV, 254.
Moreau (F.J.), I, 495; III, 563, 702; IV, 453.
Morel-Lavallée, II, 118, 119, 273; III, 322, 513.
Morel (C.) (de Strasbourg), IV, 563.
Morgagni, I, 29, 31, 55, 100, 304, 449, 550, 551; II, 33, 75, 78, 134, 175, 382, 485, 487, 669, 845, 846; III, 12, 89, 142, 155, 261, 499, 505, 507; IV, 115, 462, 667.
Mothe, I, 437.
Mott, II, 531.
Mougeot, II, 84.
Moutard-Martin, I, 520.
Müller, I, 294; II, 103; III, 781, 797, 802, 805; V, 79, 80.
Mullot, I, 520.

N

Nægele, IV, 123, 185.

TABLE ALPHABÉTIQUE

DES MATIÈRES CONTENUES DANS LES CINQ VOLUMES.

N. B. Les chiffres romains renvoient aux tomes ; les chiffres arabes aux pages.

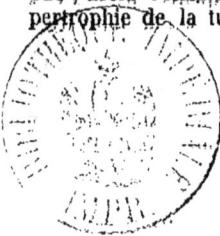

FIN DE LA TABLE ALPHABÉTIQUE DES MATIÈRES CONTENUES

DANS LES CINQ VOLUMES.

Paris. — Imprimerie de E. MARTINET, rue Mignon, 2.

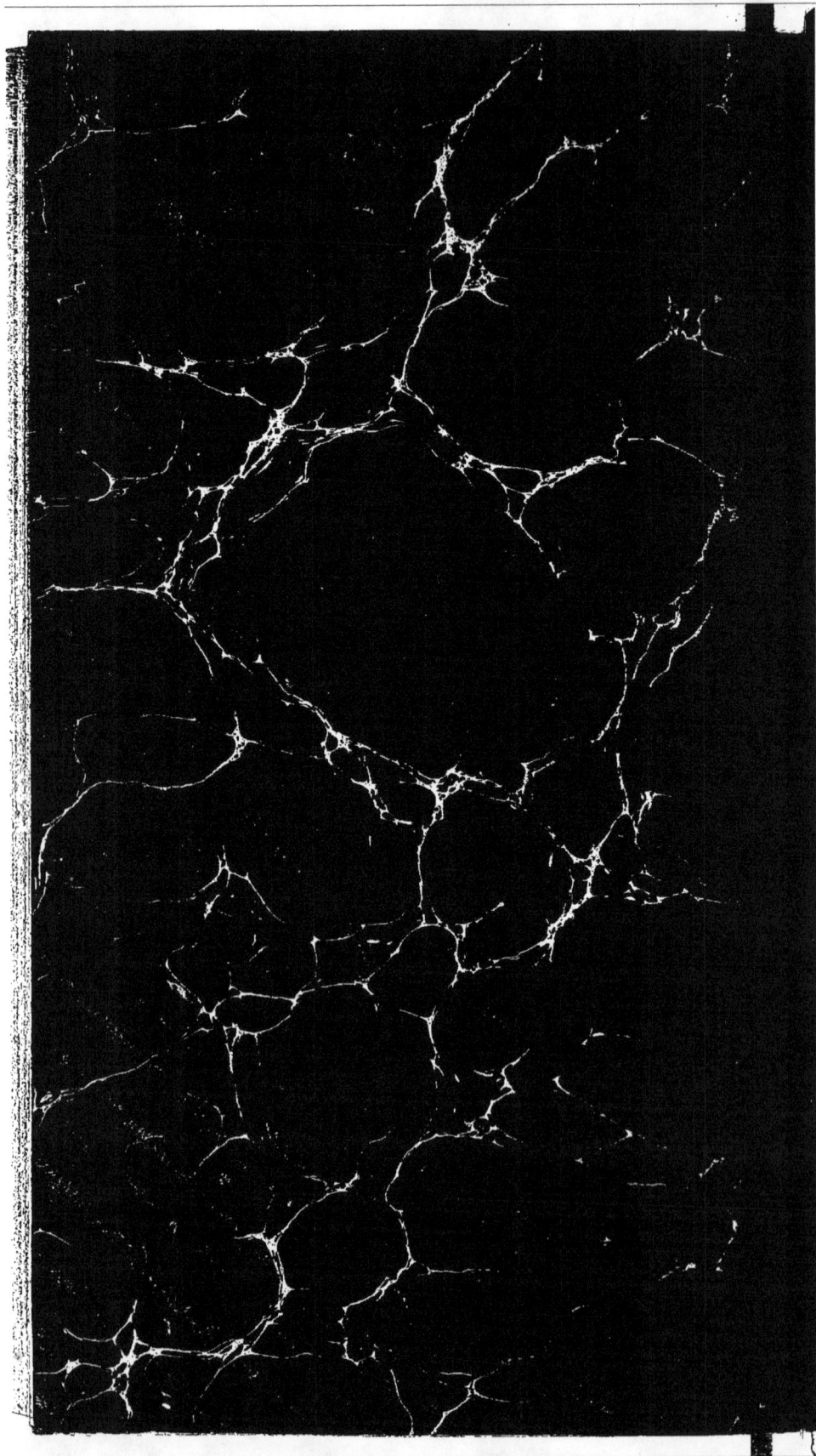

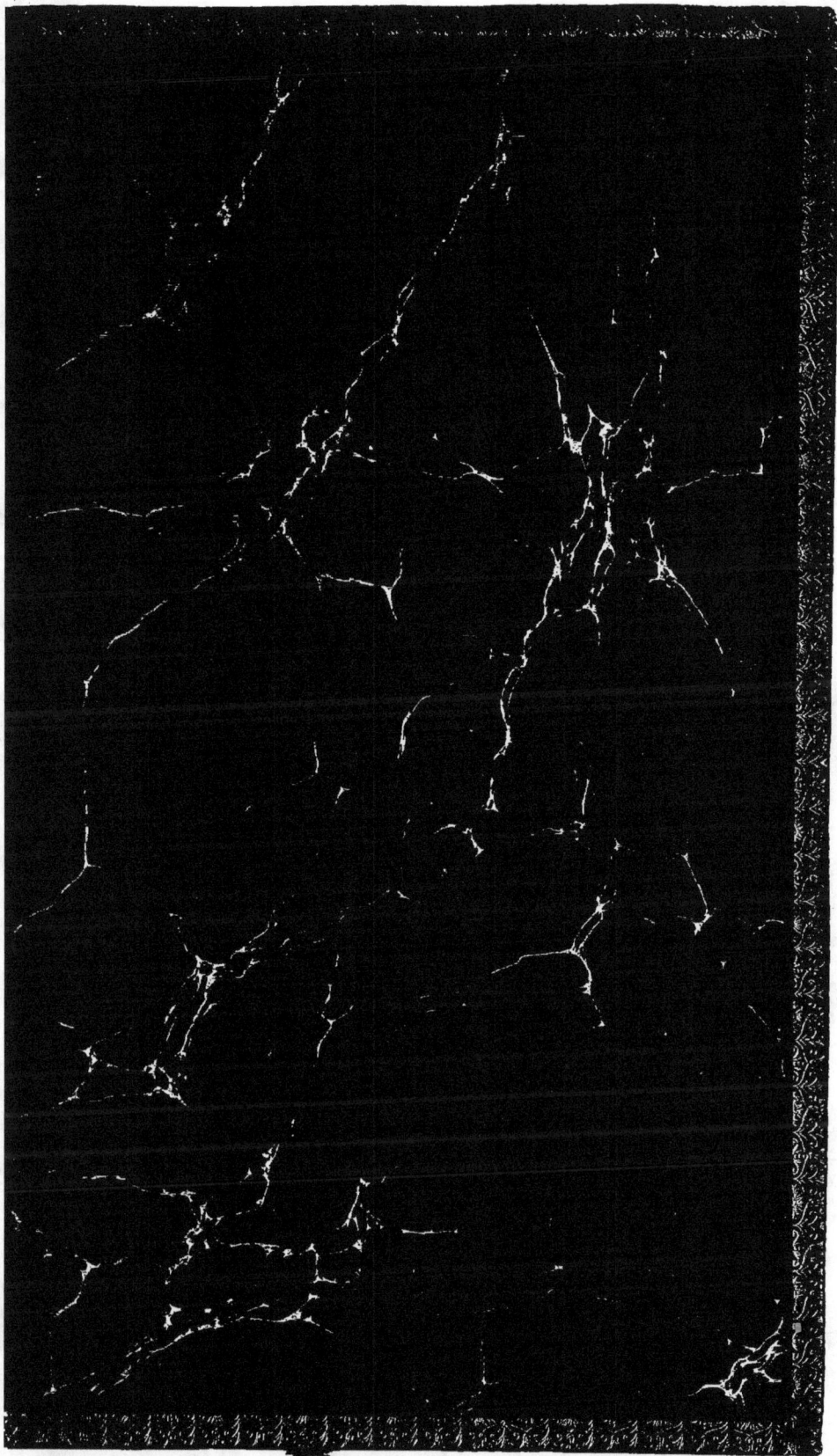

www.ingramcontent.com/pod-product-compliance
Lightning Source LLC
Chambersburg PA
CBHW060955220326
41599CB00023B/3724